U0299174

本专著是《医联体患者流布局对医疗资源、医药费用的使用效益影响及对策研究》（国家社科基金一般项目，批准号：20BGL109，结题鉴定等级：良好）的研究成果。

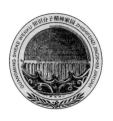

| 光明社科文库 |

医联体医疗资源、医药费用使用效益分析
——基于患者流视角

周　杰　余钞妙　朱　慧◎著

光明日报出版社

图书在版编目（CIP）数据

医联体医疗资源、医药费用使用效益分析：基于患者流视角 / 周杰，余纱妙，朱慧著 . -- 北京：光明日报出版社，2024.5

ISBN 978 - 7 - 5194 - 7967 - 1

Ⅰ.①医… Ⅱ.①周… ②余… ③朱… Ⅲ.①医疗卫生服务—研究 Ⅳ.①R197.1

中国国家版本馆 CIP 数据核字（2024）第 102021 号

医联体医疗资源、医药费用使用效益分析：基于患者流视角

YILIANTI YILIAO ZIYUAN、YIYAO FEIYONG SHIYONG XIAOYI FENXI：JIYU HUANZHELIU SHIJIAO

著　　者：周　杰　余纱妙　朱　慧

责任编辑：李　晶　　　　　　责任校对：郭玫君　李佳莹

封面设计：中联华文　　　　　责任印制：曹　净

出版发行：光明日报出版社

地　　址：北京市西城区永安路 106 号，100050

电　　话：010-63169890（咨询），010-63131930（邮购）

传　　真：010-63131930

网　　址：http://book.gmw.cn

E - mail：gmrbcbs@gmw.cn

法律顾问：北京市兰台律师事务所龚柳方律师

印　　刷：三河市华东印刷有限公司

装　　订：三河市华东印刷有限公司

本书如有破损、缺页、装订错误，请与本社联系调换，电话：010-63131930

开　　本：170mm×240mm

字　　数：323 千字　　　　　印　　张：18

版　　次：2024 年 5 月第 1 版　　印　　次：2024 年 5 月第 1 次印刷

书　　号：ISBN 978 - 7 - 5194 - 7967 - 1

定　　价：98.00 元

版权所有　　翻印必究

前　言

　　近来，医联体内出现医疗资源协调难度加大，医疗资源利用率高但使用效益降低，患者人均医药费用陡增的现象。调研医联体管理层发现，除客观因素之外，可优化布局的患者流因素也不容忽视。本课题聚焦双向转诊困境和医联体"联不上、联不动"的运营层面原因，从医联体两个患者流（外源和转诊内源患者流）视角出发，运用排队论方法，探索患者流布局对病床资源（以某一病种为例）使用效益的影响机制，摸清患者人均医药费用与患者流分布的内在关联，预测按疾病诊断相关分组（DRG）付费后医药费用构成变化、转诊患者医药费用结余超支在医联体内的分配方案与患者流布局的交互影响机制。提出常规（非应急）服务体系下医联体资源配置建议和患者流合理布局的引导策略，以期提升医疗资源和医药费用的使用效益（用对的资源服务对的对象），实现医联体"联体联心"协同发展。

　　本课题围绕上述问题，对当前研究现状进行了回顾和述评。结合调研问题，提出从患者流、医疗资源配置和医药费用使用效益视角出发，分析三者之间的关联机制，提出相应的管理策略。在这里，以问答形式介绍由 Matlab 数值仿真定量分析得到的主要研究结论。

　　1. 问：医联体中的下级医院在面对下转康复患者和首诊患者（外源患者）时，从提高医院医技水平和医院效益的角度出发，一般更偏好于首诊患者，对增加下转专用床位持保守态度。在医联体协作运营时，让下级医院增加下转专用床位数量是否不利于下级医院呢？

　　答：在床位总数量一定的情况下，下级医院下转专用床位的数量增加，表面上看减少了下级医院首诊患者（外源患者）可使用床位数量。但第二章研究表明，下级医院下转专用床位数量的增加并没有使首诊患者数量减少，反而增加了。根本原因是在双向转诊的医联体中，下转专用床位的增加，使得医联体下转患者流更顺畅。医联体下转更顺畅，上转也就更顺畅，下级医院阻塞的等待上转的患者数量减少，可用于首诊患者的床位就增加。

应当鼓励下级医院设置足够数量的下转专用床位，这不仅可以提高下级医院床位资源使用效益和日均医药费用收入，还可以改善上级医院和整个医联体的这两个指标。

2. 问：医联体下级医院等待上转的患者阻塞占用床位，和治疗床位比较，这类床位使用效益低。可否通过扩大下级医院病床规模的方式，增加下级医院外源患者的数量，改变医联体内患者流布局？

答：通过第二章的分析可以得出，在建设医联体时，仅扩大医联体下级医院的病床规模（医联体签约下级医院数量增加或病床增加）而保持医联体其他资源配置不变，既不能增加下级医院外源患者数量，也不能提高下级医院外源患者直接入院的概率。增加的床位被阻塞上转患者占用，且阻塞上转患者在下级医院堆积，并不能增加上级医院的上转患者流。上级医院患者流对下级医院病床规模的改变不敏感。

3. 问：医联体上级医院扩大床位规模对医联体是否有益？

答：通过第二章的分析可以得出，在建设医联体时，仅扩大上级医院病床规模而保持医联体其他资源配置不变，下转失败和上转阻塞都会加重，特别是下转失败现象会增多。医联体转诊运行状态变差。下转失败的患者流还间接导致下级医院非阻塞患者数量略微减少，阻塞患者数量略微增加。

4. 问：医联体上级医院面对直接到该医院就医的患者（第一手患者）和从下级医院上转的患者（第二手患者），有时会偏好第一手患者。鼓励上级医院增加上转患者可使用床位数量是否对自身有益？是否对下级医院有益？是否对医联体有益？

答：通过第二章的分析可以得出，在医联体协作运营时，增加上级医院上转患者可使用床位数量，可以改善下级医院的患者结构（减少阻塞患者，增加外源患者），增加下级医院、上级医院和医联体的日均医药费用总额，改善下级医院病床资源的使用效益。

简而言之，医联体仅扩大病床规模，不能提升医联体病床资源和医药费用的使用效益。医联体内部优化床位分配数量，可以提升医联体病床资源和医药费用的使用效益。

5. 问：在医联体协作运营时，提升下级医院医技水平，从而减少上转患者数量，对医联体两级医院的影响是什么？

答：通过第二章的分析可以得出，在医联体中，提高下级医院的直接治愈率（提升下级医院的医技水平），可以有效减少医联体内部的上转患者流和下转患者流，改善医联体的转诊运行状态。提升下级医院的医技水平，可以提高下级医院的医药费用收入和整个医联体的医药费用收入。

6. 问：在建设医联体时降低签约下转率，对两级医院和医联体的影响是什么？

答：通过第二章的分析，从患者构成看，在医联体中，上级医院提高外源患者直接治愈的比例（降低签约下转率），可以改善下级医院的患者构成，增加外源患者，减少阻塞上转患者。降低医联体签约下转率，会减少上级医院和整个医联体医药费用收入，降低病床使用效益。故提高签约下转率，增强医联体合作紧密程度，对上级医院十分重要。

7. 问：在医联体协作运营时，下级医院既可以让下转患者流和外源患者流独立（下转患者专用部分床位），也可以让下转患者和外源患者共享所有床位。下级医院从发展自身医技水平的角度出发，更偏好外源患者而不是下转患者，如果让下转患者和外源患者共享下级医院所有床位，是否会导致下级医院外源患者数量减少，使成功入院机会下降？

答：通过第三章的比较分析可知，与下级医院下转患者专用床位相比，医联体下级医院患者共享病床资源时，下级医院下转患者数量增加。但下级医院下转患者数量增加并不会导致下级医院外源患者数量减少，两者数量均有所增加。因为下级医院阻塞的上转患者数量减少会使下级医院外源患者成功进入下级医院的概率有所提升。

下级医院所有患者共享床位资源，优化了下级医院患者构成，提升了下级医院病床资源使用效益。同时，医联体上级医院两类患者数量受下级医院床位分配方案影响不大。两级医院日均医药费用收入均增加。

8. 问：医联体阻塞患者出院等待上转床位，下级医院没有阻塞患者占床，是否可以改善下级医院患者结构？对医联体转诊运行影响如何？医联体阻塞上转患者应当出院等待上转床位还是在下级医院等待上转床位？

答：医联体阻塞患者出院等待上转床位，确实可以改善下级医院患者结构。但与阻塞上转患者在下级医院等待上转床位相比，当上转患者出院等待上转床位时，医联体下转畅通的概率下降。因为在院等待上转的阻塞患者可直接与下转患者置换床位。

医联体阻塞患者出院等待上转床位，有利于提高下级医院的病床资源和医药费用使用效益。但是对上级医院和整个医联体而言，阻塞患者在下级医院等待上转床位反而可以提高上级医院和整个医联体的日均医药费用收入。

9. 问：按疾病诊断相关组（DRG）付费后，医联体两级医院诊疗行为的改变对医联体年服务工作总量的影响是什么？

答：两级医院直接治愈率提升，特别是上级医院直接治愈率提升（下转率降低），上级医院年服务总点数大幅减少或显著减少。下级医院提升自身的医技水平（上转率降低）或上级医院降低下转率，都可以提升下级医院年服务总点数。

医联体两级医院无论哪级医院加快转诊患者的转诊速度，下级医院年服务总点数均减少，上级医院年服务总点数均显著增加或大幅增加。

降低药占比、耗占比和诊断费占比（增加体现医务人员劳动价值的费用占比），下级医院年服务总点数有所增加，但增幅不明显，上级医院年服务总点数显著减少，有利于控制整个医联体年服务点数总量。增加体现医务人员劳动价值的医药费用占比对医联体两级医院和整个医联体年服务总点数影响最小。

摘　要

　　通过在医联体调研，发现多重患者流叠加加大了医联体运营管理难度，影响了医联体医疗资源和医药费用使用效益，转诊不畅时有发生。医联体对如何应对医保支付方式改革也有困惑。针对调研发现的运营管理问题，对当前研究现状进行了回顾和述评。结合调研问题，课题提出从患者流、医疗资源配置和医药费用使用效益视角出发，分析三者之间的关联机制，提出相应的管理策略。

　　基于多种医联体资源配置模式（医联体下级医院为下转患者预留专用床位和患者共享床位、阻塞患者在院等待上转床位和出院等待上转床位），通过建立不同的排队系统描述医联体多重住院患者流，对医联体的关键性能指标进行了多维度比较分析，得到的结论可以为医联体日常运营管理策略优化提供多重视角和思路。

　　由 Matlab 数值仿真定量分析得到的研究结论和管理启示有：

　　（1）在医联体协作运营时，如果要求下级医院为医联体下转患者预留一定数量的下转专用床位，阻塞上转患者在院等待上转床位，则

　　①在下级医院床位总数量一定的情况下，鼓励下级医院设置足够数量的下转专用床位，不仅不会降低下级医院的床位资源使用效益和日均医药费用收入，反而可以提高下级医院床位资源使用效益和日均医药费用收入，同时还会改善上级医院和整个医联体的这两个指标。下级医院减少下转专用床位数量（增加外源患者床位数量），并不能增加外源患者的入院机会。

　　②在上级医院床位总量一定的情况下，增加上转患者可使用床位数量，可以改善下级医院的患者结构（减少阻塞患者，增加外源患者），增加下级医院、上级医院和医联体的日均医药费用总额，改善下级医院病床资源的使用效益。

　　③仅扩大医联体下级医院的病床规模（医联体签约下级医院数量增加或病床增加）而保持医联体其他资源配置不变，或者仅扩大上级医院病床规模（上级医院病床增加）而保持医联体其他资源配置不变，会使医联体双向转诊受阻，降低医联体病床资源和医药费用的使用效益。

④提升下级医院的医技水平，可以提高下级医院的医药费用收入和整个医联体的医药费用收入。提高医联体签约下转率，可以增加上级医院和整个医联体医药费用收入，提升病床使用效益。

⑤在医联体协作运营时，如果将需要转诊的患者尽快转诊，同时配套增加转入医院的转诊患者可使用医疗资源数量，可以减少患者不必要的医药费用支出，改善两级医院患者构成，提高上级医院、下级医院和整个医联体的医药费用收入，改善两级医院病床资源使用效益。

（2）在医联体协作运营时，如果要求下级医院所有患者共享病床资源，阻塞上转患者在院等待上转床位，则

①与下级医院下转患者专用床位相比，医联体下级医院患者共享病床资源时，医联体双向转诊患者流明显改善，下级医院阻塞床位使用效益提升。医联体两级医院病床资源使用效益提升，日均医药费用收入提高。

②与下级医院下转患者专用床位相比，医联体下级医院患者共享病床资源时，下转患者数量增加，且下转患者数量的增加，并不会减少下级医院的外源患者数量，反而能改善医联体两级医院，特别是下级医院的患者结构。

③下级医院患者共享病床资源时，上级医院增加上转患者可使用床位数量，并不能改善上级医院病床资源和医药费用的使用效益。而当下转患者专用床位时，可以做到。

（3）在医联体协作运营时，如果下级医院所有患者共享病床资源，阻塞上转患者出院等待上转床位，则

①当上级医院增加上转患者可使用床位数量时，下级医院外源患者数量减少。而当阻塞患者在院等待上转床位时，下级医院外源患者数量增加。从绝对数量上看，阻塞患者出院等待上转床位时，下级医院外源患者数量更多。

②与阻塞患者在院等待上转床位相比，阻塞患者出院等待上转床位时，医联体下转畅通的概率下降，上级医院日均医药费用收入减少，下级医院日均医药费用收入增加，医联体日均医药费用收入减少。

③设定医联体允许的最大阻塞上转患者数量对医联体下级医院外源患者数量和下转患者数量无影响，对上级医院外源患者数量和上转患者数量影响也不大。最大上转患者数量仅影响阻塞患者的上转等待时间。

（4）按疾病诊断相关组（DRG）付费规则：

①两级医院直接治愈率提升，特别是上级医院直接治愈率提升，上级医院年服务总点数大幅减少或显著减少。下级医院提升自身的医技水平或上级医院减少下转率，都可以增加下级医院年服务总点数。

②降低药占比、耗占比和诊断费占比（增加体现医务人员劳动价值的医药费用占比），提升医联体上下级医院直接治愈率，医联体两级医院加快转诊速度，都会影响医联体两级医院和整个医联体年服务总点数。增加体现医务人员劳动价值的医药费用占比对医联体两级医院和整个医联体年服务总点数影响最小。

关键词：医联体患者流；医疗资源配置；医药费用使用效益

目　录
CONTENTS

第一章　绪　论 ⋯⋯⋯⋯⋯⋯⋯⋯⋯⋯⋯⋯⋯⋯⋯⋯⋯⋯⋯ 1

第一节　医联体运营管理存在的问题 ⋯⋯⋯⋯⋯⋯⋯⋯⋯⋯⋯ 1

第二节　国内外相关研究的学术史梳理、研究动态及问题提出 ⋯⋯⋯ 3

第三节　研究框架及章节安排 ⋯⋯⋯⋯⋯⋯⋯⋯⋯⋯⋯⋯⋯ 7

第二章　下转患者专用床位及上转患者在院等待上转模式下
医联体运营分析 ⋯⋯⋯⋯⋯⋯⋯⋯⋯⋯⋯⋯⋯⋯⋯ 11

第一节　下转患者专用床位及上转患者在院等待上转模式下模型描述 ⋯⋯ 11

第二节　下转患者专用床位及上转患者在院等待上转模式下
关键性能指标 ⋯⋯⋯⋯⋯⋯⋯⋯⋯⋯⋯⋯⋯⋯⋯⋯ 17

第三节　下转患者专用床位及上转患者在院等待上转模式下参数设置 ⋯⋯ 22

第四节　下转患者专用床位及上转患者在院等待上转模式下单参数
灵敏度分析 ⋯⋯⋯⋯⋯⋯⋯⋯⋯⋯⋯⋯⋯⋯⋯⋯⋯ 33

第五节　下转患者专用床位及上转患者在院等待上转模式下多参数
灵敏度分析 ⋯⋯⋯⋯⋯⋯⋯⋯⋯⋯⋯⋯⋯⋯⋯⋯⋯ 51

第六节　本章结论 ⋯⋯⋯⋯⋯⋯⋯⋯⋯⋯⋯⋯⋯⋯⋯⋯⋯ 55

第三章　下级医院患者共享床位及上转患者在院等待上转模式下
医联体运营分析 ⋯⋯⋯⋯⋯⋯⋯⋯⋯⋯⋯⋯⋯⋯⋯ 58

第一节　下级医院患者共享床位及上转患者在院等待上转模式下
模型描述 ⋯⋯⋯⋯⋯⋯⋯⋯⋯⋯⋯⋯⋯⋯⋯⋯⋯⋯ 58

第二节　下级医院患者共享床位及上转患者在院等待上转模式下
关键性能指标 ⋯⋯⋯⋯⋯⋯⋯⋯⋯⋯⋯⋯⋯⋯⋯⋯ 61

第三节　下级医院患者共享床位及上转患者在院等待上转模式下

参数设置 ··· 65

第四节　下级医院患者共享床位及上转患者在院等待上转模式下

灵敏度分析 ··· 65

第五节　本章结论 ··· 73

第四章　下级医院患者共享床位及上转患者出院等待上转模式下

医联体运营分析 ··· 75

第一节　下级医院患者共享床位及上转患者出院等待上转模式下

模型描述 ·· 75

第二节　下级医院患者共享床位及上转患者出院等待上转模式下

关键性能指标 ·· 78

第三节　下级医院患者共享床位及上转患者出院等待上转模式下

参数设置 ·· 83

第四节　下级医院患者共享床位及上转患者出院等待上转模式下

灵敏度分析 ··· 83

第五节　本章结论 ··· 90

第五章　实施按疾病诊断相关组（DRG）付费模式下医联体运营分析 ······ 92

第一节　DRG 基本概念与本章研究边界 ····························· 93

第二节　实施按疾病诊断相关组（DRG）付费模式下模型描述 ······· 97

第三节　实施按疾病诊断相关组（DRG）付费模式下关键性能指标 ······ 99

第四节　实施按疾病诊断相关组（DRG）付费模式下参数设置 ·········· 101

第五节　实施按疾病诊断相关组（DRG）付费模式下灵敏度分析 ·········· 102

第六节　本章结论 ··· 108

第六章　总结与展望 ·· 110

第一节　总结 ··· 110

第二节　研究展望 ··· 113

参考文献 ·· 115

附录一　第二章状态转移概率分析 ························· 121
附录二　第二章数值仿真分析结果 ························· 147
致　谢 ··································· 268

第一章　绪　论

习近平总书记在全国卫生与健康大会上强调，努力在分级诊疗制度等 5 项基本医疗卫生制度建设上取得突破。医联体作为衔接分级诊疗制度的重要载体和重要抓手，近年来取得了长足进展。一个区域医联体一般由一所综合医院（higher level hospital：上级医院）和若干县级医院、基层医疗机构（lower level hospitals：下级医院）组成。截至 2020 年年底，绝大多数医联体建立了双向转诊"绿色通道"。全国双向转诊人次从 2015 年的 1058.0 万增长到 2020 年的 2507.5 万。其中，下转患者占比从 2015 年的 13.9% 增加到 2020 年的 28.0%。2020 年上转患者人次首次下降，同比下降 3.4%。

医联体的建设和发展历史表明，高效的医联体运营管理，可以促进医疗资源均衡分布和推动医院高质量发展，可以完善分级诊疗体系和优化医疗资源配置（王虎峰，2022；张榕榕等，2020；张黎等，2020）。因此，医疗运营管理成为当今一个研究热点（杜少甫等，2013；周杰、李军，2016；王昱等，2018）。协同使用医疗资源、协调体内医院利益和促进体内患者合理流动是医联体日常运营管理的重要任务（姚中进、董燕，2021）。

第一节　医联体运营管理存在的问题

一、多重随机患者流加大运营管理难度，转诊不畅时有发生

由于基层服务能力和医技水平有限（Meng et al.，2015），当前国内分级诊疗实施的是尊重患者意愿和基层守门的混合策略（Song and Wen，2015；Wen et al.，2019；Yu et al.，2022；Zhou et al.，2022a）。因此，医联体两级医院都面临多重叠加的患者流（图 1-1）。医联体的医疗资源有限，特别是上级医院，时常满负荷运转。患者流的随机性和多重性，对医联体医疗资源运营管理提出了

更高要求。

与管理层及医生沟通座谈发现，部分患者需要借助医联体内医生的个人关系才能上转成功。一方面，住院患者上转时，经常需要长时间等待上级医院有空床位才能上转，上转患者阻塞等待上转现象比较突出；另一方面，下级医院管理层解释，从提高下级医院医技水平和医院效益的角度出发，下级医院在面对外源患者和下转患者时，更偏好于外源患者。这导致部分应下转患者未下转，继续留在上级医院。医联体两个转诊流均存在阻塞现象。

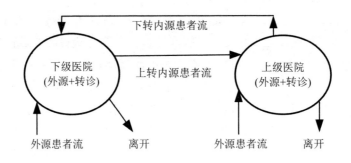

图 1-1　医联体患者流

二、患者流分布对医药费用增长的影响

由某省近十年卫生统计年鉴数据可知，无论门诊还是住院患者，人均医药费用都呈上升态势（2009 年以前的年鉴称为医疗费用）。图 1-2 和图 1-3 给出了该省近十年某所综合医院（上级医院）和若干下级医疗机构（下级医院）的两个病种（胃恶性肿瘤和食管恶性肿瘤）出院患者的人均医药费用和平均住院日。

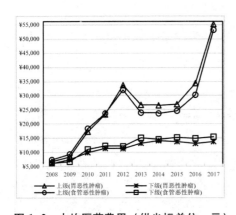

图 1-2　人均医药费用（纵坐标单位：元）

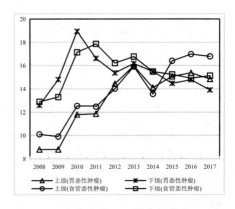

图 1-3　平均住院日（纵坐标单位：天）

从图 1-2 和图 1-3 可知，上级医院的人均医药费用和平均住院日分别增长了 8 倍和 1.6 倍。人均医药费用增长的影响因素众多，包括 GDP 增长、老龄化、新医疗技术的应用和政府医疗投入增加等（何平平，2007；刘巧艳，2018）。对比同期该省 GDP，仅增长了 2.9 倍。上级医院人均医药费用的增速远高于 GDP 的增速。除上述客观因素外，上级医院和下级医院管理层提出了可优化布局的患者流因素，即医联体两个患者流的分布对医药费用的影响不容忽视。

一方面，由于下级医院的医技水平有限，一些患者应当直接在上级医院接受治疗。但是，他们首先在下级医院接受了手术治疗，然后再被转诊到上级医院。上级医院需要较长时间将患者身体恢复到初始状态才能进行手术。除去在下级医院的花费，这部分患者在上级医院的平均医药费用是直接在上级医院接受治疗的患者医药费用的 1.5 倍，其平均住院日也显著增加。另一方面，部分可以在下级医院治疗的患者过度消费上级医院的优质医疗资源，降低了上级医院资源的使用效益。下级医院管理层解释，从提高下级医院医技水平和医院效益的角度出发，下级医院在面对外源患者和下转患者时，更偏好于外源患者。

三、医保支付方式改革后，医联体协调利益和分配资源问题

按照国家 DRG/DIP（疾病诊断相关分组/病种分值付费）支付方式改革三年行动计划，到 2025 年年底，DRG/DIP 支付方式将覆盖所有符合条件的医疗机构。两种支付方式本质一致，核心目标均是用于医保合理控费。未来全面实施按 DRG/DIP 付费后，按项目付费的医院运营模式将转变为按病组盈亏管理的模式，药品、耗材和检验检查将从医院运营收入变为运营成本。医联体内各医院成为"风险共担、赢利共享"的利益共同体，各医院会产生"双向转诊、自觉控费"的内生动力。支付方式改革，会直接影响医联体的转诊行为和医药费用的构成比（方金鸣，2021；张伶俐，2021；龚光雯，2021）。医联体两级医院都很关心全面实施支付方式改革后，该如何协调利益、分配资源。

第二节　国内外相关研究的学术史梳理、研究动态及问题提出

一、医联体医院转诊策略优化及医保支付方式改革研究

Guo et al.（2014）通过两层级排队系统研究社会福利问题。Liu et al.（2015）

通过合同协调城市医院和社区医院的转诊系统，提出一种以上级医院为主导的最优转诊策略。Hua et al.（2016）关注医疗服务中免费系统和收费系统的竞争和协调问题，通过税收补贴政策，实现社会福利，协调免费系统和收费系统。Song et al.（2016）用仿真手段研究了复杂分级诊疗系统的患者流问题。Qian 和 Zhuang（2017）研究了具有福利再分配目标的两级卫生系统中税收与补贴以及容量决策问题。Li et al.（2017）通过排队模型评估转诊系统中各级医院的盈利能力，对转诊系统进行了绩效分析。Li et al.（2020）专注于患者何时被转诊以及被转诊到哪个较低级别医院的问题，以最佳阈值控制策略改进系统目标。Wen et al.（2019）用串联排队系统刻画病人上转问题并以上级医院的资源容量分配为杠杆优化患者流。陈妍等（2015）在考虑延时敏感病人选择行为的情况下，建立排队博弈模型分析了转诊系统的服务能力与定价问题，得到了两级医院不同目标的竞争均衡。刘晓玉和邓群钊（2016）分析了医联体内两级医院在不同合作模式下的最优双向转诊策略和最优契约形式。李忠萍等（2019）运用排队博弈方法研究了两级医院转诊效益问题，得到使得转诊系统各方共赢的支付策略。王文娟和王季冬（2019）建立排队博弈模型探讨了转诊系统中的过度医疗问题，通过配置医院规模和调节医疗服务价格不同程度改善问题。苏强等（2022）构建分级诊疗仿真模型，刻画了分级诊疗系统中的患者行为，给出了引导患者到社区医院合理就诊的靶向策略。姚中进和董燕（2021）提出了三位一体的医联体协同治理机制。

赵威等（2022）对恶性肿瘤 DRG 病例分组问题进行了研究，指出需提高医务人员付出技术劳务价值的合理报酬。孟朝琳（2020）比较分析了三明市两种 DRG 支付制度的潜在优势与存在问题，提出了相关改进措施和政策建议。方金鸣（2021）利用演化博弈模型证明了 DRG 支付制度会改变医院群体的转诊行为，优化医药费用构成成分比例可以促进医生开展节约医疗。张伶俐（2021）研究了 DRG 支付方式改革对医疗行为的正面影响和负面影响，对医保部门、卫生部门和医疗机构提出了针对性建议。龚光雯（2021）指出县域医共体内双向转诊中下转比较困难，同时也较难控制患者县域外就诊行为。

述评：在考虑多类患者住院时长差异的情况下，建模解析分析医联体病床资源时，探索阻塞时间、人均医药费用、病床使用效益与患者流分布的联动规律的文献不多，展望医药费用构成变化、医药费用在医联体内的分配方案与患者流布局的交互机制的文献较少。

因此，在描述医联体内多重患者流（上转、下转及外源患者流）和准确刻画医联体存在的上转和下转不畅的情况下，值得深入研究患者流、医疗资源配置、医药费用三者的交互影响机制。

二、医疗资源预约调度和分配策略研究

科学调度可提高医疗资源利用效率（Gupta and Denton，2008；杜少甫等，2013；周杰、李军，2016；Zhang et al.，2019）。Gupta 和 Wang（2008），罗太波等（2011），罗利等（2014），曹萍萍和唐加福（2014），Zhou et al.（2017），Zhou et al.（2022b）借助收益管理思想建立动态规划模型研究了单体医疗机构（医院或诊所）单个医疗资源（门诊、医技设备和病床）面对不确定性需求时的医疗资源预约调度问题，以实现服务系统综合效益最大为目标提出了不同的预约调度策略。Xie et al.（2021）给出了医技资源嵌套预约策略和降低患者未合理安置比例的病床分配策略。Jiang et al.（2019）用随机规划模型研究了有不守时病人的门诊预约调度问题，以实现病人等待时间、医生空闲和加班时间加权和最小为目标优化预约规则。Wang et al.（2019）用两阶段的随机整数规划研究了有临时随机需求的医疗资源预约调度问题，得到了使患者等待成本、医护加班和空闲成本加权和大幅降低的策略。Pan et al.（2020）考虑了有临时随机需求且预约患者有等待时间限制的门诊资源预约调度和实时调度问题，目标是等待成本和工作成本加权和最小。

述评：在借助收益管理思想建立动态规划模型分析医疗服务系统综合效益时，多以单体医院资源为研究对象。从医联体视角分析患者流布局与门诊预约调度、资源使用效益的关联机制的研究较少。在动态规划建模分析时考虑医生接诊速度差异的文献较少。

因此，在准确刻画医联体运营现实的情况下，综合考虑医联体患者流和门诊预约制度，给出合理的医联体医疗资源分配策略值得深入研究。

三、服务系统排队阻塞现象研究

Koizumi et al.（2019），Osorio 和 Bierlaire（2009），Bretthauer et al.（2011）利用分解技术估计了无等待空间排队系统的阻塞现象。Shi et al.（2016），Wu et al.（2019a）利用仿真手段研究了急诊患者因等待住院床位形成的急诊阻塞现象，通过住院患者的床位管理改善阻塞。Wu et al.（2019b）考虑了阻塞与下一阶段服务时间的相互影响，用多阶段串联排队系统研究床位分配策略。Zychlinski et al.（2020），Dong 和 Perry（2019）用流体模型研究了医疗资源的阻塞问题。朱华波等（2014）研究了有阻塞无等待的串联排队系统病床配置问

题，近似得到了阻塞指标。陈丹等（2017）利用单排队多服务台模型，得到了系统的阻塞概率及病床占用率等指标。

述评：在利用分解技术估计资源阻塞时间时，准确刻画阻塞会继续占用当前病床这一事实的文献不多。在描述医联体内多重患者流（上转、下转及外源患者流）和准确刻画医联体存在的上转和下转不畅的情况下，值得深入研究患者流、医疗资源配置、医药费用三者的交互影响机制。

四、问题提出

围绕调研问题，基于当前研究现状，从患者流、医疗资源配置和医药费用使用效益视角，提出如下可以完善的地方。

目前关于医联体转诊策略优化的研究，对患者流的刻画与医联体现实患者流有一定差距（图1-1）。当前建模刻画患者流，较多关注医联体上转患者流，同时考虑上转、下转患者流和两个外源患者流的文献不多。在定量分析医联体运营管理问题时，值得全面考虑患者流多重性与随机性，在此基础上通过随机运筹模型，可以对医联体患者流、医疗资源、医药费用的使用效益问题进行定量研究。

在医联体调研过程中发现，医联体上下级医院对患者类型存在一定的偏好。对患者的偏好会影响医疗机构对医疗资源的配置。在准确刻画患者流的基础上，通过建模分析回答医联体两级医院关心的以下问题值得进一步研究。下级医院应当为下转患者预留部分专用床位还是所有患者共享床位？在不同的患者流强度下，预留数量是多少？上级医院因医疗资源紧张，一般不会为上转患者预留专用床位。在不同的患者流强度和有限的医疗资源数量下，上级医院应当如何配置医疗资源？这些问题的回答可以充实医联体患者流、医疗资源配置与医疗资源使用效益方面的研究。

医药费用收入是产生医联体两级医院对患者偏好的一个重要考量因素。未来研究可以从患者流视角出发，考虑不同患者流分布情况下，医联体两级医院医疗资源配置和医药费用收入的关联机制。摸清这个机制，可以回答当前两级医院对患者的偏好是否有利于提升自身和整个医联体医药费用的使用效益。

排队等待和阻塞现象在医疗服务过程中非常普遍。在利用分解技术估计资源阻塞时间或等待时间时，准确刻画阻塞会继续占用当前病床这一事实的文献不多。如果阻塞上转患者继续占用当前床位，必然会影响下级医院病床资源使用效益。可以通过条件概率分解技术，准确刻画阻塞占床现象。如果阻塞上转患者出院等待上转床位，即不占用下级医院床位，会对医联体两级医院医疗资源使用效益产生怎样的影响？这个问题值得深入研究。

当前，医联体建设规模处于快速扩张阶段，上级医院通过合作签约，关联的下级医院数量快速增加，上级医院通过建立分院等方式也在快速扩张自身规模。医联体两级医院医疗资源规模扩张对医联体日常运营管理提出了更高要求。研究医联体上下级医院扩张规模对医联体患者流、医疗资源和医药费用使用效益的影响机制，可以为医联体合理扩张规模提供决策参考。

按 DRG/DIP 付费后，围绕转诊行为改变、医药费用构成比改变和医疗行为改变与医联体两级医院年服务总量（点数/分值）的交互影响机制进行的研究不多。认清变化规律，可以回答管理层和医生关心的资源分配和利益协调问题，在减缓医药费用增速和保障医务人员收入方面进行探索。

五、研究边界

在进行医联体运营管理研究时，要特别注意研究边界。不能将运营管理中的决策问题与医疗行为和临床路径决策（患者首诊地选择标准、转诊指征、手术分级和 DRG 分组等）混淆。本课题医联体运营管理不研究诸如患者什么情况下转诊、什么时候转诊、转诊到哪里等问题。本课题提出的医联体运营管理问题是在不同患者流分布和医疗资源配置下，医联体医疗资源和医药费用使用效益分析。总结规律，为医联体管理层提供资源配置决策参考和患者流引导策略建议，为医保管理部门制定医药费用分配政策提供参考。

因此，医联体运营管理问题着重探讨不同患者流分布下的医联体运营瓶颈和医疗资源、医药费用使用效益等问题，总结规律，减少不合理的医药费用支出，实现医疗资源的优化组合与合理使用。

第三节　研究框架及章节安排

一、研究框架与研究内容

本课题聚焦双向转诊困境和医联体"联不上、联不动"的运营层面原因，从医联体两个患者流（外源和转诊内源患者流）视角出发，运用排队论方法，探索患者流布局对病床资源（以某一病种为例）使用效益的影响机制，摸清患者人均医药费用与患者流分布的内在关联，预测按疾病诊断相关分组（DRG）

付费后医药费用构成变化、转诊患者医药费用结余超支在医联体内的分配方案与患者流布局的交互影响机制。提出常规服务体系下医联体资源配置建议和患者流合理布局的引导策略，以期提升医疗资源和医药费用的使用效益（用对的资源服务对的对象），实现医联体"联体联心"协同发展。

根据医联体管理层提出的问题，本课题围绕研究对象设定的总体研究框架和拟研究的内容，如图 1-4 所示。具体地，将开展两个研究内容：

探索医联体病床阻塞瓶颈、阻塞时间、医药费用和病床使用效益与两个患者流分布的联动规律，研究医联体病床资源配置策略和双向转诊保障措施。

展望 DRG 付费后，医药费用构成变化、医药费用在医联体内的分配方案与患者流布局的交互影响机制。

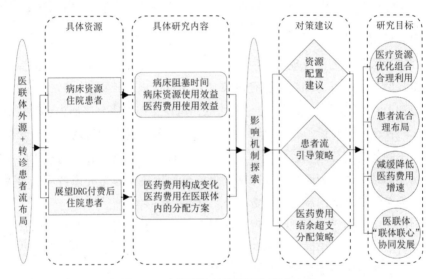

图 1-4　本课题的总体框架和研究内容

二、研究思路与技术路线

本课题按照"医联体两级医院现状调研、进行相关研究现状述评→听取原因分析，找出可优化布局的因素，提出问题→确定研究对象、研究目标和研究内容→建模、数值仿真分析患者流布局对医疗资源和医药费用的影响机制→提出对策建议"的基本思路，探讨医联体患者流布局对医疗资源和医药费用使用效益的影响机制，提出对策建议。具体地，本课题研究的基本思路和技术路线，如图 1-5 所示。

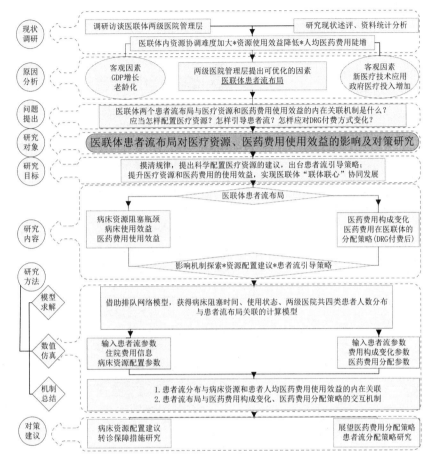

图1-5 本课题研究的基本思路和技术路线图

三、核心章节逻辑关系

专著核心章节的逻辑关系如图1-6所示。

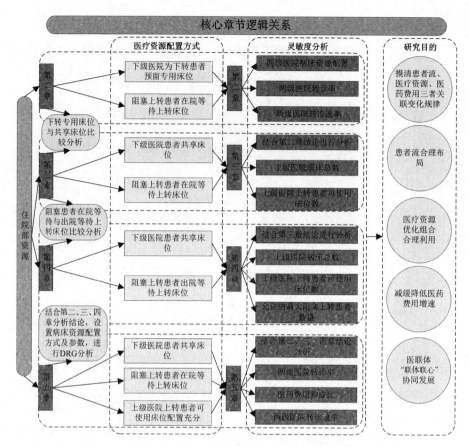

图1-6 核心章节的逻辑关系

第二章　下转患者专用床位及上转患者在院等待上转模式下医联体运营分析

第一节　下转患者专用床位及上转患者在院等待上转模式下模型描述

本章将建立串联排队系统来刻画医联体内患者流分布情况并基于现实情况给出一些合理的假设，以便清晰界定本章研究问题。

一、模型假设

假设1　上级医院的患者数量等于上级医院的床位数。

在医联体内部，上级医院通常是现在已经建成的国家区域医疗中心。因具有领先的医疗技术水平和较高国内知名度（国家发展改革委等，2019），这些医院的床位属于稀缺医疗资源，长期处于供不应求的状态。例如，四川大学华西医院是国家规定的区域医疗中心输出医院，该院入院服务中心数据显示，该院住院部床位长期处于满负荷运转状态，在某些科室，患者等待入院的预计时间长达1年。所以，我们在描述上级医院的患者数量时，不使用随机变量描述，而使用常数固定值描述，或直接用上级医院的床位数量描述。

假设2　上转患者在上级医院完成核心治疗后，下转回下级医院进行康复治疗。

因为上级医院床位紧张，长期满床，故假设，上级医院和下级医院共同约定，上转患者在上级医院完成核心诊疗后，下转至下级医院进行后期康复治疗。和核心诊疗相比，患者的术后康复技术含量相对较低。下级医院可以完成康复治疗，提高其病床使用率。同时，上级医院床位资源的使用情况也更符合其医技水平，提高上级医院床位资源的使用效益。

假设3　上级医院没有阻塞滞留患者。

在医联体中，阻塞是由于患者需要转往的医院满床而暂时无法转院，被滞留在当前医院的情形。上级医院的下转患者流通常是已经在上级医院完成核心诊疗，回到下级医院进行康复治疗的患者。而下级医院的上转患者流通常是下级医院无法处理的疑难患者，必须转到上级医院进行诊疗的患者。当前医联体中，一般是下级医院床位比较充裕，而上级医院长期满床。

根据上述特征，在下级医院经常会发生因为上级医院满床而无法上转的情形。因此，在下级医院时常会上转阻塞患者流。这些患者只能等待上级医院有空床才能上转成功。而在上级医院，如果因为下级医院满床而造成无法下转时，上级医院可以自行进行后期的康复治疗。因此，在上级医院没有阻塞下转患者流。

阻塞只可能发生在下级医院。只有下级医院才有阻塞患者出现。关于这一点，进一步做如下说明。

实际上，任何一个医联体内部都不可能同时在上级医院和下级医院出现等待转院患者。因为一旦出现上级医院和下级医院同时都有等待转院的患者，上转和下转患者内部就可以立即进行床位置换，直到等待转院的患者数量少的一类患者（上转或下转患者）完全置换完毕。此时，医联体中就只剩下一类等待转院的患者。

根据国内上级医院和下级医院的医疗水平现状，一般都是上级医院床位紧张。故本章的阻塞只发生在下级医院。

假设4　下级医院预留若干张床位接收下转患者。

一方面，为了保证上级医院下转患者流应转尽转，下级医院需要设置合理的床位数量专供下转患者流使用；另一方面，下级医院的管理层告诉我们，从提高下级医院医技水平和医院效益的角度出发，下级医院在面对外源患者流和下转患者流时，更偏好于外源患者流。因为大多数下转患者已经在上级医院完成核心诊疗流程，上级医院床位资源紧张，所以下转至下级医院完成后面的康复治疗。

因此，合理预留专供下转患者使用的床位数量非常关键。预留过多专用床位，减少了下级医院接收外源患者流的机会，会影响下级医院参与医联体建设的积极性。预留过少专用床位，将导致上级医院不能实现应转尽转，增加上级医院自行进行康复治疗的患者比例，降低上级医院病床使用效益。

本章通过设置合理的下转患者流专用床位数量来提升两级医院病床资源的使用效益，平衡医联体的患者流布局，改善医联体的运营效益。

假设 5 上级医院腾出空床时,优先接收下级医院阻塞患者,其次接收直接到上级医院就诊的外源患者。

因为阻塞患者在等待转院期间,没有进行核心治疗且占用下级医院的床位。从患者自身来看,会增加不必要的住院日和医药费用。国家对医院平均住院日和医药费用都有明确的指导标准,这两个指标是考核医院运营状况的核心指标。因此,阻塞患者流对下级医院考核不利。从下级医院发展自身医技水平来说,也是不利的。

同时,过多阻塞患者占用下级医院床位会造成下级医院外源患者可使用床位减少和影响上级医院下转患者可使用床位,引起连锁反应,破坏医联体的平稳运营,故优先安排下级医院阻塞患者。

这也符合医联体现实实践。例如,四川大学华西医院对医联体内上转患者的做法是联合查房和转接诊联合诊断。当下级医院产生上转需求时,医生在系统上开具转诊意愿单,上级医院把此类入院需求视为第一优先级,上级医院一旦有空床就安排上转患者入院进病房(罗美,2017)。

假设 6 只要上级医院能够接收外源患者,就一定有患者到达。

因为上级医院是国家区域医疗中心,其床位资源相当紧张,长期处于供不应求的状态。四川大学华西医院某些科室,患者等待入院的预计时间长达 1 年。上级医院长期处于满床状态,总有外源患者等待入院,所以当上级医院有空床时,入院服务中心立即通知等待入院的外源患者入院。

根据上级医院外源患者流到达的这个特征,上级医院长期处于满床状态。上级医院总的患者数量等于上级医院的床位数。这与当前现状和假设 1 相符。

根据假设 5 和假设 6,当上级医院有空床且无上转患者时,立刻接收直接到上级医院就诊的外源患者。

根据上述假设,接下来给出描述医联体患者流的核心参数。

二、模型参数

下级医院共有床位 c_1 张,上级医院共有床位 c_2 张。根据假设 4,下级医院预留 c_3 张床位接收下转患者($0 \leq c_3 \leq c_1$)。

下级医院外源患者流到达强度服从参数为 λ_1 的 Poisson 流。

下级医院患者类型不同,服务时间也不同。

在下级医院,患者类型包括三类:第一类是在下级医院直接治愈出院的患者流,他们的服务时间服从参数为 μ_1 的负指数分布;第二类是从上级医院下转至下级医院的患者流，他们在下级医院的服务时间服从参数为 μ_2 的负指数分布；第三类是在下级医院没有治愈需要上转至上级医院的患者流，他们在下级医院的服务时间服从参数为 μ_3 的负指数分布。

上级医院患者类型不同，服务时间也不同。

在上级医院，患者类型包括三类：第一类是到上级医院就诊的外源患者且直接治愈出院的患者流，他们的服务时间服从参数为 μ_4 的负指数分布；第二类是到上级医院就诊的外源患者且在上级医院治疗后下转至下级医院的患者流，他们在上级医院的服务时间服从参数为 μ_5 的负指数分布；第三类是从下级医院上转至上级医院的患者流，他们在上级医院的服务时间服从参数为 μ_6 的负指数分布。

上级医院开放给上转患者的床位限制数量为 c_4 张（$0 \leqslant c_4 \leqslant c_2$）。

上转患者往往病情比较复杂，在上转至上级医院之前，在下级医院已经接受过一定程度的诊疗，部分患者甚至进行过手术。但在诊疗过程中，下级医院发现无法解决问题，遂将患者上转至上级医院。相较于直接到上级医院就诊的外源患者，刚到上级医院的上转患者体征不太好，在进行关键诊疗之前，上级医院需要花费一定时间将上转患者身体恢复到可以进行手术或进行其他诊疗。因此，同样是在上级医院就诊的患者，上转患者流和外源患者流诊疗时间存在差异。某些情况下，上级医院更偏好直接到上级医院就诊的外源患者，而不是已经在下级医院经历过一次治疗的上转患者。对同一病种来说，上转患者的诊疗时间和诊疗费用往往高于直接在上级医院就诊的外源患者。

因此，上级医院一般不会允许全部的床位都被上转患者占用。通过设置上级医院上转患者数量限制，可以保障上级医院外源患者流有公平渠道进入上级医院。

当上转患者占用上级医院的床位数少于 c_4 张，上转患者可以无限制上转。当上转患者占用上级医院的床位数等于 c_4 张，上级医院停止接收上转患者，上转患者只能留在下级医院等待，即成为下级医院的阻塞患者。

值得注意的是，这里提到的开放给上转患者的床位不是专供上转患者的。当上转患者数量达不到 c_4 时，上级医院直接接收外源患者使用床位。根据假设5，只有当上级医院的上转患者数量少于 c_4，上转患者流才享有优先权。

我们在假设1中提到，上级医院总的患者数量保持在 c_2 位。除了上转患者流，上级医院的另一类患者就是直接到上级医院就诊的外源患者流。本章需要着重讨论的一点就是，上级医院如何设置合理的上转患者限制数量，降低下级医院的阻塞概率，均衡上级医院两类患者的需求，从而提升医联体的医疗资源的使用效益。

下级医院外源患者中直接治愈的概率为 α，因此需要上转的患者概率是 $1-\alpha$。上级医院外源患者中直接治愈的概率为 β，因此需要下转的患者概率是 $1-\beta$。上转患者在上级医院完成核心诊疗后，除非下级医院下转床位满床，否则必须下转到下级医院进行康复治疗。

当下级医院下转床位满床时，上级医院原来需要下转到下级医院进行后续康复治疗的患者只能由上级医院自行治愈出院。其中，原来是外源患者的，他们的服务时间服从参数为 μ_4 的负指数分布；原来是上转患者的，他们的服务时间服从参数为 μ_4' 的负指数分布。

令随机变量 $X(t)$，$Y(t)$，$Z(t)$ 和 $B(t)$ 分别表示 t 时刻医联体中下级医院的外源患者数量（包含阻塞患者），下级医院的下转患者数量，上级医院的上转患者数量和下级医院的阻塞患者数量。因为我们记录的是上级医院和下级医院各类患者数量，这四个随机变量改变与否完全依赖于医联体内外患者流的变化。

根据本章的描述，引起这些随机变量变化的都是 Poisson 流与负指数分布，具有马尔可夫性。所以 $\{X(t), B(t), Y(t), Z(t)\} = \{X(t)=x, B(t)=b, Y(t)=y, Z(t)=z\}$ 是一个四维马尔可夫链。

有了上述假设和参数，本章研究的医联体的全部患者流如图 2-1 所示。

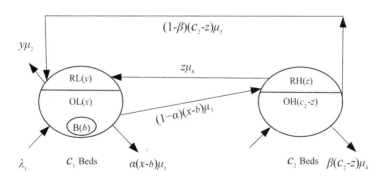

图 2-1　医联体患者流布局

（下级医院为下转患者预留专用床位）

本章对四维马尔可夫链 $\{X(t), B(t), Y(t), Z(t)\}$ 的状态空间做如下说明。状态空间为 $\Omega = \{(x, b, y, z): 0 \leqslant x \leqslant c_1 - c_3, 0 \leqslant b \leqslant x, 0 \leqslant y \leqslant c_3, 0 \leqslant z \leqslant c_4\}$。

因为下级医院要预留 c_3 张床专供下转患者使用，故下级医院中外源患者数

量 x 至多 c_1-c_3 位。下级医院的上转阻塞患者来源于外源患者，外源患者数量包含了上转阻塞患者，故下级医院中阻塞患者的数量 b 至多 x 位。根据假设 1 可知，上级医院外源患者数量是 c_2-z。

接下来，对四维马尔可夫链 $\{X(t), B(t), Y(t), Z(t)\}$ 的状态转移概率进行分析。

$x : x$	$b : b=0$	$y : y=0$	$z : z=0$
$0<x<c_1-c_3$	$0<b<x$	$0<y<c_3$	$0<z<c_4$
$x=c_1-c_3$	$b=x$	$y=c_3$	$z=c_4$

根据该马尔可夫链的状态空间，需要进行分类讨论。

取遍上述状态组合，就是本章需要分类讨论的情形。其中有些状态是不可能出现的。当 $x=0$ 时，b 只能取 0。因为下级医院的阻塞患者包含在下级医院的外源患者内。

首先，按照上级医院上转患者数量分三种情形进行马尔可夫链 $\{X(t), B(t), Y(t), Z(t)\} = \{x, b, y, z\}$ 的状态转移概率分析。情形 1：$z=0$；情形 2：$0<z<c_4$；情形 3：$z=c_4$。

情形 1 表示上级医院没有上转患者，根据假设 1 可知，上级医院全是外源患者，数量为 c_2。情形 2 表示上级医院的上转患者数量少于限制数量，上级医院的外源患者数量为 c_2-z。此时只要上级医院任一患者离开，下级医院的上转患者可以无限制进行上转。情形 3 表示上级医院的上转患者数量等于限制数量，上级医院的外源患者数量为 c_2-c_4。此时只要上级医院现有上转患者数量不减少，下级医院的上转患者是不能上转的，亦即，只要上级医院没有上转患者离开，下级医院的上转患者是不能进行上转的，只能阻塞在下级医院。

具体的状态转移概率分析详见附录一。由四维马尔可夫链 $\{X(t), B(t), Y(t), Z(t)\}$ 的状态空间 $\Omega = \{(x, b, y, z) : 0 \leqslant x \leqslant c_1-c_3, 0 \leqslant b \leqslant x, 0 \leqslant y \leqslant c_3, 0 \leqslant z \leqslant c_4\}$ 及状态转移概率分析可知，四维马尔可夫链 $\{X(t), B(t), Y(t), Z(t)\}$ 在无穷小时间 Δt 内状态转移概率矩阵 $P(\Delta t)$ 是一个 $\dfrac{(c_1-c_3+1)(c_1-c_3+2)}{2}(c_3+1)(c_4+1)$ 阶的方阵。

令 $Q = \lim\limits_{\Delta t \to 0} \dfrac{P(\Delta t)-E}{\Delta t}$，其中 E 是与 $P(\Delta t)$ 同阶的单位阵。矩阵 Q 是四维马尔可夫链 $\{X(t), B(t), Y(t), Z(t)\}$ 的瞬时强度转移矩阵（Q 矩阵）。马尔可夫链 $\{X(t), B(t), Y(t), Z(t)\}$ 的平稳分布 $\vec{p} = \{p_{xbyz}$

（$\vec{p}$ 是一个 $\dfrac{(c_1-c_3+1)\ (c_1-c_3+2)}{2}$ (c_3+1) (c_4+1) 维的行向量）满足方程组

$$\begin{cases} \vec{p}Q = 0, \\ \sum\limits_{x}\sum\limits_{b}\sum\limits_{y}\sum\limits_{z} p_{xbyz} = 1。\end{cases}$$

其中，第二个式子是概率分布必须满足的规范化方程。

第二节　下转患者专用床位及上转患者在院等待上转模式下关键性能指标

利用平稳分布，可以得到医联体的关键性能指标。根据这些性能指标，就可以考察医联体患者流对上级医院和下级医院医疗资源、医药费用使用效益的影响。

一、上级医院和下级医院各类患者数量的期望值

下级医院外源患者数量（不含阻塞患者）的期望值为 $E(X - B) = \sum\limits_{x=0}^{c_1-c_3}\sum\limits_{b=0}^{x}(x - b)\sum\limits_{y=0}^{c_3}\sum\limits_{z=0}^{c_4} p_{xbyz}$。

下级医院外源患者流分为两个患者流：直接治愈的外源患者流和需要上转的患者流。由排队系统分析可知，在非常短的时间（Δt）内，系统只发生一个随机事件。当下级医院上转需求产生时，上级医院未发生事件，仍处于满床状态。因此，需要上转的患者一定会在下级医院等待，也就是成为下级医院的阻塞患者。当前下级医院的外源患者，在下一时刻转为需要上转的患者后，成为下级医院阻塞的上转患者。本小节描述的是稳态下各类患者的数量。

考察下级医院外源患者数量时，不再细分直接治愈的外源患者和需上转患者，因为这两类患者是按照比例进行分流的。

下级医院阻塞的上转患者数量期望值为 $E(B) = \sum\limits_{x=0}^{c_1-c_3}\sum\limits_{b=0}^{x} b \sum\limits_{y=0}^{c_3}\sum\limits_{z=0}^{c_4} p_{xbyz}$。

下级医院下转患者数量的期望值为 $E(Y) = \sum\limits_{y=0}^{c_3} y \sum\limits_{x=0}^{c_1-c_3}\sum\limits_{b=0}^{x}\sum\limits_{z=0}^{c_4} p_{xbyz}$。

上级医院上转患者数量的期望值为 $E(Z) = \sum\limits_{z=0}^{c_4} z \sum\limits_{x=0}^{c_1-c_3}\sum\limits_{b=0}^{x}\sum\limits_{y=0}^{c_3} p_{xbyz}$。

上级医院外源患者数量的期望值为 $E(OH) = \sum\limits_{z=0}^{c_4} (c_2 - z)\sum\limits_{x=0}^{c_1-c_3}\sum\limits_{b=0}^{x}\sum\limits_{y=0}^{c_3} p_{xbyz}$。

二、医联体内阻塞上转患者的阻塞时间 $E(W_{blocked})$

计算上转患者平均阻塞时间，可以得到下级医院的医疗资源（床位）有多少时间是被无效占用的。首先，我们分析下级医院排在最前面的阻塞上转患者（$b \geq 1$）需要等待多少时间才能成功上转。

排在最前面的阻塞上转患者成功上转，分以下几种情况讨论。

下级医院下转病床未满床且上级医院上转床位未满床，概率为 $\sum\limits_{z=0}^{c_4-1} \sum\limits_{x=1}^{c_1-c_3} \sum\limits_{b=1}^{x}$

$\sum\limits_{y=0}^{c_3-1} p_{xbyz}$。

此时只要上级医院治愈了一位外源患者（$\beta(c_2-z)\mu_4$），或者上级医院完成了一位外源患者核心治疗并下转到下级医院进行后续康复治疗（$(1-\beta)(c_2-z)\mu_5$），或者上级医院完成了一位上转患者核心治疗并下转到下级医院进行后续康复治疗（$z\mu_6$），上级医院就会空出一张床位接收排在最前面的阻塞上转患者。这三个随机事件之一发生，排在最前面的阻塞上转患者就可以成功上转。

因此，令 T_1 表示上级医院治愈一位外源患者的剩余时间，则 T_1 服从参数为 $\beta(c_2-z)\mu_4$ 的负指数分布。T_2 表示上级医院完成一位外源患者核心治疗并下转到下级医院进行后续康复治疗的剩余时间，则 T_2 服从参数为 $(1-\beta)(c_2-z)\mu_5$ 的负指数分布。T_3 表示完成一位上转患者核心治疗并下转到下级医院进行后续康复治疗的剩余时间，则 T_3 服从参数为 $z\mu_6$ 的负指数分布。

令 T 表示下级医院排在最前面的阻塞上转患者的上转等待时间，则 $T = \min\{T_1, T_2, T_3\}$。由负指数分布的无记忆性可得，$T = \min\{T_1, T_2, T_3\}$ 的分布函数为 $F_T(t) = P(T \leq t) = P(\min\{T_1, T_2, T_3\} \leq t) = 1 - P(\min\{T_1, T_2, T_3\} > t) = 1 - P(T_1 > t, T_2 > t, T_3 > t) = 1 - P(T_1 > t)P(T_2 > t)P(T_3 > t) = 1 - e^{-\beta(c_2-z)\mu_4 t} \cdot e^{-(1-\beta)(c_2-z)\mu_5 t} \cdot e^{-z\mu_6 t} = 1 - e^{-[\beta(c_2-z)\mu_4 + (1-\beta)(c_2-z)\mu_5 + z\mu_6]t}$。

因此，下级医院排在最前面的阻塞上转患者的上转等待时间 T 服从参数为 $\beta(c_2-z)\mu_4 + (1-\beta)(c_2-z)\mu_5 + z\mu_6$ 的负指数分布。在这种情况下，下级医院排在最前面的阻塞上转患者的平均上转等待时间为 $\dfrac{1}{\beta(c_2-z)\mu_4 + (1-\beta)(c_2-z)\mu_5 + z\mu_6}$。

下级医院下转病床未满床且上级医院上转床位满床，概率为 $\sum\limits_{x=1}^{c_1-c_3} \sum\limits_{b=1}^{x} \sum\limits_{y=0}^{c_3-1} p_{xbyc_4}$。

此时上级医院上转患者满床，除非上级医院完成了上转患者核心诊疗并下转至下级医院进行后续康复治疗（$c_4\mu_6$），否则不能接收阻塞的上转患者。即便是上级医院治愈了一位外源患者或者完成了一位外源患者的核心诊疗，上级医院也只能接收一位新的外源患者，阻塞的上转患者仍然需要在下级医院等待上转。

我们可以得到，下级医院排在最前面的阻塞上转患者的平均上转等待时间为 $\dfrac{1}{c_4 \mu_6}$。

下级医院下转病床满床且上级医院上转床位未满床，概率为 $\sum\limits_{z=0}^{c_4-1} \sum\limits_{x=1}^{c_1-c_3} \sum\limits_{b=1}^{x} p_{xbc_3z}$。

此时上级医院没有下转患者流，自行治愈原本需要下转的患者。只要上级医院治愈了一位外源患者（$(c_2-z)\mu_4$）或者上级医院治愈了一位上转患者（$z\mu_6'$），上级医院就会空出一张床位接收排在最前面的阻塞上转患者。这两个随机事件之一发生，排在最前面的阻塞上转患者就可以成功上转。

类似于第 1 种情况，我们可以得到，下级医院排在最前面的阻塞上转患者的平均上转等待时间为 $\dfrac{1}{(c_2-z)\mu_4+z\mu_6'}$。

下级医院下转病床满床且上级医院上转床位满床，概率为 $\sum\limits_{x=1}^{c_1-c_3} \sum\limits_{b=1}^{x} p_{xbc_3c_4}$。

此时下级医院不能接收下转患者，上级医院只能自行治愈原本需要下转的患者，没有下转患者流。上级医院上转患者满床，除非上级医院治愈了一位上转患者（$c_4\mu_6'$），否则不能接收阻塞的上转患者。

我们可以得到，下级医院排在最前面的阻塞上转患者的平均上转等待时间为 $\dfrac{1}{c_4\mu_6'}$。

综上，可以得到下级医院排在最前面的阻塞上转患者的期望上转等待时间为

$$\sum_{z=0}^{c_4-1} \frac{1}{\beta(c_2-z)\mu_4+(1-\beta)(c_2-z)\mu_5+z\mu_6} \sum_{x=1}^{c_1-c_3} \sum_{b=1}^{x} \sum_{y=0}^{c_3-1} p_{xbyz} + \frac{1}{c_4\mu_6} \sum_{x=1}^{c_1-c_3} \sum_{b=1}^{x} \sum_{y=0}^{c_3-1} p_{xbyc_4}$$

$$+ \sum_{z=0}^{c_4-1} \frac{1}{(c_2-z)\mu_4+z\mu_6'} \sum_{x=1}^{c_1-c_3} \sum_{b=1}^{x} p_{xbc_3z} + \frac{1}{c_4\mu_6'} \sum_{x=1}^{c_1-c_3} \sum_{b=1}^{x} p_{xbc_3c_4}$$

下级医院任一新的阻塞上转患者产生，总是排在等待上转的患者的最后一位，逐步更新排位成为排在最前面的阻塞上转患者。稳态分布下，下级医院阻塞的上转患者数量期望值为 $E(B) = \sum\limits_{x=1}^{c_1-c_3} \sum\limits_{b=1}^{x} b \sum\limits_{y=0}^{c_3} \sum\limits_{z=0}^{c_4} p_{xbyz}$。根据负指数分布的无记忆性，

医联体内任意一位阻塞上转患者的期望上转等待时间为 $E(W_{blocked}) = \Big\{ \sum\limits_{z=0}^{c_4-1}$

$$\frac{1}{\beta(c_2-z)\mu_4 + (1-\beta)(c_2-z)\mu_5 + z\mu_6} \sum\limits_{x=1}^{c_1-c_3} \sum\limits_{b=1}^{x} \sum\limits_{y=0}^{c_3-1} p_{xbyz} + \frac{1}{c_4\mu_6} \sum\limits_{x=1}^{c_1-c_3} \sum\limits_{b=1}^{x} \sum\limits_{y=0}^{c_3-1} p_{xbyc_4} +$$

$$\sum\limits_{z=0}^{c_4-1} \frac{1}{(c_2-z)\mu_4 + z\mu_6'} \sum\limits_{x=1}^{c_1-c_3} \sum\limits_{b=1}^{x} p_{xbc_3z} + \frac{1}{c_4\mu_6'} \sum\limits_{x=1}^{c_1-c_3} \sum\limits_{b=1}^{x} p_{xbc_3c_4} \Big\} \cdot \sum\limits_{x=1}^{c_1-c_3} \sum\limits_{b=1}^{x} b \sum\limits_{y=0}^{c_3} \sum\limits_{z=0}^{c_4} p_{xbyz} \text{。}$$

三、下级医院下转患者满床概率 $P(Y=c_3)$

分析下级医院下转患者满床概率可以看出上级医院需要自行治愈下转患者的概率。这与医联体上级医院和下级医院的约定不符，通过这个指标，可以考察下级医院下转专用床位设置是否足够。显然地，

$$P(Y=c_3) = \sum\limits_{x=0}^{c_1-c_3} \sum\limits_{b=0}^{x} \sum\limits_{z=0}^{c_4} p_{xbc_3z} \text{。}$$

四、下级医院外源患者（含阻塞患者）满床概率

通过这个指标，可以考察下级医院外源患者床位设置是否足够。显然地，

$$P(X=c_1-c_3) = \sum\limits_{b=0}^{x} \sum\limits_{y=0}^{c_3} \sum\limits_{z=0}^{c_4} p_{(c_1-c_3)byz} \text{。}$$

五、上级医院上转患者满床概率 $P(Z=c_4)$

通过这个指标，可以考察上级医院允许上转患者使用的床位是否足够。显然地，$P(Z=c_4) = \sum\limits_{x=0}^{c_1-c_3} \sum\limits_{b=0}^{x} \sum\limits_{y=0}^{c_3} p_{xbyc_4} \text{。}$

六、医联体转诊运行状态

医联体转诊运行状态是指医联体当前上转没有阻塞患者和下转畅通的概率。值得注意的是，当前上转有没有阻塞患者与上转床位是否满床是有区别的。

当下级医院下转患者人数在 $0 \leqslant y \leqslant c_3-1$ 范围内时，如果上级医院有下转患者产生，可以立刻下转，这时称医联体下转畅通。医联体下转畅通的概率和下转床位满床的概率是互补的，因为本章假设下级医院的下转床位是专用的。

但是，当上级医院上转患者人数在 $0 \leqslant z \leqslant c_4-1$ 范围内时，不能定义为医联体上转畅通。根据实际情况（假设1），上级医院床位资源非常紧张，只要有空床，就会有患者占用。因此，本章假设上级医院上转床位不是专用的，只是在

有阻塞患者等待（$b \geq 1$）且上转患者人数在 $0 \leq z \leq c_4 - 1$ 范围内时，优先安排阻塞患者上转入院。当上级医院上转患者人数在 $0 \leq z \leq c_4 - 1$ 范围内时，上级医院其余床位均被外源患者占用。

根据连续马尔科夫链状态的特征，在非常短的时间区间 Δt 内，至多发生一个随机事件。我们分析医联体内患者人数的变化情况，就可以得出上级医院上转患者人数在 $0 \leq z \leq c_4 - 1$ 范围内时，为什么不能定义为医联体上转畅通。

首先，如果当前医联体中上转阻塞患者数量为 $b = 0$，下一随机事件上转患者产生早于医联体其他随机事件发生，那么上转阻塞患者数量变为1。因为医联体没有其他随机事件发生，上级医院仍处于满床状态。下一随机事件上转患者产生晚于医联体其他随机事件发生，那么下一随机事件发生时刻，上转阻塞患者数量仍然为0。下一随机事件如果是上级医院治愈或下转发生，上级医院的空床将立刻由外源患者占用。

其次，如果当前医联体中有阻塞患者等待（$b \geq 1$），下一随机事件如果是上级医院治愈或下转发生，那么此时优先安排阻塞患者上转入院。而阻塞患者数量 $b \geq 1$ 时，当前医联体上转是不畅通的。

最后，如果当前医联体上级医院上转患者人数为 $z = c_4$，有阻塞患者等待（$b \geq 1$），只要上级医院治愈或者下转发生在前，就可以优先安排阻塞上转患者入院。但此时要接收阻塞患者，就必须已有阻塞患者在等待上转，如果没有阻塞上转患者，上级医院的这个床位马上就会被外源患者占用。

由以上分析可知，通过上级医院上转患者数量，不能描述医联体是否上转畅通。$b = 0$ 也不能描述上转畅通，因为有上转需求产生时，上级医院一定是满床状态，需要上级医院有空床产生且上转患者数量在 $0 \leq z \leq c_4 - 1$ 范围内两个条件同时满足，上转患者才能上转成功。等待的上转患者就是阻塞患者。

简而言之，无论什么情况，上转需求产生，都要等待才能上转，因为上级医院上转床位不是专用的，这符合医联体现实实践。例如，四川大学华西医院对医联体内上转患者的做法是联合查房和转接诊联合诊断。当下级医院产生上转需求时，医生在系统上开具转诊意愿单，上级医院把此类入院需求视为第一优先级，上级医院一旦有空床就安排上转患者入院进病房（罗美，2017）。

因此，我们仅定义医联体当前无阻塞患者（$b = 0$）的概率。这个概率可以描述医联体内有上转需求产生时，能够在最短时间内上转成功。

同理，当下级医院下转患者人数在 $0 \leq y \leq c_3 - 1$ 范围内时，如果上级医院有下转患者产生，可以立刻下转，这时称医联体下转畅通。下转畅通的意思也是下转患者能够在最短时间（无须等待，立刻下转）内下转成功。

综上，定义3个医联体转诊运行状态：

医联体下转畅通的概率：$P\ (0{\leqslant}y{\leqslant}c_3-1)$；

医联体上转无阻塞患者的概率：$P\ (b=0)$；

医联体上转无阻塞患者且下转畅通的概率：$P\ (0{\leqslant}y{\leqslant}c_3-1\cap b=0)$。

这3个概率可以描述医联体转诊运行的状态。第3个概率被视为医联体转诊运行良好的概率。

接下来，我们通过数值分析，考察排队系统各个参数对医联体关键性能指标的影响机制。分析医联体患者流布局对医疗资源、医药费用使用效益的影响机制，提出相应的对策。

第三节　下转患者专用床位及上转患者
在院等待上转模式下参数设置

一、数据来源

本章要讨论的核心是患者流布局、医联体医药费用、医疗资源使用效益三者的交互影响机制和对策。在一个区域内或者一个省内，医联体不止一家，规模也各不相同。一个医联体一般由一所综合医院（上级医院）和若干县级医院、基层医疗机构（下级医院）组成。本章的案例分析以四川省卫生健康统计年鉴的官方数据为基础进行。基于统计年鉴数据来进行分析，首先需要确定选取范围。关于四川省卫生健康统计年鉴数据，说明如下：

近10年的四川省卫生健康统计年鉴数据均统计了全省卫生部门办综合医院30种疾病出院病人人均医药费用和全省卫生部门办五级综合医院30种疾病出院病人人均医药费用及平均住院日，统计数据中给出了出院人数、出院者平均住院日、人均医药费用的构成明细。本章选取胃恶性肿瘤（ICD-10）这一病种进行数值仿真分析。

本章选取的上级医院为四川省卫生健康统计年鉴数据中的中央属医院。根据四川省卫生健康委公布的四川省医院机构信息（2022），中央属医院有四川大学华西医院、四川大学华西第二医院、四川大学华西口腔医院和四川大学华西第四医院，其卫生机构类别分别是综合医院、其他专科医院、口腔医院和职业病医院。统计年鉴中的胃恶性肿瘤这一病种数据，来自四川大学华西医院。

医联体中的下级医院一般由若干县级医院、基层医疗机构（下级医院）组成。本章的下级医院特指四川省卫生健康统计年鉴数据中的县级市（省辖市区）属医院。例如，四川大学华西医院龙泉医院（成都市龙泉驿区第一人民医院，以下简称龙泉第一医院）是四川大学华西医院紧密型、领办型医联体建设的标杆与范本（成都市龙泉驿区人民政府，2021）。根据四川省卫生健康委公布的四川省医院机构信息（2022），该院属于县级市（省辖市区）属医院，医院等级为三级乙等。一个医联体中的下级医院有多所，医院等级也各不相同。本章中下级医院出院者平均住院日和人均医药费用数据采用统计年鉴中县级市（省辖市区）属医院的胃恶性肿瘤这一病种数据。

在本章的数值仿真分析中，设定一组基础参数，再考虑其波动范围，考察医联体各参数变化波动对医联体患者流、医疗资源和医药费用的影响机制，探索一般规律。

二、病床资源参数

在区域中心医院，一般病床资源是按病组管理。在本章基础参数中，上级医院和下级医院胃恶性肿瘤这一病种可使用床位数量为 20 张，波动范围为 20 张到 40 张，其中上转患者可使用床位数至多 4 张（波动范围：4 张到 8 张），下转患者专用床位数为 5 张（波动范围：4 张到 7 张）。参数设置与波动范围是为了使研究适用范围更广，不局限于特定医联体。

例如，在四川大学华西医院，胃恶性肿瘤这一病种涉及胃肠外科中心。该中心有床位 156 张（加床 180 张），年手术量 6600 余台。下设胃肠 I 病区与胃肠 II 病区；下分胃肠外科疾病、结直肠肛门外科疾病（肛肠外科疾病）、炎性肠病、肠瘘及胃肠营养、疝与腹壁疾病、糖尿病及减重外科等亚专业。消化道疾病的外科手术治疗是该中心的主要工作任务，其中，胃肠肿瘤、结直肠肛门肿瘤的外科治疗是胃肠外科中心的工作重心（四川大学华西医院科室导航，2022）。

按病组管理，胃肠外科中心共分亚专业组 7 个，平均每个亚专业 22 张床。胃恶性肿瘤这一病种属其中 1 个亚专业组中的 1 个病种。

一般来说，医联体中的下级医院不会单独设置胃肠中心或者胃恶性肿瘤治疗科室，胃恶性肿瘤这一病种一般归入普外科。例如，龙泉第一医院是四川大学华西医院紧密型医联体中的一所。该院普通外科是四川大学华西医院龙泉医院医联体共建医院的普外专科。该科室现开放床位 92 张，门诊量 20000 人次/年，住院人数约 4000 人次/年，年手术量达 2600 余台。该科室目前常规开展肝胆胰脾、胃肠、甲状腺、乳腺、腹壁疝、急腹症、血管、烧伤等疾病的诊治，开展 20 余种特色诊疗。该科室技术优势为包含胃、结直肠恶性肿瘤微创外科治疗在内的 8 种疾病治疗（成都市龙泉驿区第一人民医院科室简介，2022）。龙泉驿区第一医院普外科平均 5 张床用于胃恶性肿瘤这一病组。医联体的下级医院不止一家。

三、医联体外源患者直接治愈率 α 与 β

下级医院外源患者中直接治愈的概率为 α，在基础参数中，$\alpha = 0.7$。为了考察这个因素对医联体患者流和患者医药费用的影响，在参数灵敏度分析中，α 分别取 0.6，0.7，0.8，0.9，0.98。

上级医院外源患者中直接治愈的概率为 β，在基础参数中，$\beta = 0.7$。为了考察这个因素对医联体患者流和患者医药费用的影响，在参数灵敏度分析中，β 分别取 0.6，0.7，0.8，0.9，0.98。

四、医药费用与平均住院日概述

在本章构建的医联体模型中存在多重患者流。接下来确定各类患者在各级医院的医药费用和平均住院日。在分析平均住院日和各类患者医药费用时，主要结合三方面的结论确定：经前期与下级医院和上级医院的管理层交流沟通；四川省卫生健康统计年鉴数据；相关文献研究。

（一）经前期与下级医院和上级医院的管理层交流沟通

本章区分各类患者流服务时间差异的原因基于以下几点：

第一，在前期与下级医院和上级医院的管理层交流沟通的过程中，上级医院的管理层告诉我们以下事实。上级医院在治疗上转患者和直接到上级医院就诊的外源患者时，两类患者的诊疗时间和诊疗费用有比较明显的差别。以某手术科室为例，直接到上级医院就诊的外源患者，上级医院熟悉患者病情，熟悉全部诊疗过程，往往能快速确定患者的诊疗方案。患者因为没有经历来回奔波、重复检查，术前体征状况好，诊疗时间和诊疗费用与上转患者存在明显差异。

上转患者往往病情比较复杂，在上转至上级医院之前，在下级医院部分患者已经接受过一定程度的诊疗，部分患者甚至进行过手术等核心诊疗。但在诊疗过程中，下级医院发现无法解决问题，遂将患者上转至上级医院。相较于直接到上级医院就诊的外源患者，刚到上级医院的上转患者体征不太好，在进行关键诊疗之前，上级医院需要花费一定时间将上转患者身体恢复到可以进行手术或其他诊疗。因此，同样是在上级医院就诊的患者，上转患者流和外源患者流诊疗时间存在差异。某些情况下，上级医院更偏好直接到上级医院就诊的外源患者，而不是已经在下级医院经历过一次治疗的上转患者。对同一病种来说，上转患者的诊疗时间和诊疗费用往往高于直接在上级医院就诊的外源患者。

第二，在下级医院，三类患者因为诊疗流程和治疗周期不同，故他们的服务时间不相同。下转患者大多数属于上级医院的术后康复患者，他们的服务时间与其他两类不同。下级医院直接治愈出院的患者与上转患者服务时间也不相同。因为经在下级医院治疗发现病情复杂需要上转的患者流，他们在下级医院并未像直接治愈出院的患者那样完成整个诊疗流程，故在服务时间上，两类患者不相同。

值得注意的是，本章区分各类患者流服务时间差异的主要目的是，通过把上级医院和下级医院服务时间因素考虑进去，考察服务时间差异对医联体患者流和患者医药费用的影响，在此基础上总结一般规律。

（二）四川省卫生健康统计年鉴数据

根据统计年鉴数据，多年的胃恶性肿瘤医药费用和平均住院日存在波动情况。考虑 CPI 增长等因素，我们采用 2020 年最新数据。

上级医院胃恶性肿瘤这一病种 2020 年出院病人人均医药费用为 47732.40 元，人均住院日为 10.63 天。下级医院胃恶性肿瘤这一病种 2020 年出院病人人均医药费用为 17479.70 元，人均住院日为 13.49 天。人均医药费用包括六项费用，分别为综合服务费（ω_1，11%）、诊断费（ω_2，21%）、治疗费（ω_3，13%）、药品费（ω_4，23 %）、耗材费（ω_5，26%）和其他（ω_6，6%）。人均医药费用各项明细占比在 2018—2020 年间的数据中波动在 1% 左右，较为稳定。

（三）相关文献研究

罗莉等（2018）在分析转诊患者治疗床位和康复床位医疗费用时指出，手术用一次性医疗材料费、手术治疗费、影像学诊断费、临床诊断项目费、检查用一次性医疗材料费等主要发生在治疗床位，抗菌药物费用则主要发生在康复床位。

庞宇等（2021）基于成都市某三甲医院数据分析了双向转诊住院患者的特点，与非上转患者相比，双向转诊中上转患者治疗难度系数更大、住院日更长、手术更多为三四级、医疗费用更高。

罗莉等（2017）从某医疗集团骨科床位分类管理对医院绩效的影响研究中得出，上级医院床位功能被定位为治疗性床位，患者在该床位接受高难度的手术、治疗和严密的护理，本课题称这些治疗为核心治疗。下级医院床位功能被定位为康复性床位，患者在该床位接受简单手术、后续治疗和护理，本课题称这些治疗为康复治疗。以某一病种的患者为例，住院费用的82.76%发生在治疗床位，康复床位仅占17.24%。患者的医疗费用中比例最高的为手术用一次性医疗材料费，占57.30%，其中57.06%发生在治疗床位。患者的医疗费用次高的为西药费，占14.41%，其中康复床位占了7.52%，治疗床位占了6.90%。手术费排第3位，占5.06%，其中4.98%发生在治疗床位。骨科患者住院费用高峰主要在5到7天，其费用高峰主要由手术费用和材料费用组成。

刘晓英等（2017）分析了湖南省某三级公立医院神经内科经急性期治疗后向二级医院转诊的脑卒中患者的费用。研究结果显示，在康复治疗方面，二级医院较三级医院收费低，在治疗效果相同的情况下，较大程度上减轻了患者的经济负担。

刘萍等（2021）对胃癌手术患者住院天数及住院总费用影响因素进行了分析。结果显示，胃癌手术患者术前平均住院日为4.9天，总平均住院日为19.8天。住院总费用平均为54633.1元。住院总费用主要为药品费用、耗材类、诊断类、治疗类，合计占比82.5%。

崔鑫宇和程永忠（2019）的研究得出，药品治疗和手术材料是影响胃癌患者住院费用最主要的因子。辜永红等（2020）根据某三甲医院胃癌手术患者数据分析，胃癌手术患者检查、手术和护理三个次均费用构成比呈现增长态势。影响医疗费用的因素中，相对可控因素为住院时长，且住院时长为影响胃癌手术患者医疗费用的主要因素。朱雪雪等（2019）也指出是否手术是影响胃癌患者住院费用的最主要因素，胃癌患者的住院天数对住院费用有间接影响。蒋柳村等（2019）研究得出，胃癌患者住院费用构成中，手术费和西药费是主要部分。影响胃癌住院患者住院费用的最主要因素为住院天数。

由上述文献研究和四川卫生健康统计年鉴可知，胃恶性肿瘤患者的医药费用主要集中在诊断费、治疗费、药品费和耗材费，这些都是进行核心治疗的医药费用。患者医药费用随着住院日的增加而增加。双向转诊中上转患者住院日更长、医疗费用更高。下转患者康复治疗的医药费用主要集中在综合服务费、药品费和其他。

五、上级医院和下级医院各类患者平均住院日

由图1-3可知，不同年份，医联体内两级医院的胃恶性肿瘤平均住院日存在明显波动。本章选取2020年四川省卫生健康统计年鉴数据进行基础参数分

析，上级医院胃恶性肿瘤患者的平均住院日为 10.63 天，下级医院胃恶性肿瘤患者的平均住院日为 13.49 天。在参数敏感性分析中考察平均住院日参数变化对医联体运营关键性能指标的影响。根据参数变化后的关键性能指标表现，给出相应的结论和对策建议。

在上级医院直接治愈出院的外源患者的服务时间所服从的负指数分布基础参数为 $\mu_4 = \dfrac{1}{10.63}$（波动范围：$\dfrac{1}{16} \leqslant \mu_4 \leqslant \dfrac{1}{10}$）。

在下级医院直接治愈出院的外源患者的服务时间所服从的负指数分布基础参数为 $\mu_1 = \dfrac{1}{13.49}$（波动范围：$\dfrac{1}{17} \leqslant \mu_1 \leqslant \dfrac{1}{13}$）。

在下级医院没有治愈需要上转至上级医院进行治疗的患者，他们在下级医院的服务时间所服从的负指数分布基础参数为 $\mu_3 = \dfrac{1}{5}$（波动范围：$\dfrac{1}{8} \leqslant \mu_3 \leqslant \dfrac{1}{2}$）。在下级医院住院时间小于等于 5 天的患者，表示没有在下级医院进行核心治疗。在下级医院住院时间大于等于 6 天的患者，表示在下级医院进行过核心治疗，无法治愈而上转。在基础参数中，本章取值为 5 天，表示该类患者在下级医院没有进行过核心治疗。

在参数敏感性分析中，下级医院住院时间取值在 2 到 8 天之间波动，考察下级医院需上转的外源患者在下级医院平均住院日对医联体医药费用与病床使用效益的影响。通过这个分析，可以考察下级医院需上转患者尽快上转与延迟上转的区别。

从下级医院上转到上级医院的患者，他们需在上级医院进行核心治疗后下转回下级医院进行康复治疗。上转患者一般病情更复杂、总的住院日更长、医药费用更高。他们在上级医院接受核心治疗的服务时间所服从的负指数分布基础参数为 $\mu_6 = \dfrac{1}{7}$（波动范围：$\dfrac{1}{9} \leqslant \mu_6 \leqslant \dfrac{1}{4}$）。如果下级医院下转床位满床，该类患者只能在上级医院进行后期康复治疗。他们在上级医院的服务时间服从的负指数分布基础参数为 $\mu_6' = \dfrac{1}{13}$。

到上级医院就诊的外源患者在上级医院进行核心治疗后下转至下级医院进行后期康复治疗，他们在上级医院接受核心治疗的服务时间所服从的负指数分布基础参数为 $\mu_5 = \dfrac{1}{7}$（波动范围：$\dfrac{1}{9} \leqslant \mu_5 \leqslant \dfrac{1}{4}$）。如果这类患者因为下级医院下转床位满床，只能在上级医院进行后期康复治疗，则该类患者变为直接在上级医院治愈的外源患者。他们在上级医院的服务时间服从的负指数分布基础参数为 $\mu_4 = \dfrac{1}{10.63}$（波动范围：$\dfrac{1}{16} \leqslant \mu_4 \leqslant \dfrac{1}{10}$）。

从上级医院下转至下级医院进行后期康复治疗的患者，他们在下级医院的服务时间所服从的负指数分布基础参数为 $\mu_2 = \dfrac{1}{6}$（波动范围：$\dfrac{1}{8} \leqslant \mu_2 \leqslant \dfrac{1}{4}$）。

综上，案例分析模型参数如表 2-1 所示。

表 2-1 案例分析模型基础参数及波动范围

基础参数：

$c_1 = 20$，$c_2 = 20$，$c_3 = 5$，$c_4 = 4$。其中下级医院专供下转患者使用的床位数量 $c_3 = 5$，上级医院上转患者最多使用床位数量 $c_4 = 4$。

下级医院外源患者到达强度 $0.1 \leqslant \lambda_1 \leqslant 2.9$，按 0.2 递增。

各类患者平均住院日（服务时间）：

$\mu_1 = \dfrac{1}{13.49}$，$\mu_2 = \dfrac{1}{6}$，$\mu_3 = \dfrac{1}{5}$，$\mu_4 = \dfrac{1}{10.63}$，$\mu_5 = \dfrac{1}{7}$，$\mu_6 = \dfrac{1}{7}$，$\mu_6' = \dfrac{1}{13}$。

下级医院外源患者直接治愈率：$\alpha = 0.7$，

上级医院外源患者直接治愈率：$\beta = 0.7$，上级医院外源患者下转率：$1-\beta = 0.3$。

参数变动范围：

$20 \leqslant c_1 \leqslant 40$，$20 \leqslant c_2 \leqslant 40$，$4 \leqslant c_3 \leqslant 8$，$4 \leqslant c_4 \leqslant 8$。

$\dfrac{1}{17} \leqslant \mu_1 \leqslant \dfrac{1}{13}$，这个参数是参考历年年鉴数据，从最小值取到最大值。按 $1/17$，$1/16$，$1/15$，$1/14$，$1/13$ 取值。意义：考察下级医院平均住院日对医联体系统的影响。

$\dfrac{1}{16} \leqslant \mu_4 \leqslant \dfrac{1}{10}$，这个参数是参考历年年鉴数据，从最小值取到最大值。按 $1/16$，$1/15$，$1/14$，$1/13$，$1/12$，$1/11$，$1/10$ 取值。意义：考察上级医院平均住院日对医联体系统的影响。

$\dfrac{1}{8} \leqslant \mu_2 \leqslant \dfrac{1}{4}$，按 $1/8$，$1/7$，$1/6$，$1/5$，$1/4$ 取值。意义：考察下转患者在下级医院平均住院日对医联体系统的影响。

$\dfrac{1}{8} \leqslant \mu_3 \leqslant \dfrac{1}{2}$，按 $1/8$，$1/7$，$1/6$，$1/5$，$1/4$，$1/3$，$1/2$ 取值。按照住院日多少，假设 6 天及以上的患者在下级医院进行了第一次核心治疗，5 天及以下的患者在下级医院没有进行核心治疗。意义：考察下级医院需上转的外源患者在下级医院平均住院日对医联体系统的影响，以及尽快上转与延迟上转的区别。

$\dfrac{1}{9} \leqslant \mu_5 \leqslant \dfrac{1}{4}$，按 $1/9$，$1/8$，$1/7$，$1/6$，$1/5$ 取值。意义：考察上级医院需下转的外源患者在上级医院平均住院日对医联体系统的影响，以及尽快下转与延迟下转的区别。

$\dfrac{1}{9} \le \mu_6 \le \dfrac{1}{4}$，按 1/9、1/8、1/7、1/6、1/5 取值。意义：考察上级医院需下转的上转患者在上级医院平均住院日对医联体系统的影响，以及尽快下转与延迟下转的区别。

$\alpha = 0.6$、0.7、0.8、0.9、0.98，下级医院需上转的患者比例对医联体系统的影响。意义：这个参数可视作下级医院医技水平提高（下降），使得上转患者比例下降（提高）。

$\beta = 0.6$、0.7、0.8、0.9、0.98，上级医院外源患者下转率对医联体系统的影响。意义：这个参数可视作在医联体上级医院和下级医院的合作程度。下转比例越高，合作程度越高。

六、医联体日均医药费用

根据上一节分析可知医联体服务系统稳态下两级医院各类患者的数量。接下来，根据各类患者的日均医药费用信息，即可得到医联体的日均医药费用收入。注意，这里得到的日均医药费用，不是某个患者的日均医药费用，而是医联体日均医药费用收入总额。各类患者的医药费用总额可以从本节讨论各类患者的日均医药费用信息中直接加总得到。

住院时长为影响胃癌手术患者医疗费用的主要因素（辜永红等，2020；朱雪雪等，2019；蒋柳村等，2019）。根据患者在两级医院实际接受医疗服务的情况，分析医联体内各类患者费用。其中，下级医院外源患者流，会分为两个患者流：直接治愈的外源患者流和需要上转的患者流。

考察下级医院外源患者数量时，不再细分直接治愈的外源患者和上转患者，因为这两类患者是按照比例进行分流的。但是在计算日均医药费用时，需要细分患者类型。不同患者的医药费用总额和住院时长不相同，也就导致日均医药费用不相同。在上一节分析医联体转诊运行状态时已经得出，需要上转的患者一定会在下级医院等待，也就是成为下级医院的阻塞患者。阻塞上转患者为已在医联体内等待上转的患者。

在计算患者日均医药费用时，需要上转的患者在还没有成为阻塞上转患者时，并未产生阻塞费用，仅产生下级医院治疗费用。但是该类外源患者已经被归类为需要上转的患者，需要上转的患者要转化为阻塞上转患者，所以这类患者的日均医药费用应当将在下级医院的治疗费用和阻塞费用一并计算，再除以住院天数。下级医院当前的阻塞上转患者也是由外源患者转化而来的，所以阻塞上转患者的医药费用也是下级医院的治疗费用和阻塞费用之和。

下级医院直接治愈的外源患者数量为 $\alpha E(X-B)$，该类患者的医药费用为

$\gamma_1 = 17479.7$ 元。下级医院直接治愈的外源患者医药费用总额为 $\gamma_1 \alpha E$ $(X-B)$。

故下级医院直接治愈的外源患者日均医药费用总额为 $\gamma_1 \alpha E$ $(X-B)$ μ_1。

下级医院外源患者中需要上转的患者数量为 $(1-\alpha)$ E $(X-B)$，该类患者的医药费用分为两部分：上转前在下级医院的医药费用和在下级医院阻塞等待的医药费用。

上转前在下级医院的医药费用，按照平均住院日多少，假设 6 天及以上的患者在下级医院进行了第一次核心治疗，5 天及以下的患者在下级医院没有进行核心治疗。

住院日 5 天及以下的患者上转前在下级医院没有进行核心治疗，没有发生治疗费和耗材费，仅发生综合服务费、诊断费、药品费和其他费用。其中综合服务费、药品费和其他费用按该类患者在下级医院实际住院日计算，诊断费按人次计算。

因此，该类患者上转前在下级医院的医药费用为 $\gamma_{31} = \gamma_1$ $(\omega_1 + \omega_4 + \omega_6)$ $\dfrac{\mu_1}{\mu_3}$ $+\gamma_1 \omega_2$。

住院日 6 天及以上的患者上转前在下级医院进行了第一次核心治疗，发生了治疗费和耗材费。而综合服务费、药品费和其他费用按该类患者在下级医院实际住院日计算，诊断费、治疗费和耗材费按人次计算。

因此，该类患者上转前在下级医院的医药费用为 $\gamma_{31} = \gamma_1$ $(\omega_1 + \omega_4 + \omega_6)$ $\dfrac{\mu_1}{\mu_3} +$ γ_1 $(\omega_2 + \omega_3 + \omega_5)$。下级医院外源患者中需要上转的患者在下级医院的医药费用总额为 γ_{31} $(1-\alpha)$ E $(X-B)$。

在下级医院阻塞等待的阻塞费用为阻塞时间乘以每天的医药费用，每天的医药费用包括综合服务费和其他费用。因此，$\gamma_b = \gamma_1$ $(\omega_1 + \omega_6)$ $\mu_1 \cdot E$ $(W_{blocked})$。该类患者在下级医院的阻塞费用总额为 γ_b $(1-\alpha)$ E $(X-B)$。

故下级医院外源患者中需要上转的患者在下级医院的日均医药费用总额为 $\dfrac{(\gamma_{31} + \gamma_b) (1-\alpha) E (X-B)}{\dfrac{1}{\mu_3} + E (W_{blocked})}$。其中，下级医院外源患者中需要上转的患者在下级医院的日均阻塞费用总额为 $\dfrac{\gamma_b (1-\alpha) E (X-B)}{E (W_{blocked})}$。

下级医院阻塞上转患者数量为 E (B)，同上分析可知，下级医院阻塞上转患者在下级医院的日均医药费用总额为 $\dfrac{(\gamma_{31}+\gamma_b)\ E\ (B)}{\dfrac{1}{\mu_3}+E\ (W_{blocked})}$。其中，下级医院阻塞

上转患者在下级医院的日均阻塞费用总额为 $\dfrac{\gamma_b E\ (B)}{E\ (W_{blocked})}$。

下级医院外源患者中需要上转的患者和已在医联体内阻塞的上转患者，统称为下级医院上转患者，故下级医院上转患者在下级医院的日均医药费用总额

为 $\dfrac{(\gamma_{31}+\gamma_b)\ (\ (1-\alpha)\ E\ (X-B)\ +E\ (B)\ )}{\dfrac{1}{\mu_3}+E\ (W_{blocked})}$，其中，下级医院上转患者在下级

医院的日均阻塞费用总额为 $\dfrac{\gamma_b\ (\ (1-\alpha)\ E\ (X-B)\ +E\ (B)\ )}{E\ (W_{blocked})}$。

下转到下级医院进行康复的患者数量为 $E\ (Y)$，该类患者在下级医院的医

药费用包括综合服务费、药品费和其他费用，具体为 $\gamma_2=\gamma_1\ (\omega_1+\omega_4+\omega_6)\ \dfrac{\mu_1}{\mu_2}$。

下转到下级医院的患者在下级医院的医药费用总额为 $\gamma_2 E\ (Y)$。

故下转到下级医院的患者在下级医院的日均医药费用总额为 $\gamma_2 E\ (Y)\ \mu_2$。

上级医院直接治愈的外源患者数量为 $\beta E\ (OH)$，该类患者的医药费用为 $\gamma_4=$ 47732.4 元。上级医院直接治愈的外源患者医药费用总额为 $\gamma_4\beta E\ (OH)$。

故上级医院直接治愈的外源患者日均医药费用总额为 $\gamma_4\beta E\ (OH)\ \mu_4$。

下转到下级医院进行康复的两类患者在上级医院的医药费用如下：一类是上级医院的外源患者，他们的数量为 $(1-\beta)\ E\ (OH)\ (1-P\ (Y=c_3)\ )$。一类是下级医院的上转患者，他们的数量为 $E\ (Z)\ (1-P\ (Y=c_3)\ )$。他们都在上级医院进行核心治疗。他们在上级医院的医药费用如下：$\gamma_5=\gamma_4\ (\omega_1+\omega_4+\omega_6)$

$\dfrac{\mu_4}{\mu_5}+\gamma_4\ (\omega_2+\omega_3+\omega_5)$，$\gamma_6=\gamma_4\ (\omega_1+\omega_4+\omega_6)\ \dfrac{\mu_4}{\mu_6}+\gamma_4\ (\omega_2+\omega_3+\omega_5)$。

下转到下级医院的上级医院外源患者在上级医院的医药费用总额为 $\gamma_5\ (1-\beta)\ E\ (OH)\ (1-P\ (Y=c_3)\ )$。下转成功的上转患者在上级医院的医药费用总额为 $\gamma_6 E\ (Z)\ (1-P\ (Y=c_3)\ )$。

故下转到下级医院的上级医院外源患者在上级医院的日均医药费用总额为 $\gamma_5\ (1-\beta)\ E\ (OH)\ (1-P\ (Y=c_3)\ )\ \mu_5$。下转成功的上转患者在上级医院的日均医药费用总额为 $\gamma_6 E\ (Z)\ (1-P\ (Y=c_3)\ )\ \mu_6$。

因下级医院下转床位满床，使得应当转入下级医院进行后续治疗的上转患

者只能在上级医院完成所有治疗，该类患者的数量为 E (Z) $\cdot$ P $(Y=c_3)$。该类患者在上级医院的医药费用为 $\gamma_6' = \gamma_4 \dfrac{\mu_4}{\mu_6'}$。下转失败的上转患者在上级医院的医药费用总额为 $\gamma_6' E$ (Z) $\cdot$ P $(Y=c_3)$。

故下转失败的上转患者在上级医院的日均医药费用总额为 $\gamma_6' E$ (Z) $\cdot$ P $(Y=c_3)$ μ_6'。

因下级医院下转床位满床，使得应当转入下级医院进行后续治疗的上级医院外源患者只能在上级医院完成所有治疗，该类患者的数量为 $(1-\beta)$ E (OH) $\cdot$ P $(Y=c_3)$。该类患者在上级医院的医药费用为 γ_4。下转失败的上级医院外源患者在上级医院的医药费用总额为 γ_4 $(1-\beta)$ E (OH) $\cdot$ P $(Y=c_3)$。

故下转失败的上级医院外源患者在上级医院的日均医药费用总额为 γ_4 $(1-\beta)$ E (OH) $\cdot$ P $(Y=c_3)$ μ_4。

七、医联体转诊运行不佳产生的日均额外医药费用

医联体转诊运行不佳产生的额外医药费用包括上转患者的阻塞费用、下转失败的上转患者和上级医院外源患者与顺利下转之间的医药费用之差。这部分费用已经计算在本节中的日均医药费用总额中，这里单独提出是为了考察医联体内部患者流对医药费用的影响机制。

上转患者在医联体的日均阻塞费用总额为 $\dfrac{\gamma_b\ (\ (1-\alpha)\ E\ (X-B)\ +E\ (B)\ )}{E\ (W_{blocked})}$。

下转失败的上转患者数量为 E (Z) $\cdot$ P $(Y=c_3)$，他们上转前在下级医院的医药费用是相同的，不再进行计算，仅计算下转失败与正常下转医药费用之间的差额。下转失败的上转患者的日均医药费用总额为 $\gamma_6' E$ (Z) $\cdot$ P $(Y=c_3)$ μ_6'。

该类上转患者如能顺利下转，不在上级医院进行后续治疗，他们在上级医院进行核心治疗的医药费用为 $\gamma_6 = \gamma_4$ $(\omega_1+\omega_4+\omega_6)$ $\dfrac{\mu_4}{\mu_6}+\gamma_4$ $(\omega_2+\omega_3+\omega_5)$，在下级医院进行后续治疗的医药费用为 $\gamma_2 = \gamma_1$ $(\omega_1+\omega_4+\omega_6)$ $\dfrac{\mu_1}{\mu_2}$，他们的医药费用总额为 $(\gamma_6+\gamma_2)$ E (Z) $\cdot$ P $(Y=c_3)$。如下转成功，他们的住院日为 $\dfrac{1}{\mu_6}+\dfrac{1}{\mu_2}$。他们的日均医药费用总额为 $\dfrac{(\gamma_6+\gamma_2)\ E\ (Z)\ \cdot\ P\ (Y=c_3)}{\dfrac{1}{\mu_6}+\dfrac{1}{\mu_2}}$。

故医联体上转患者下转失败产生的日均额外医药费用总额为 $(\gamma_6'\mu_6'-\dfrac{\gamma_6+\gamma_2}{\dfrac{1}{\mu_6}+\dfrac{1}{\mu_2}})$ E $(Z)\cdot P$ $(Y=c_3)$。

下转失败的上级医院外源患者数量为 $(1-\beta)$ E $(OH)\cdot P$ $(Y=c_3)$。下转失败的上级医院外源患者在上级医院的日均医药费用总额为 γ_4 $(1-\beta)$ E $(OH)\cdot P$ $(Y=c_3)$ μ_4。

该类外源患者如能顺利下转，不在上级医院进行后续治疗，他们在上级医院进行核心治疗的医药费用为 $\gamma_5=\gamma_4$ $(\omega_1+\omega_4+\omega_6)$ $\dfrac{\mu_4}{\mu_5}+\gamma_4$ $(\omega_2+\omega_3+\omega_5)$，在下级医院进行后续治疗的医药费用为 $\gamma_2=\gamma_1$ $(\omega_1+\omega_4+\omega_6)$ $\dfrac{\mu_1}{\mu_2}$，他们的医药费用总额为 $(\gamma_5+\gamma_2)$ $(1-\beta)$ E $(OH)\cdot P$ $(Y=c_3)$。如下转成功，他们的住院日为 $\dfrac{1}{\mu_5}+\dfrac{1}{\mu_2}$。他们的日均医药费用总额为 $\dfrac{(\gamma_5+\gamma_2)\ (1-\beta)\ E\ (OH)\cdot P\ (Y=c_3)}{\dfrac{1}{\mu_5}+\dfrac{1}{\mu_2}}$。

故医联体上级医院外源患者下转失败产生的日均额外医药费用总额为 $(\gamma_4\mu_4-\dfrac{\gamma_5+\gamma_2}{\dfrac{1}{\mu_5}+\dfrac{1}{\mu_2}})$ $(1-\beta)$ E $(OH)\cdot P$ $(Y=c_3)$。

医联体转诊运行不佳产生的日均额外医药费用总额为

$$\dfrac{\gamma_b\ (\ (1-\alpha)\ E\ (X-B)\ +E\ (B)\ )}{E\ (W_{blocked})}+(\gamma_6'\mu_6'-\dfrac{\gamma_6+\gamma_2}{\dfrac{1}{\mu_6}+\dfrac{1}{\mu_2}})\ E\ (Z)\cdot P\ (Y=c_3)$$

$$+(\gamma_4\mu_4-\dfrac{\gamma_5+\gamma_2}{\dfrac{1}{\mu_5}+\dfrac{1}{\mu_2}})\ (1-\beta)\ E\ (OH)\cdot P\ (Y=c_3)。$$

医联体下转不畅的患者数量期望值为 E (Z) P $(Y=c_3)$ $+$ $(1-\beta)$ E (OH) P $(Y=c_3)$。

第四节 下转患者专用床位及上转患者在院等待上转模式下单参数灵敏度分析

本节主要考察在各种运营参数下，医联体关键性能指标的变化趋势。数值仿真分析在 Matlab 上进行，各关键性能指标的具体数值在附录二对应的图中列出。根据附录二中的附图，总结的变化趋势见表 2-2、表 2-3 和表 2-4。

表 2-2 医联体各类患者数量（下级医院为下转患者预留专用床位且阻塞上转患者在院等待上转床位，单参数灵敏度分析）

章节	参数	下级医院外源患者（不含阻塞患者）	阻塞上转患者	下转患者	下级医院患者总数	下转专用床位满床概率	下级医院外源患者满床概率	上级医院外源患者数量	上级医院上转患者数量	上级医院上转患者满床概率
所有	λ_1 增加	增加	增加	增加	增加	上升	上升	减少	增加	上升
2.4.1	c_3 增加	增加	减少	增加	先增加后减少	下降	下降	增加	减少	下降
2.4.2	c_1 增加	几乎不变	陡增	几乎不变	增加	几乎不变	几乎不变	几乎不变	几乎不变	几乎不变
2.4.3	c_2 增加	减少	增加	增加	增加	上升	上升	增加	几乎不变	几乎不变
2.4.4	c_4 增加	增加	减少	增加	减少	上升	下降	减少	增加	下降
2.4.5	α 增加	增加	减少	减少	减少	下降	下降	增加	减少	下降
2.4.6	β 增加	增加	减少	减少	减少	下降	下降	略微增加	略微减少	下降
2.4.7	μ_3 增加	增加	减少	减少	减少	下降	下降	增加	减少	下降
2.4.8	μ_5,μ_6 增加	减少	增加	减少	先减少后增加再减少	下降	上升	减少	增加	上升

表 2-3 医联体转诊运行状态（下级医院为下转患者

预留专用床位且阻塞上转患者在院等待上转床位，单参数灵敏度分析）

章节	参数	上转无阻塞患者概率	下转畅通概率	任一上转患者的阻塞时间	医联体下转不畅的患者数量	所有上转患者日均阻塞费用总额	医联体转诊运行不佳的额外日均医药费用总额
所有	λ_1 增加	下降	下降	增加	增加	增加	增加
2.4.1	c_3 增加	上升	上升	减少	减少	减少	减少
2.4.2	c_1 增加	几乎不变	几乎不变	增加	几乎不变	增加	增加
2.4.3	c_2 增加	几乎不变	下降	增加	增加	略微增加	增加
2.4.4	c_4 增加	上升	下降	减少	增加	减少	增加
2.4.5	α 增加	上升	上升	减少	减少	减少	减少
2.4.6	β 增加	上升	上升	减少	减少	略微减少	减少
2.4.7	μ_3 增加	上升	上升	减少	减少	减少	减少
2.4.8	μ_5, μ_6 增加	下降	上升	增加	减少	增加	增加

表 2-4 医联体各类日均医药费用（下级医院为下转患者

预留专用床位且阻塞上转患者在院等待上转床位，单参数灵敏度分析）

章节	参数	下级医院日均医药费用总额	上级医院日均医药费用总额	医联体日均医药费用总额	一张阻塞床位日均医药费用
所有	λ_1 增加	增加	增加	增加	减少
2.4.1	c_3 增加	增加	增加	增加	增加
2.4.2	c_1 增加	增加	几乎不变	增加	减少
2.4.3	c_2 增加	略微减少	增加	增加	减少
2.4.4	c_4 增加	增加	增加	增加	增加
2.4.5	α 增加	增加	略微减少	增加	增加

章节	参数	下级医院日均医药费用总额	上级医院日均医药费用总额	医联体日均医药费用总额	一张阻塞床位日均医药费用
2.4.6	β 增加	先减少后增加	减少	减少	增加
2.4.7	μ_3 增加	增加	减少	增加	增加
2.4.8	μ_5, μ_6 增加	减少	减少	减少	减少

首先分析下级医院外源患者流对医联体关键性能指标的影响。从附录2中的附图、表2-2、表2-3和表2-4总结的变化趋势可以看出，在医联体各种医疗资源配置波动下，医联体的关键性能指标随下级医院外源患者到达强度 λ_1 的变化趋势是相同的。后文不再分析下级医院外源患者流对医联体关键性能指标的影响。重点分析医联体各种运营参数（各种医疗资源配置波动）下的关键性能指标变化趋势。

一、下级医院下转专用床位数量灵敏度分析（$4 \leqslant c_3 \leqslant 8$）

（一）医联体各类患者数量（$4 \leqslant c_3 \leqslant 8$）

根据附图2-1和附图2-2，总结的变化趋势见表2-2。我们可以得到：

从附图2-1（a）可知，当下级医院下转专用床位数量增加时，下级医院外源患者数量（不含阻塞患者）增加。原因是下级医院阻塞的上转患者数量变少（附图2-1（b））。下级医院阻塞的上转患者数量减少，自然下级医院外源患者的数量就增加（外源患者到达强度足够）。下级医院阻塞的上转患者数量减少幅度大于下级医院外源患者可使用床位的减少幅度，自然下级医院外源患者数量就增加。

下级医院下转专用床位数量增加时，下级医院外源患者数量（不含阻塞患者）增加的趋势，随着下级医院外源患者到达强度的增加（λ_1 从 0.7 到 2.9）越来越明显。下级医院外源患者数量增加的幅度，随着下转专用床位数量增加呈边际递减趋势。

下级医院阻塞的上转患者数量随着下级医院下转专用床位的增加而减少。阻塞的上转患者来源是下级医院的外源患者，下级医院的外源患者一部分直接治愈出院，一部分在下级医院等待上转。如果仅从阻塞上转患者的来源看，下级医院外源患者数量增加，阻塞上转患者数量应当增加。但是下级医院阻塞的上转患者数量是减少的。阻塞的上转患者数量减少的原因是下级医院下转专用床位数量的增加使得医联体下转变得更通畅，从而使医联体上转变得更通畅。新增外源患者产生阻塞上转患者的数量小于医联体增加的上转患者接收能力。

从附图 2-1（f）可以看出，下级医院外源患者可使用床位越多（下转专用床位越少），下级医院外源患者能够立刻入院的概率反而越低。因为下转专用床位越少，下级医院被阻塞患者占用的床位就越多。

从附图 2-2（b）可以看出，随着下级医院下转专用床位数量的增加，上级医院上转患者数量减少是因为上转患者来自下级医院的阻塞患者。下级医院下转专用床位数量增加，阻塞患者数量减少。上级医院上转患者数量减少的同时，上级医院外源患者数量增加（附图 2-2（a））。

从附图 2-2 还可以看出，上级医院外源患者、上转患者数量受下级医院下转专用床位数量变化的影响较小。上级医院的两个输入患者流很稳定。这也符合当前现实，上级医院总有收不完的患者。

从医联体各类患者数量变化趋势可以看出：在下级医院床位总数一定的情况下，增加下级医院下转专用床位的数量就会减少下级医院外源患者可使用床位数量。但是实际为增加下级医院下转专用床位的数量，不仅没有减少下级医院外源患者的数量，还增加了下级医院在院外源患者的数量。根本原因就是下转专用床位的增加，使得医联体下转患者流更顺畅。医联体下转更顺畅，上转也就更顺畅，阻塞的上转患者数量减少，可用于外源患者的床位就增加。

（二）医联体转诊运行状态（$4 \leqslant c_3 \leqslant 8$）

根据附图 2-3 和附图 2-4，总结的变化趋势见表 2-3。我们可以得到：

从附图 2-3 可知，医联体上转运行状态随下级医院外源患者到达强度的波动明显大于医联体下转运行状态。当下级医院外源患者到达强度从 0.1 增加到 1.3 时，医联体转诊运行良好的概率快速下降。

从附图 2-3（a）和附图 2-3（b）可以看出，医联体下转运行状态随下转专用床位数量的波动明显变化，但上转运行状态波动不大。原因是上级医院上转床位满床概率受下级医院下转专用床位数量变化的影响很小（附图 2-2（c））。

从附图 2-3（c）可以看出，下级医院阻塞患者的阻塞等待时间随着下级医院下转专用床位数量的增加而减少的原因是，下级医院阻塞的上转患者数量随着下转专用床位数量的增加而减少。任一阻塞上转患者总是加入阻塞队列的最后，阻塞患者数量越多，队列越长，阻塞等待时间就越长。

从附图 2-3（d）可以看出，当下级医院下转床位数量从 4 张增加到 8 张时，上级医院下转失败的患者数量减少幅度约为 2 人（$\lambda_1 = 0.1$）和 3 人（$\lambda_1 = 2.9$）。上级医院下转失败的患者数量减少幅度小于下级医院下转专用床位数量增加幅度。

从附图 2-4 可以看出，随着下级医院外源患者流的增加，医联体内两级医院和整个医联体的额外医药费用都增加。因为医联体转诊运行不佳的概率上升。

从附图 2-4（b）和附图 2-4（c）可以看出，下转失败增加的额外医药费用占了整个医联体额外医药费用的三分之二。从附图 2-1（b）和附图 2-1（c）可知，阻塞的上转患者数量（若加上外源患者中需上转的患者更多）大于下转失败的患者数量。意味着每个下转失败患者多花费的医药费用大于每个上转患者的阻塞费用。从整个医联体的角度看，应当设置足够的下转专用床位保证患者下转。

下转失败的患者继续在上级医院治愈出院，对上级医院病床资源使用效益不利。因为核心治疗后的康复阶段占用上级医院紧张的床位资源，不仅影响上级医院接收新的外源患者，还影响他们接收上转患者。相较于占用几天床位进行后期康复治疗，外源患者和上转患者使用这些床位进行核心治疗，可以提高上级医院的病床资源使用效益。

从附图 2-4 可以看出，随着下级医院下转专用床位数量的增加，两级医院产生的额外医药费用都在降低，且下转失败的额外医药费用减少幅度大于上转阻塞费用的减少幅度。

从医联体转诊运行状态可以看出：

医联体转诊运行状态随着下级医院下转专用床位数量的增加而改善。医联体转诊运行良好的关键在上级医院。

下级医院外源患者流波动，对医联体上转运行的影响远大于对医联体下转运行的影响，下级医院下转专用床位数量波动，对医联体下转运行的影响大于对医联体上转运行的影响，亦即医联体上转运行关键看下级医院外源患者流，医联体下转运行关键看下级医院下转专用床位数量。

（三）医联体各类日均医药费用（$4 \leqslant c_3 \leqslant 8$）

本书所考察的日均医药费用，不是某个患者的日均医药费用，而是该医院全部某类患者的日均医药费用总额。显然地，医院的日均医药费用总额和该类患者的数量密切相关。

根据附图 2-5、附图 2-6 和附图 2-7，总结的变化趋势见表 2-4。我们可以得到：

从附图 2-5、附图 2-6 和附图 2-7 可以看出，下级医院直接治愈的患者的医药费用占一半（当下级医院外源患者流到达一定强度后），上级医院直接治愈的患者的医药费用占其医药费用的主要部分。医联体医药费用收入的绝大部分在上级医院，且上级医院日均医药费用总额受下级医院外源患者流的影响很小。这也符合现实，上级医院总有收不完的患者。

从附图 2-5（c）可以看出，当下级医院外源患者流较低时，下级医院的下转患者医药费用收入是该院一项比较稳定的收入。

从附图 2-5（f）可以看出，随着下级医院外源患者流的增加，一张阻塞床位日均医药费用单调递减。原因是阻塞患者的阻塞时间增加，而阻塞等待上转期间医药费用少，从而使得阻塞患者日均医药费用下降。

对比下级医院一张外源患者床位日均医药费用为 $\gamma_1 \mu_1 = 1295.8$ 元，当下级医院外源患者流增加时，下级医院阻塞床位的使用效益明显低于治疗床位。

从附图 2-5（f）可以看出，随着下级医院下转专用床位数量的减少，一张阻塞床位的日均医药费用会低于下级医院一张下转康复床位的日均医药费用（$\gamma_2 \mu_2 = 518.3$ 元），成为下级医院使用效益最低的床位类型。

从附图 2-5 和附图 2-6 可以看出，医联体两级医院各类患者日均医药费用总额随下级医院下转专用床位数量的增加而增加。

随着下级医院下转专用床位数量的增加，下级医院直接治愈的外源患者日均医药费用增加，这是因为下级医院外源患者数量增加，直接治愈的外源患者按比例也就增加；上转患者上转前在下级医院的日均医药费用总额单调减少，减少幅度不明显是因为阻塞患者减少的同时，外源患者增加，外源患者中一部分是需要上转的患者；下转到下级医院的患者在下级医院的日均医药费用总额增加是因为该类患者数量增加了。

从附图 2-5（d）可以看出，下级医院日均医药费用总额随下级医院下转专用床位数量的增加而增加，说明下级医院增加下转床位，可以提升自身床位资源使用效益。

从附图 2-5（d）、附图 2-6（f）和附图 2-7 可以看出，增加下级医院下转专用床位的数量，可以增加医联体两级医院和整个医联体的日均医药费用收入，且呈现边际效益递减趋势。

（四）本节结论

在访谈下级医院管理层时，他们指出，从提高下级医院医技水平和医院效益的角度出发，下级医院在面对外源患者和下转患者时，更偏好于外源患者。

直接治愈的外源患者在下级医院进行了核心治疗，这有利于下级医院的长期发展，所以他们对增加下转专用床位持保守态度。

但研究表明，下级医院适当增加下转专用床位数量，可以增加本院的日均医药费用收入，同时也可以增加上级医院的日均医药费用收入，有利于整个医联体，且当下级医院外源患者流较低时，下级医院下转患者的医药费用是该院一项稳定的收入。

下级医院下转专用床位数量设置不足，会导致下级医院上转阻塞床位成为医联体使用效益最低的床位。下级医院阻塞床位的日均医药费用收入极其不稳定。

医联体的绝大部分医药费用收入集中在上级医院，上级医院的所有患者都进行了核心治疗。直接治愈的外源患者是两级医院收入的主要构成部分。

在一个医联体内，医药费用收入的绝大部分来自上级医院，且无论下级医院如何变化波动，对他们的医药费用收入影响都非常小。这对于一个长期稳定的医联体建设来说弊大于利。只有形成一个利益共同体，才能促进整个医联体的健康发展。我们在后面继续讨论患者流布局对医联体的影响。

医联体转诊运行不佳产生的额外医药费用中，下转失败的额外费用明显高于阻塞上转的额外费用。设置足够数量的下转专用床位可以大幅降低医联体额外医药费用总额。

通过本小节的分析可以得出，在建设医联体时，应当鼓励下级医院设置足够数量的下转专用床位，这不仅可以提高下级医院床位资源使用效益和日均医药费用收入，还可以改善上级医院和整个医联体的这两个指标。应当注意的是，这种对医联体病床资源和日均医药费用使用效益增加幅度，随下转专用床位数量的增加呈现边际效益递减趋势。下级医院减少下转专用床位数量（增加外源患者床位数量），并不能增加外源患者的入院机会。

二、下级医院床位总数量灵敏度分析（$20 \leqslant c_1 \leqslant 40$）

本小节下级医院床位总数增加既可以是医联体中某个下级医院扩大了病床规模，也可以是医联体纳入了新的下级医院。本小节中，因为下级医院下转专用床位数量没有变化，增加下级医院床位总数量，实际上是增加下级医院外源患者可使用的床位数量。

（一）医联体各类患者数量（$20 \leqslant c_1 \leqslant 40$）

根据附图 2-8 和附图 2-9，总结的变化趋势见表 2-2。我们可以得到：

下级医院在院的外源患者数量并没有随着下级医院床位总数量的增加而增加。下级医院外源患者可使用床位数量增加了 1 倍，下级医院在院的外源患者数量几乎保持不变，因为增加的床位全部被阻塞的上转患者占用。原因在于：阻塞上转患者来源于下级医院的外源患者。外源患者一部分直接治愈出院，一部分等待上转。下级医院外源患者可使用床位数量增加，按比例（$1-\alpha=0.3$）需要上转的患者也增加。而医联体上转患者可使用床位数量未变化，下转患者专用床位数量也未变化，阻塞的上转患者数量就会增加，导致下级医院在院非阻塞患者数量不变。

由附图 2-8（f）可以看出，下级医院外源患者可以直接入院的概率并未随着下级医院床位总数量的增加而上升。原因同上，增加的床位都被阻塞的上转患者占用。

直观上认为，医联体下级医院扩大了病床规模，会联动影响医联体上级医院的上转患者流，从而影响上级医院的各类患者流。但从附图 2-9 可以看出，当下级医院床位总数量变化时，上级医院各类患者数量基本保持不变。

从医联体各类患者变化趋势可以看出：

仅扩大医联体下级医院的病床规模而保持医联体其他资源配置不变，并不能增加下级医院在院非阻塞患者的数量，也不能提高下级医院外源患者直接入院的概率，只能使下级医院增加的床位被阻塞上转的患者占用。同时调整医联体其他资源配置参数（上转可使用床位数量）值得研究。

直觉上，扩大医联体下级医院病床规模，会扩大上级医院的上转患者流。但我们的研究结论与直觉不符，上级医院各类患者数量基本保持不变。上级医院患者流对下级医院病床规模的改变不敏感。

（二）医联体转诊运行状态（$20 \leqslant c_1 \leqslant 40$）

医联体内患者数量分布情况决定了医联体转诊运行状态。从附图 2-10 可以看出，医联体转诊运行状态对下级医院床位总数量变化不敏感。

由本小节第一部分我们知道，阻塞的上转患者数量随着下级医院床位总数量增加而急剧增加。自然地，下级医院阻塞上转患者的阻塞时间也会迅速恶化。但从附图 2-10 可以看出，虽然阻塞的上转患者数量变化大，但是下级医院上转无阻塞患者的概率无显著改变。

从医联体运行状态变化趋势可以看出：

医联体转诊运行状态对下级医院床位总数量变化不敏感。

扩大医联体下级医院病床规模，虽然导致阻塞上转患者数量陡增，但是下级医院上转阻塞患者从无到有的概率无显著变化，亦即扩大医联体下级医院病床规模，改变的是上转阻塞患者数量的多少，阻塞患者从无到有的概率无显著影响。

（三）医联体各类日均医药费用（$20 \leqslant c_1 \leqslant 40$）

医联体内患者数量分布情况决定了医联体各级医院日均医药费用收入。当下级医院床位总数量变化时，除了下级医院阻塞的上转患者数量，医联体的其他患者流均无明显变化。故由附图 2-12、附图 2-13 和附图 2-14 可知，医联体两级医院，除了上转患者上转前在下级医院的日均医药费用总额明显变化，其余费用均无明显变化。

下级医院一张外源患者床位日均医药费用为 $\gamma_1 \mu_1 = 1295.8$ 元，一张下转康复床位的日均医药费用为 $\gamma_2 \mu_2 = 518.3$ 元。由附图 2-12（f）可知，当下级医院外源患者流达到一定水平（$\lambda_1 \geqslant 0.9$）且床位总数量达到一定水平（$c_1 \geqslant 25$）时，一张阻塞床位的日均医药费用会低于下级医院一张下转康复床位的日均医药费用。

显然地，随着下级医院床位总数量的增加，下级医院的阻塞费用成为医联体因转诊运行不佳产生的额外医药费用的主要构成部分。这时应当着力解决医联体上转阻塞问题。这个放在后面专门讨论。

（四）本节结论

通过本小节的分析可以得出，在建设医联体时，仅扩大医联体下级医院的病床规模而保持医联体其他资源配置不变，既不能增加下级医院在院非阻塞患者的数量，也不能提高下级医院外源患者直接入院的概率。与直觉不符的是，阻塞上转患者在下级医院堆积，并不能增加上级医院的上转患者流。上级医院患者流对下级医院病床规模的改变不敏感。

医联体内患者数量分布情况决定了医联体转诊运行状态和各级医院日均医药费用收入情况。仅扩大医联体下级医院的病床规模，明显增加医联体额外的阻塞费用，增加床位的使用效益低下，整个医联体其他费用无明显变化。医联体内增加了下级医院床位数量，就需要配套增加医联体上转患者可用床位，解决上转阻塞问题。

三、上级医院床位总数量灵敏度分析（$20 \leqslant c_2 \leqslant 40$）

（一）医联体各类患者数量（$20 \leqslant c_2 \leqslant 40$）

根据附图 2-15 和附图 2-16，总结的变化趋势见表 2-2。我们可以得到：

随着上级医院床位总数量的增加，下级医院外源患者数量减少，阻塞的上转患者增加。原因是虽然上级医院床位总数增加，但上转患者可使用床位数量并未增加。上级医院增加的床位数量用于上级医院外源患者。上级医院外源患者数量增加，需要下转的患者数量也就增加。下级医院下转专用床位数量并未变化，所以部分应该下转的患者下转失败。上级医院下转失败的患者会继续占用上级医院的床位，下转失败的患者包括两类：上转患者和上级医院的外源患者。上转患者继续占用上级医院的上转床位，上转床位紧张，故下级医院阻塞的上转患者数量增加，下级医院外源患者数量减少。

上级医院床位总数量增加了 20 张，下级医院外源患者数量减少的幅度（1人）和阻塞上转患者增加的幅度（1人）并不显著。原因是影响阻塞上转患者的是上级医院在院的上转患者。说明上级医院下转失败的上转患者数量受到上级医院床位总数量扩大的影响不是很明显。

从附图 2-17 可以看出，当增加上级医院床位总数量时，下级医院下转专用床位应当同步增加，否则上级医院下转失败的概率会上升。应当下转但下转失败的患者数量显著增加（附图 2-17（d）），上级医院下转失败继续占用上级医院床位的患者占比增加。当上级医院床位总数量为 40 张且下级医院外源患者流达到一定水平（$\lambda_1 \geqslant 0.7$）时，上级医院有 9 张床位被下转失败的患者占用，这对上级医院紧张的病床资源的使用不利。

从医联体各类患者变化趋势可以看出：

医联体内上级医院增加床位总数量，医联体下转失败的患者流明显增加，下级医院外源患者数量略微减少，阻塞的上转患者数量略微增加。患者流分布不符合医联体建设要求。医联体内上级医院增加床位总数量，应当配套增加下级医院下转专用床位的数量。这不仅可以保障上级医院需要下转的患者下转成功（结合本节的结论可知），还可以提高下级医院外源患者（非阻塞患者）的数量。这值得专门研究，我们放在后面讨论。

（二）医联体转诊运行状态（$20 \leqslant c_2 \leqslant 40$）

从附图 2-17 可以看出，上级医院床位总数量变动明显影响医联体下转运行状态，上转运行状态对上级医院床位总数量变化不敏感。

从附图 2-18 可以看出，下转失败产生的额外医药费用是医联体额外医药费用的主要构成部分，且随着上级医院床位总数量的增加，下转失败产生的额外医药费用占比持续增加。下转失败的两类患者中，又以上级医院外源患者下转失败产生的额外医药费用为主。这时应当着力解决医联体下转失败的问题。这个放在后面专门讨论。

（三）医联体各类日均医药费用（$20 \leqslant c_2 \leqslant 40$）

从附图 2-19 可以看出，下级医院的医药费用随上级医院床位总数量变化而变化的幅度不明显，是因为下级医院各类患者随上级医院床位总数量变化而变化的幅度不明显。

从附图 2-20（d）和附图 2-20（e）可以看出，下转失败的上级医院外源患者医药费用总额高于下转失败的上转患者医药费用总额。原因在前面已经提及，下转失败的上级医院外源患者数量多于下转失败的上转患者数量。两者费用差距随着上级医院床位总数量的增加越来越明显。因为随着上级医院床位总数量的增加，上级医院外源患者数量快速增加，而上转患者数量保持在 4 人。

（四）本节结论

通过本小节的分析可以得出，在建设医联体时，仅扩大上级医院病床规模而保持医联体其他资源配置不变，下转失败和上转阻塞都会加重，特别是下转失败现象。医联体转诊运行状态变差。下转失败的患者流还间接导致下级医院非阻塞患者数量略微减少，阻塞患者数量略微增加。

仅扩大医联体上级医院的病床规模，明显增加医联体下转失败的额外阻塞费用，下级医院医药费用收入有所下降。医联体内增加了上级医院非上转患者的床位数量，就需要配套增加医联体下转专用床位数量，解决下转失败问题。

四、上级医院上转患者可使用床位数量灵敏度分析（$4 \leqslant c_4 \leqslant 8$）

（一）医联体各类患者数量（$4 \leqslant c_4 \leqslant 8$）

根据附图 2-22 和附图 2-23，总结的变化趋势见表 2-2。我们可以得到：

随着上级医院上转患者可使用床位数量的增加，下级医院阻塞的上转患者数量明显减少。阻塞的上转患者减少，下级医院外源患者数量就增加。同时，下级医院下转患者数量也增加。这几类患者数量的增加或减少幅度随上级医上转患者可使用床位数量的增加边际递减。

下级医院患者总数对上级医院上转患者可使用床位数量的变动不敏感。仅在下级医院外源患者流到达强度为 0.7 到 1.5 时，有 2 人左右的差异。原因是下级医院阻塞患者减少的幅度大于下级医院外源患者和下转患者增加的幅度。

当上级医院上转患者可使用床位数量增加到 8 张时，上级医院上转患者数量至多占用不到 7 张，上级医院的其他床位都是外源患者。

对比本节第一小节到第三小节医联体下转不畅的患者数量可以发现，只有上级医院床位总数量增加时，下转不畅的患者数量最多。虽然上转患者流按规定必须下转，但是在医联体中，上级医院外源患者数量大于上转患者，上级医院外源患者中一部分需要下转。所以上级医院外源患者流对下转患者流的影响比上转患者流对下转患者流的影响大。

从医联体各类患者变化趋势可以看出：

医联体上级医院增加上转患者可使用床位数量，不仅可以减少下级医院阻塞的上转患者，还可以增加下级医院外源患者的数量。同时，上级医院下转失败的患者不会显著增加，下级医院患者总数量波动不明显。

（二）医联体转诊运行状态（$4 \leqslant c_4 \leqslant 8$）

从附图 2-24 可以看出，医联体上级医院增加上转患者可使用床位数量，明显改善了上转患者上转状况。下转状态和其他情况相比，变化不大。

从附图 2-25 可以看出，当医联体上级医院增加上转患者可使用床位数量时，下转失败产生的额外医药费用占医联体额外医药费用的比例越来越高。医联体额外医药费用总额随上级医院上转患者可使用床位变化而变化的幅度不明显。

（三）医联体各类日均医药费用（$4 \leqslant c_4 \leqslant 8$）

根据附图 2-26、附图 2-27 和附图 2-28，总结的变化趋势见表 2-4。我们可以得到：

对比本章前三节和本小节的下级医院日均医药费用总额可以看出，本节的下级医院日均医药费用总额和本章第二小节相当（扩大下级医院床位总数量），高于本章第一小节（增加下转专用床位数量）和上一小节（扩大上级医院床位总数量）。

比较本章第二小节（扩大下级医院床位总数量）和本小节的下级医院日均医药费用总额可以看出，通过上级医院增加上转患者可使用床位数量的方式，下级医院日均医药费用总额中，本小节外源患者的医药费用总额明显高于本章第三小节（扩大下级医院床位总数量）。同时，阻塞患者的日均医药费用明显下降。

在下级医院医药费用总额相当的前提下，通过上级医院增加上转患者可使用床位数量的方式显著提高了下级医院病床资源的使用效益。本章第三小节下级医院床位总数量为 40 张，本小节为 20 张。

上级医院增加上转患者可使用床位数量，可以增加上级医院日均医药费用总额。横向比较本章前三小节和本小节的上级医院日均医药费用总额可以看出，除了上级医院床位总数量扩大的日均医药费用总额显著增加外（本章第三小节），其余情况下，上级医院日均医药费用总额相当。说明上级医院增加上转患者可使用床位数量，不会降低上级医院日均医药费用收入。

上级医院增加上转患者可使用床位数量，可以增加医联体日均医药费用总额。横向比较本章前三小节和本小节的医联体日均医药费用总额可以看出，除了上级医院扩大床位总数量外，其余情况下，医联体日均医药费用总额变化不显著。

（四）本节结论

通过本小节的分析可以得出，在建设医联体时，增加上级医院上转患者可使用床位数量，可以改善下级医院的患者结构（减少阻塞患者，增加外源患者）。增加上级医院上转患者可使用床位数量，不仅不会影响上级医院的医药费用收入，还可以增加下级医院、上级医院和医联体的日均医药费用总额，改善下级医院病床资源的使用效益。

通过本章前三小节和本小节的比较分析可以得出，从医联体建设的角度出发，仅增加下级医院或上级医院的床位总数量，对医联体内部患者的流动会产生负面效益，医联体双向转诊受阻。

医联体内下级医院增加下转专用床位或上级医院增加上转患者可使用床位，为对方医院转诊提供更多机会，不仅不会降低医院自身的日均医药费用收入，还可以提高医院自身和整个医联体的日均医药费用收入。医联体总床位数量未变，提升了病床资源的使用效益。

简而言之，医联体仅扩大病床规模，不能提升医联体病床资源和医药费用的使用效益。医联体内部优化床位分配数量，可以提升医联体病床资源和医药费用的使用效益。

五、下级医院外源患者直接治愈率灵敏度分析（$0.6 \leqslant \alpha \leqslant 0.98$）

由前面几节的讨论可知，医联体患者流分布情况随下级医院外源患者到达强度变化的趋势是类似的。患者流分布决定了医联体转诊运行状态和日均医药费用总额。一般规律在前面几节已经详细分析了。接下来我们在进行参数灵敏度分析时，不再分小节详细展开比较分析。

下级医院外源患者直接治愈率可以看作医联体下级医院医技水平的波动。主要结论如下：

从附图 2-29 和附图 2-30 可以看出，随着下级医院直接治愈率的提升，下级医院外源患者数量增加。因为下级医院直接治愈率提高，下级医院需要上转的患者减少，阻塞的上转患者也就减少了。下级医院患者总数量随下级医院直接治愈率变化的波动幅度不大。因为下级医院总共三类患者，某类患者减少后，另一类患者流增加。

从附图 2-31 可以看出，医联体下转不畅的患者数量随下级医院直接治愈率的提升而减少是因为医联体上转患者减少。医联体下转患者有两个来源：上转患者和上级医院外源患者。医联体上转患者按规定需下转，上级医院外源患者按比例下转。上转患者减少，必然下转患者也就减少。

从附图 2-32 可以看出，下级医院直接治愈率的提升，可以有效减少医联体转诊运行不佳产生的额外医药费用。

从附图 2-33 可以看出，随着下级医院直接治愈率的提升，下级医院日均医药费用总额增加，说明下级医院病床资源的使用效益得到提升。从附图 2-34 可以看出，上级医院日均医药费用总额略微减少。从附图 2-35 可以看出，医联体日均医药费用总额增加，说明下级医院直接治愈率的提升有利于提升整个医联体的病床资源使用效益。

通过本节比较分析，可以看出：

在医联体中，提高下级医院的直接治愈率（提升下级医院的医技水平），可以有效减少医联体内部的上转患者流和下转患者流，改善医联体的转诊运行状态；可以提高下级医院的医药费用收入和整个医联体的医药费用收入，且上级医院的医药费用收入波动不大。说明整个医联体的病床资源使用效益有所提升。

六、上级医院外源患者直接治愈率灵敏度分析（$0.6 \leqslant \beta \leqslant 0.98$）

上级医院外源患者直接治愈率为 $0.6 \leqslant \beta \leqslant 0.98$，则上级医院外源患者下转

率为 $0.02 \leqslant 1-\beta \leqslant 0.4$。签约下转率参数可视作医联体上级医院和下级医院的合作程度。下转比例越高，合作程度越高。主要结论如下：

从附图 2-36 可以看出，当上级医院外源患者直接治愈率增加（下转率下降）时，下级医院外源患者数量增加，阻塞的上转患者数量减少。原因是当上级医院外源患者直接治愈率增加时，上级医院外源患者下转数量减少。医联体下转患者流来源有两个：上级医院的上转患者和上级医院外源患者。在下级医院下转专用床位一定的情况下，上级医院外源患者下转减少，上转患者下转成功的机会增加。上转患者下转成功，阻塞的上转患者就可以成功上转。在医联体患者中反映出来就是下级医院阻塞的上转患者数量减少。

从附图 2-38 可以看出，当上级医院外源患者直接治愈率增加（下转率下降）时，上级医院下转不畅的患者数量减少。但上级医院外源患者数量和上转患者数量受下转率的影响不显著（附图 2-37）。

从附图 2-40 可以看出，当上级医院外源患者直接治愈率增加（下转率下降）时，下级医院日均医药费用总额先减少后增加，但波动幅度不大。当下级医院外源患者流低时（$\lambda \leqslant 0.9$），下级医院下转患者数量减少的同时，下级医院外源患者流又不足，故下级医院日均医药费用总额减少。此时，上级医院下转康复患者是下级医院相对稳定的一笔医药费用收入。当下级医院外源患者流高时（$\lambda \geqslant 1.1$），下级医院日均医药费用总额增加。此时，下级医院病床资源使用效益随上级医院外源患者直接治愈率增加而提升，但提升幅度不大。

从附图 2-41 和附图 2-42 可以看出，当上级医院外源患者直接治愈率增加（下转率下降）时，上级医院和医联体日均医药费用总额都减少。上级医院病床资源使用效益随上级医院外源患者直接治愈率增加而降低，说明医联体应当提高上级医院下转比例，有利于提升上级医院和医联体病床资源使用效益。提升上级医院下转比例，可以有效减少医联体中两级医院的额外医药费用（附图 2-39）。

通过本节比较分析，可以看出：

从患者构成看，在医联体中，上级医院提高外源患者直接治愈的比例（降低下转率），可以改善下级医院的患者构成，增加外源患者，减少阻塞上转患者。上级医院患者构成变化不大。

从医联体医药费用收入的视角看，下级医院外源患者流低时，提高上级医院外源患者下转比例，可以增加下级医院、上级医院和医联体医药费用收入，提升病床使用效益。下级医院外源患者流高时，提高上级医院外源患者下转比例，下级医院医药费用收入减少，而上级医院和医联体医药费用收入增加。

七、下级医院上转患者在下级医院住院时长灵敏度分析($1/8 \leqslant \mu_3 \leqslant 1/2$)

需要上转的患者在下级医院住院时长可以看作这些患者在下级医院首诊时，下级医院及时上转或者延迟上转。如果住院日较长，一般是在下级医院进行了一次比较大的治疗而没有解决问题再上转的患者。主要结论如下：

由附图2-43和附图2-44可以看出，下级医院需要上转的患者上转前在下级医院住院日减少（及时上转），下级医院外源患者数量减少，阻塞的上转患者增加；上级医院外源患者减少，上转患者数量增加。因为下级医院上转速率提高，但上级医院上转患者可使用床位数量并未同步调增，所以这些需要上转的患者被阻塞在下级医院。结合附图2-45（c）可以看出，虽然下级医院做出了及时上转的决策，但是这些需上转的患者的阻塞时间陡增，并没有实现成功上转。上级医院各类患者数量变化不显著。

由附图2-47可以看出，下级医院需要上转的患者上转前在下级医院住院日减少（及时上转），下级医院日均医药费用收入减少，且减少幅度大。原因有二：第一，阻塞患者大量增加。床位被阻塞患者大量占用，下级医院病床资源使用效益低下。第二，这些上转患者未在下级医院进行核心治疗。核心治疗花费的医药费用占比高。就单个上转患者而言，虽然在下级医院没有进行核心治疗，没有核心诊疗费用，但是他们等待上转时间长，阻塞费用高。

从附图2-48和附图2-49可以看出，上级医院日均医药费用收入变化幅度小。因为上级医院有稳定的外源患者流且所有患者均在上级医院进行核心治疗。由于下级医院日均医药费用减少幅度大，上级医院日均医药费用变化幅度小，故当下级医院需要上转患者上转前在下级医院住院日越短，医联体日均医药费用收入越低，医联体转诊运行不佳的额外医药费用越高（附图2-46）。

通过本节比较分析，可以看出：

从医联体下级医院需要上转的患者的角度出发，如果能够及时将他们上转到上级医院，可以减少他们在下级医院不必要的医药费用支出。但前提是医联体下级医院做出及时上转决策的同时，上级医院必须配套增加上转患者可使用床位数量，否则，这些上转患者会阻塞在下级医院等待上转，增加他们的等待时间，导致他们没有及时上转成功，从而增加上转患者的阻塞费用，降低下级医院和医联体医药费用收入和病床资源使用效益。

简而言之，仅加快下级医院需上转患者的上转速度，而不配套增加上级医院上转患者可使用床位数量，会增加上转患者的阻塞等待床位的时间和费用，降低下级医院和医联体医药费用收入和病床资源使用效益，增加医联体的额外医药费用。

八、上级医院下转患者在上级医院住院时长灵敏度分析（$1/10 \leqslant \mu_5, \mu_6 \leqslant 1/4$）

上级医院需下转的患者在上级医院住院时长可以看作医联体上级医院及时下转与延迟下转的区别。主要结论如下：

从附图 2-50 和附图 2-51 可以看出，上级医院需要下转的患者下转前在上级医院住院日减少（及时下转），下级医院外源患者数量增加，阻塞的上转患者减少，下转患者数量增加；上级医院外源患者数量增加，上转患者数量减少；医联体下转不畅的患者数量增加（附图 2-52）。

上级医院下转速率提高，上级医院下转患者流有两个：上级医院外源患者流和上转患者流。下转速率提高，上级医院外源患者数量增加、上转患者数量减少，说明下转速率提高腾出来的病床资源更多地被上级医院外源患者占用。因为上级医院上转患者下转也加速，所以下级医院阻塞的上转患者数量减少，外源患者数量增加。上级医院患者数量变化不显著。

结合附图 2-52（b）可以看出，虽然上级医院做出了及时下转的决策，但是下转通道畅通率显著下降。下转不成功的患者只能由上级医院自行治疗后出院。

从附图 2-54、附图 2-55 和附图 2-56 可以看出，上级医院需要下转的患者下转前在上级医院住院日减少（及时下转），医联体内无论上级医院还是下级医院日均医药费用都增加，特别是上级医院日均医药费用收入变化幅度明显。其中，上级医院医药费用总额中，下转失败的患者医药费用增加明显。在上级医院提高下转速率的同时，应当考虑增加下级医院下转专用床位数量。上级医院提高下转速率，医联体转诊运行不佳的额外医药费用下降（附图 2-53）。

通过本节比较分析，可以看出：

医联体内上级医院提高需下转患者的下转速率，可以改善上级医院和下级医院的患者构成，同时也可以提高上级医院、下级医院和整个医联体的医药费用收入，改善两级医院病床资源使用效益。

在上级医院提高下转速率的同时，应当考虑增加下级医院下转专用床位数量。本节第一小节的研究结论已经告诉我们，下级医院设置足够数量的下转专用床位，可以提高下级医院床位资源使用效益和日均医药费用收入，还可以改善上级医院和整个医联体的这两个指标。

简而言之，医联体上级医院提高下转速率，对医联体两级医院的医药费用收入和病床资源使用效益都有利。在上级医院提高下转速率的同时，应当考虑配套增加下级医院下转专用床位数量。

第五节 下转患者专用床位及上转患者在院等待上转模式下多参数灵敏度分析

在上一节的分析中，我们对医联体两级医院单个运营参数变动对医联体患者流分布、医疗资源和医药费用使用效益进行了比较分析。分析得出，仅调整某些运营参数，无法优化医联体的运行指标。接下来，依据单个参数分析结果，我们进行多个运营参数同时调整的数值仿真分析。

在进行分析时，下级医院外源患者到达强度 λ_1 不再从 0.1 递增至 2.9。从上一节的分析可以看出，当 $\lambda_1 < 0.7$ 或 $\lambda_1 > 2.5$ 时，医联体各项指标对下级医院外源患者流波动不敏感。因此本节中，下级医院外源患者到达强度 λ_1 取值范围为 $0.7 \leqslant \lambda_1 \leqslant 2.5$。

上一节的研究表明，医联体内下级医院增加下转专用床位或上级医院增加上转患者可使用床位，为对方医院转诊提供更多机会，可以提高医院自身和整个医联体的日均医药费用收入。医联体总床位数量未变，提升了病床资源的使用效益。接下来，我们分析医联体两级医院病床规模扩大的同时，联动变化内部床位分配数量的效果。

本章第四节第二小节的研究表明，下级医院病床数量扩充而医联体其他病床资源保持不变的话，下级医院在院的外源患者数量几乎保持不变。原因是扩充的床位几乎被等待上转的患者占用。因此，下级医院病床数量扩充，应当同步打通上转患者的上转渠道。打通上转渠道的方法有：直接在上级医院增加上转患者可使用床位数量，或者在下级医院增加下转患者专用床位数量，或者在上下级医院同时增加转诊患者可使用床位数量。通过改善下转渠道间接改善上转渠道。因此，我们考察下级医院病床资源扩充的同时，医联体其他病床资源同步联动的效果。列出的参数表示该参数与基础参数不同，未列出的其余参数与基础参数相同。我们分为以下几种情形讨论：$c_1 = 30$，$c_3 = 7$，$c_4 = 4$；$c_1 = 30$，$c_3 = 9$，$c_4 = 4$；$c_1 = 30$，$c_3 = 5$，$c_4 = 6$；$c_1 = 30$，$c_3 = 7$，$c_4 = 6$；$c_1 = 30$，$c_3 = 5$，$c_4 = 8$；$c_1 = 30$，$c_3 = 9$，$c_4 = 8$。

本章第四节第三小节的研究表明，上级医院病床数量扩充而医联体其他病床资源保持不变的话，下级医院在院的外源患者数量减少，阻塞的上转患者数量增加。原因是上级医院总床位数量增加，需要下转的患者数量也增加，而下级医院并未增加下转专用床位数量，导致医联体下转运行恶化，从而影响上转运行。因此，上级医院病床数量扩充，应当同步打通下转患者的下转渠道。打通下转渠道有方法：直接在下级医院增加下转患者专用床位数量，或者在上级医院增加上转患者可使用床位数量，或者在两级医院增加转诊患者可使用床位数量。因此，我们考察上级医院病床资源扩充的同时，医联体其他病床资源同步联动的效果。列出的参数表示该参数与基础参数不同，未列出的其余参数与基础参数相同。我们分为以下几种情形讨论：$c_2 = 30$，$c_3 = 7$，$c_4 = 4$；$c_2 = 30$，$c_3 = 9$，$c_4 = 4$；$c_2 = 30$，$c_3 = 5$，$c_4 = 6$；$c_2 = 30$，$c_3 = 7$，$c_4 = 6$；$c_2 = 30$，$c_3 = 5$，$c_4 = 8$；$c_2 = 30$，$c_3 = 9$，$c_4 = 8$。

上一节的研究表明，当下级医院做出及时上转的决策（提高上转速率），而不配套增加上级医院上转患者可使用床位数量时，会增加上转患者的阻塞等待床位的时间和费用，降低下级医院和医联体医药费用收入和病床资源使用效益，增加医联体的额外医药费用。当上级医院提高需下转患者的下转速率时，应当考虑增加下级医院下转专用床位数量。接下来，我们分析医联体两级医院做出及时转诊的决策时，联动变化内部床位分配数量的效果。

下级医院提高上转速率，我们分为以下几种情形讨论：$\mu_3 = 1/3$，$c_3 = 5$，$c_4 = 6$；$\mu_3 = 1/3$，$c_3 = 5$，$c_4 = 8$；$\mu_3 = 1/2$，$c_3 = 5$，$c_4 = 6$；$\mu_3 = 1/2$，$c_3 = 5$，$c_4 = 8$；$\mu_3 = 1/3$，$c_3 = 7$，$c_4 = 8$；$\mu_3 = 1/2$，$c_3 = 7$，$c_4 = 8$。

上级医院提高下转速率，我们分为以下几种情形讨论：μ_5，$\mu_6 = 1/5$，$c_3 = 7$，$c_4 = 4$；μ_5，$\mu_6 = 1/5$，$c_3 = 9$，$c_4 = 4$；μ_5，$\mu_6 = 1/4$，$c_3 = 7$，$c_4 = 4$；μ_5，$\mu_6 = 1/4$，$c_3 = 9$，$c_4 = 4$；μ_5，$\mu_6 = 1/5$，$c_3 = 9$，$c_4 = 6$；μ_5，$\mu_6 = 1/4$，$c_3 = 9$，$c_4 = 6$。

因篇幅及专著结构安排，从本节起至第 5 章，将不在附录中安排具体数值仿真分析结果的图片，如读者需要，可以联系作者获取。

一、医联体病床数量（c_1，c_3，c_4）联动灵敏度分析

本节考察下级医院病床资源扩充的同时，医联体其他病床资源同步联动的效果。主要结论有：

上一节第二小节研究表明，当下级医院外源患者流强度大于等于 0.9 时，下级医院床位数量总数从 20 张增加到 40 张，下级医院外源患者数量几乎保持不变（7.5 人），下级医院增加的床位几乎被阻塞上转患者占用。从本节研究中可以看出，当下级医院总床位数量增加时，配套增加医联体上转患者可使用床位数量或者增加下转专用床位数量都可以显著增加下级医院外源患者数量，减少阻塞的上转患者数量，改善下级医院患者构成。

从增加下级医院外源患者数量，改善下级医院患者构成的效果来看，直接增加上级医院上转患者可使用床位数量比增加下级医院下转专用床位数量效果好。增加上级医院上转患者可使用床位数量的同时，同步再增加下级医院下转专用床位数量可以进一步改善下级医院患者构成。

医联体上级医院上转患者可使用床位数量增加（7张、9张）时，下转专用空闲床位数量增加，下转专用床位使用率下降。此时，扩大上转患者可使用床位数量（增加1倍），也不能有效增加下转患者数量。这一点在前面分析中提到过，下转患者流有两个：上级医院外源患者和上转患者，其中上级医院外源患者流对下转患者流影响更大。

医联体下级医院增加下转专用床位数量，可以增加下级医院的日均医药费用收入，同时上级医院的日均医药费用也增加。医联体上级医院增加上转患者可使用床位数量，可以显著增加下级医院的日均医药费用收入，同时上级医院的日均医药费用收入也略微增加。

本节验证了上一节第二小节的猜想。医联体下级医院床位数量增加，同时联动增加上转患者可使用床位数量和下转专用床位数量，可以显著增加下级医院医药费用收入，同时也增加上级医院医药费用收入，对整个医联体都有利，有效减少医联体额外医药费用支出。

二、医联体病床数量（c_2，c_3，c_4）联动灵敏度分析

本节考察上级医院病床资源扩充的同时，医联体其他病床资源同步联动的效果。主要结论有：

比较分析上一节第三小节和本节数值仿真分析可以看出，医联体上级医院扩大病床规模，无论配套增加上级医院上转患者可使用床位数量还是下级医院下转专用床位数量，都可以有效改善下级医院患者构成，增加下级医院日均医药费用收入。从改善效果看，配套增加上级医院上转患者可使用床位数量的效果优于配套增加下级医院下转专用床位数量。

医联体上级医院扩大病床规模，无论配套增加上级医院上转患者可使用床位数量还是下级医院下转专用床位数量，都可以增加上级医院日均医药费用收入。从改善效果看，配套增加下级医院下转专用床位数量的效果更明显。

医联体运行不佳产生的额外医药费用支出中，配套增加下转患者专用床位数量可以明显减少医联体额外支出费用总额。显然地，上级医院病床规模扩大，应当首要解决下转不畅的问题。

本节验证了上一节第三小节的猜想。医联体上级医院床位数量增加，同时

联动增加上级医院上转患者可使用床位数量和下级医院下转专用床位数量，对整个医联体都有利，可有效减少医联体额外医药费用支出。

三、医联体上转速率与床位数量（μ_3，c_3，c_4）灵敏度分析

本节考察下级医院做出及时上转决策的同时（提高上转速率），医联体病床资源同步联动的效果。主要结论有：

对比上一节第七小节和本节分析结果可以看出，当上转患者在下级医院住院日为3（2）天时，下级医院外源患者只有3（4）人左右（附图2-43（a）），等待上转的阻塞患者占了5~10（8~12）张床位（附图2-43（b））。当配套增加上转患者可使用床位数量或者下转专用床位数量时，下级医院外源患者数量明显增加，阻塞上转患者明显减少。

在当前运行状态下，减少上转患者在下级医院住院日对下级医院外源患者和阻塞患者数量的影响大于增加医联体内部床位调剂对两者的影响。

在当前运行状态下，增加上转患者可使用床位数量比增加下转专用床位数量更能优化下级医院患者构成。两个手段并用可以进一步优化下级医院患者构成。

在当前运行状态下，医联体下级医院、上级医院和整个医联体的日均医药费用均有所增加，除了下级医院患者流较低时（$\lambda=0.7$）。说明下级医院及时上转患者的同时，配套增加上转患者可使用床位和下转患者专用床位可以提升医联体的病床资源使用效益。下级医院日均医药费用增加是因为下级医院患者构成改善，下级医院直接治愈的外源患者费用明显增加。

当$\lambda=0.7$，医联体下级医院和医联体的医药费用收入和上一节第七小节相比，有所下降。原因是下级医院阻塞的上转患者的费用明显减少，这种减少对患者是有益的。因为上转床位和下转床位的增加，使得阻塞患者的阻塞费用明显减少，与此同时，下级医院外源患者流又明显不足。当$\lambda=0.7$，整个医联体医药费用收入减少也是这个原因。

和上一节第七小节相比，医联体运行不佳产生的额外医药费用收入增加的原因是上转患者下转失败产生的额外医药费用增加。在本节的运行参数情况下，阻塞费用和上级医院外源患者下转失败产生的额外医药费用都在减少。上转患者下转失败产生的额外医药费用增加的原因是上级医院上转患者数量明显增加，上转患者应当全部下转。下转需求增加，部分未下转成功，所以下转失败的患者数量增加。说明此时5张下转专用床位不够，7张以上才能有效减少额外医药费用。

四、医联体下转速率与床位数量（ μ_5 , μ_6 , c_3 , c_4 ）灵敏度分析

本节考察上级医院提高需下转患者的下转速率时，医联体病床资源同步联动的效果。主要结论有：

比较分析上一节第八小节和本节数值仿真分析可以看出，当上级医院提高下转患者下转速率时，配套增加下级医院下转专用床位数量，不会减少下级医院外源数量，下级医院阻塞的上转患者数量有所减少。

在当前的运行状态下，即使上级医院下转速率提高，下级医院专用床位数量增加过多时，下级医院下转专用床位也会出现空闲。上级医院提高下转患者下转速率，对医院自身的上转患者数量影响不大。

从影响医联体下转不畅患者数量的因素来看，下转患者专用床位数量影响最大，上级医院下转患者下转速率次之，上级医院上转患者可使用床位数量影响最小。

上级医院提高下转患者下转速率，同时增加下转患者专用床位数量和上转患者可使用床位数量，对下级医院日均医药费用收入影响不大。但是上级医院日均医药费用收入增加明显。上级医院提高下转患者下转速率或下级医院增加下转患者专用床位数量都可以显著增加上级医院医药费用收入，提升上级医院病床使用效益，且效果相同。

上级医院提高下转患者下转速率，同时增加下转患者专用床位数量和上转患者可使用床位数量，虽然对下级医院日均医药费用收入影响不大，但是下级医院患者的阻塞费用减少。下级医院医药费用收入构成改善。阻塞费用支出对患者、医联体都是无效额外支出。

上级医院提高下转患者下转速率，同时增加下转患者专用床位数量和上转患者可使用床位数量，整个医联体因运行不佳产生的额外医药费用都明显减少。从减少效果看，增加下转患者专用床位数量和增加上转患者可使用床位数量的效果优于上级医院提高下转患者下转速率。

第六节　本章结论

通过本章的比较分析可以看出：

在建设医联体时，应当鼓励下级医院设置足够数量的下转专用床位，这不仅可以提高下级医院床位资源使用效益和日均医药费用收入，还可以改善上级医院和整个医联体的这两个指标。下级医院减少下转专用床位数量（增加外源患者床位数量），并不能增加外源患者的入院机会。

在建设医联体时，仅扩大医联体下级医院的病床规模而保持医联体其他资源配置不变，既不能增加下级医院在院非阻塞患者的数量，也不能提高下级医院外源患者直接入院的概率。与直觉不符的是，阻塞上转患者在下级医院堆积，并不能增加上级医院的上转患者流。上级医院患者流对下级医院病床规模的改变不敏感。

仅扩大医联体下级医院的病床规模，明显增加医联体额外的阻塞费用，增加床位的使用效益低下，整个医联体其他费用无明显变化。医联体内增加了下级医院床位数量，就需要配套增加医联体上转患者可使用床位数量，解决上转阻塞问题。

在建设医联体时，仅扩大上级医院病床规模而保持医联体其他资源配置不变，下转失败和上转阻塞都会加重，特别是下转失败现象。医联体转诊运行状态变差。

仅扩大医联体上级医院的病床规模，明显增加医联体下转失败的额外阻塞费用，下级医院医药费用收入有所下降。医联体内增加了上级医院非上转患者的床位数量，就需要配套增加医联体下转专用床位数量，解决下转失败问题。

在建设医联体时，增加上级医院上转患者可使用床位数量，可以改善下级医院的患者结构（减少阻塞患者，增加外源患者），增加下级医院、上级医院和医联体的日均医药费用总额，改善下级医院病床资源的使用效益。

从医联体建设的角度出发，仅增加下级医院或上级医院的床位总数量，对医联体内部患者的流动会产生负面效益，医联体双向转诊受阻。医联体内下级医院增加下转专用床位或上级医院增加上转患者可使用床位，为对方医院转诊提供更多机会，可以提高医院自身和整个医联体的日均医药费用收入，提升病床资源的使用效益。

医联体仅扩大病床规模，不能提升医联体病床资源和医药费用的使用效益。医联体内部优化床位分配数量，可以提升医联体病床资源和医药费用的使用效益。

在医联体中，提高下级医院的直接治愈率（提升下级医院的医技水平），可以有效减少医联体内部的上转患者流和下转患者流，改善医联体的转诊运行状态；可以提高下级医院的医药费用收入和整个医联体的医药费用收入，且上级医院的医药费用收入波动不大。整个医联体的病床资源使用效益有所提升。

从患者构成看，在医联体中，上级医院提高外源患者直接治愈的比例（降低下转率），可以改善下级医院的患者构成，增加外源患者，减少阻塞上转患者。上级医院患者构成变化不大。

从医联体医药费用收入的视角看，下级医院外源患者流低时，提高上级医院外源患者下转比例，可以增加下级医院、上级医院和医联体医药费用收入，提升病床使用效益。下级医院外源患者流高时，提高上级医院外源患者下转比例，下级医院医药费用收入减少，而上级医院和医联体医药费用收入增加，但增幅不大。

从医联体下级医院需要上转的患者的角度出发，如果能够及时将他们上转到上级医院，可以减少他们在下级医院不必要的医药费用支出。但前提是医联体下级医院做出及时上转决策的同时，上级医院必须配套增加上转患者可使用床位数量，否则，这些上转患者会阻塞在下级医院等待上转，增加他们的等待时间，导致没有及时上转成功，从而增加上转患者的阻塞费用，降低下级医院和医联体医药费用收入和病床资源使用效益。

医联体内上级医院提高需下转患者的下转速率，可以改善上级医院和下级医院的患者构成，同时也可以提高上级医院、下级医院和整个医联体的医药费用收入，改善两级医院病床资源使用效益。在上级医院提高下转速率的同时，应当考虑增加下级医院下转专用床位数量。

医联体上级医院提高下转速率或上级医院增加床位数量（下级医院提高上转速率或下级医院增加床位数量）时，同时联动增加下转专用床位数量和上转患者可使用床位数量，可以显著增加下级医院医药费用收入，同时也增加上级医院医药费用收入，对整个医联体都有利，可有效减少医联体额外医药费用支出。

医联体下级医院扩大病床规模，无论配套增加上级医院上转患者可使用床位数量还是下级医院下转专用床位数量，都可以有效改善下级医院患者构成，增加下级医院日均医药费用收入。从改善效果看，配套增加上级医院上转患者可使用床位数量的效果优于配套增加下级医院下转专用床位数量的效果。

医联体上级医院扩大病床规模，无论配套增加上级医院上转患者可使用床位数量还是下级医院下转专用床位数量，都可以增加上级医院日均医药费用收入。从改善效果看，配套增加下级医院下转专用床位数量的效果更明显。

第三章　下级医院患者共享床位及上转患者在院等待上转模式下医联体运营分析

第二章假设下级医院需为下转患者预留专用床位。医联体中的下级医院，从发展自身医技水平的角度出发，在面对外源患者和下转患者时，往往偏好外源患者。因为外源患者可以提升自身的医技水平而下转患者一般进行康复性治疗。下级医院对增加下转患者专用床位数量持保守态度。

通过第二章的分析我们得出，下级医院增加下转患者专用床位数量，为下转患者预留足够的专用床位，可以增加本院的外源患者数量。因为增加下转患者专用床位数量，改善了医联体两个内部转诊患者流（上转患者流和下转患者流），从而改善了下级医院的患者结构。

通过第二章的分析我们还看出，为下转患者设置下转专用床位，两个现象并存：下转专用床位未使用完和下级医院外源患者因病床满床无法入院。故本章着重考虑一个问题：下转患者与外源患者共享下级医院的病床资源。在这个前提下，与第二章进行比较分析，探讨医联体患者流布局与医疗资源、医药费用的使用效益。

第一节　下级医院患者共享床位及上转患者在院等待上转模式下模型描述

一、模型假设

假设 1　上级医院的患者数量等于上级医院的床位数。

假设 2　上转患者在上级医院完成核心治疗后，下转回下级医院进行康复治疗。

假设 3　上级医院没有阻塞滞留患者。

假设 4　下级医院三类患者（外源患者、阻塞患者和下转患者）共享所有床位。

假设 5 上级医院腾出空床时，优先接收下级医院阻塞患者，其次接收直接到上级医院就诊的外源患者。

假设 6 只要上级医院能够接收外源患者，就一定有患者到达。

本章的模型假设，除了假设 4，其余假设与第二章第一节的模型假设相同，此处不再赘述。

二、模型参数

下级医院共有床位 c_1 张，上级医院共有床位 c_2 张。

下级医院外源患者流到达强度服从参数为 λ_1 的 Poisson 流。

下级医院患者类型不同，服务时间也不同。

上级医院患者类型不同，服务时间也不同。

上级医院开放给上转患者的床位限制数量为 c_4 张（$0 \leqslant c_4 \leqslant c_2$）。

下级医院外源患者中直接治愈的概率为 α，因此需要上转的患者的概率是 $1-\alpha$。上级医院外源患者中直接治愈的概率为 β，因此需要下转的患者的概率是 $1-\beta$。上转患者在上级医院完成核心诊疗后，除非下级医院下转床位满床，否则必须下转到下级医院进行康复治疗。

当下级医院下转床位满床时，上级医院原来需要下转到下级医院进行后续康复治疗的患者只能由上级医院自行治愈出院。其中，原来是外源患者的，他们的服务时间服从参数为 μ_4 的负指数分布；原来是上转患者的，他们的服务时间服从参数为 μ_6' 的负指数分布。

令随机变量 $X(t)$，$Y(t)$，$Z(t)$ 和 $B(t)$ 分别表示 t 时刻医联体中下级医院的外源患者数量（包含阻塞患者），下级医院的下转患者数量，上级医院的上转患者数量和下级医院的阻塞患者数量。

根据本章的描述，引起这些随机变量变化的都是 Poisson 流与负指数分布，具有马尔可夫性。所以 $\{X(t), B(t), Y(t), Z(t)\} = \{X(t) = x, B(t) = b, Y(t) = y, Z(t) = z\}$ 是一个四维马尔可夫链。有了上述假设和参数，本章研究的医联体的全部患者流如图 3-1 所示。

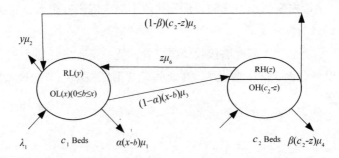

图 3-1　医联体患者流布局（下转患者与外源患者共享床位）

本章对四维马尔可夫链 $\{X(t), B(t), Y(t), Z(t)\}$ 的状态空间做如下说明。他的状态空间为 $\Omega = \{(x, b, y, z): 0 \leqslant x \leqslant c_1, 0 \leqslant b \leqslant x, 0 \leqslant y \leqslant c_1-x, 0 \leqslant z \leqslant c_4\}$。

接下来，对四维马尔可夫链 $\{X(t), B(t), Y(t), Z(t)\}$ 的状态转移概率进行分析。

$$x : x \qquad b : b=0 \qquad y : y=0 \qquad z : z=0$$
$$0<x<c_1-c_3 \quad 0<b<x \qquad 0<y<c_3 \qquad 0<z<c_4$$
$$x=c_1-c_3 \qquad b=x \qquad y=c_3 \qquad z=c_4$$

根据该马尔可夫链的状态空间，需要进行分类讨论。

首先，按照上级医院上转患者数量分三种情形进行马尔可夫链 $\{X(t), B(t), Y(t), Z(t)\} = \{x, b, y, z\}$ 的状态转移概率分析。情形 1：$z=0$；情形 2：$0<z<c_4$；情形 3：$z=c_4$。具体的状态转移概率分析，如果读者需要，可以联系作者。

由四维马尔可夫链 $\{X(t), B(t), Y(t), Z(t)\}$ 的状态空间 $\Omega = \{(x, b, y, z): 0 \leqslant x \leqslant c_1, 0 \leqslant b \leqslant x, 0 \leqslant y \leqslant c_1-x, 0 \leqslant z \leqslant c_4\}$ 及状态转移概率分析可知，四维马尔可夫链 $\{X(t), B(t), Y(t), Z(t)\}$ 在无穷小时间 Δt 内状态转移概率矩阵 $P(\Delta t)$ 是一个 $[(c_1+1)+2c_1+3(c_1-1)+4(c_1-2)+\cdots+(c_1-1)3+c_12+(c_1+1)](c_4+1)$ 阶的方阵。

令 $Q = \lim\limits_{\Delta t \to 0} \dfrac{P(\Delta t)-E}{\Delta t}$，其中 E 是与 $P(\Delta t)$ 同阶的单位阵。矩阵 Q 是四维马尔可夫链 $\{X(t), B(t), Y(t), Z(t)\}$ 的瞬时强度转移矩阵（Q 矩阵）。马尔可夫链 $\{X(t), B(t), Y(t), Z(t)\}$ 的半稳分布 $\vec{p} = \{p_{xbyz}\}$（$\vec{p}$ 是一个 $[(c_1+1)+2c_1+3(c_1-1)+4(c_1-2)+\cdots+(c_1-1)3+c_12+(c_1+1)](c_4+1)$ 维的行向量）满足方程组

$$\begin{cases} \vec{p}Q = 0, \\ \displaystyle\sum_x \sum_b \sum_y \sum_z p_{xbyz} = 1 \, 。 \end{cases}$$

其中，第二个式子是概率分布必须满足的规范化方程。

第二节　下级医院患者共享床位及上转患者
在院等待上转模式下关键性能指标

本章所考察的关键性能指标与第二章第二节是一样的。因为下级医院外源患者与下转患者共享所有床位，故各类性能指标的计算与第二章第二节有所不同。

一、上级医院和下级医院各类患者数量的期望值

下级医院外源患者数量（不含阻塞患者）的期望值为 $E(X - B) = \displaystyle\sum_{x=0}^{c_1} \sum_{b=0}^{x} (x - b) \sum_{y=0}^{c_1-x} \sum_{z=0}^{c_4} p_{xbyz}$ 。

下级医院阻塞的上转患者数量期望值为 $E(B) = \displaystyle\sum_{x=0}^{c_1} \sum_{b=0}^{x} b \sum_{y=0}^{c_1-x} \sum_{z=0}^{c_4} p_{xbyz}$ 。

下级医院下转患者数量的期望值为 $E(Y) = \displaystyle\sum_{x=0}^{c_1} \sum_{b=0}^{x} \sum_{y=0}^{c_1-x} y \sum_{z=0}^{c_4} p_{xbyz}$ 。

上级医院上转患者数量的期望值为 $E(Z) = \displaystyle\sum_{z=0}^{c_4} z \sum_{x=0}^{c_1} \sum_{b=0}^{x} \sum_{y=0}^{c_1-x} p_{xbyz}$ 。

上级医院外源患者数量的期望值为 $E(OH) = \displaystyle\sum_{z=0}^{c_4} (c_2 - z) \sum_{x=0}^{c_1} \sum_{b=0}^{x} \sum_{y=0}^{c_1-x} p_{xbyz}$ 。

二、医联体内阻塞上转患者的阻塞时间 $E\left(W_{blocked}\right)$

因为下级医院外源患者与下转患者共享所有床位，本小节分析与第二章第二节分析不同之处在于：下级医院无论满床还是未满床，都有可能存在下转患者流。有上转需求（$b \geqslant 1$）和下转需求产生，下级医院排在最前面的阻塞上转患者就可以上转成功（假设 3）。而第二章下转患者专用床位，只要下转床位满床，医联体内部就不会有下转患者流。

排在最前面的阻塞上转患者成功上转，分以下几种情况讨论。

上级医院上转床位未满床，概率为 $\sum\limits_{z=0}^{c_4-1} \sum\limits_{x=1}^{c_1} \sum\limits_{b=1}^{x} \sum\limits_{y=0}^{c_1-x} p_{xbyz}$。此时只要上级医院治愈了一位外源患者（$\beta(c_2-z)\mu_4$），或者上级医院完成了一位外源患者核心治疗并下转到下级医院进行后续康复治疗（$(1-\beta)(c_2-z)\mu_5$），或者上级医院完成了一位上转患者核心治疗并下转到下级医院进行后续康复治疗（$z\mu_6$），上级医院就会空出一张床位接收排在最前面的阻塞上转患者。这三个随机事件之一发生，排在最前面的阻塞上转患者就可以成功上转。

由第二章第三节分析可知，下级医院排在最前面的阻塞上转患者的平均上转等待时间为 $\dfrac{1}{\beta(c_2-z)\mu_4 + (1-\beta)(c_2-z)\mu_5 + z\mu_6}$。

下级医院未满床且上级医院上转床位满床，概率为 $\sum\limits_{x=1}^{c_1-1} \sum\limits_{b=1}^{x} \sum\limits_{y=0}^{c_1-1-x} p_{xbyc_4}$。此时上级医院上转患者满床，除非上级医院完成了上转患者核心诊疗并下转至下级医院进行后续康复治疗（$c_4\mu_6$），否则不能接收阻塞的上转患者。下级医院排在最前面的阻塞上转患者的平均上转等待时间为 $\dfrac{1}{c_4\mu_6}$。

下级医院满床且上级医院上转床位满床，概率为 $\sum\limits_{x=1}^{c_1} \sum\limits_{b=1}^{x} p_{xb(c_1-x)c_4}$。此时下级医院不能接收下转患者，上级医院只能自行治愈原本需要下转的患者，没有下转患者流。上级医院上转患者满床，除非上级医院治愈了一位上转患者（$c_4\mu_6'$），否则不能接收阻塞的上转患者。下级医院排在最前面的阻塞上转患者的平均上转等待时间为 $\dfrac{1}{c_4\mu_6'}$。

综上，可以得到下级医院排在最前面的阻塞上转患者的期望上转等待时间为

$$\sum_{z=0}^{c_4-1} \frac{1}{\beta(c_2-z)\mu_4 + (1-\beta)(c_2-z)\mu_5 + z\mu_6} \sum_{x=1}^{c_1} \sum_{b=1}^{x} \sum_{y=0}^{c_1-x} p_{xbyz} + \frac{1}{c_4\mu_6} \sum_{x=1}^{c_1-1} \sum_{b=1}^{x} \sum_{y=0}^{c_1-1-x} p_{xbyc_4}$$

$$+ \frac{1}{c_4\mu_6'} \sum_{x=1}^{c_1} \sum_{b=1}^{x} p_{xb(c_1-x)c_4}。$$

下级医院任一新的阻塞上转患者产生，总是排在等待上转的患者的最后一位，逐步更新排位成为排在最前面的阻塞上转患者。稳态分布下，下级医院阻塞的上转患者数量期望值为 $E(B) = \sum\limits_{x=0}^{c_1} \sum\limits_{b=0}^{x} b \sum\limits_{y=0}^{c_1-x} \sum\limits_{z=0}^{c_4} p_{xbyz}$。根据负指数分布的无记忆性，医联体内任意一位阻塞上转患者的期望上转等待时间 $E(W_{blocked})$ 为

$$E(W_{blocked}) = \left\{ \sum_{z=0}^{c_4-1} \frac{1}{\beta(c_2-z)\mu_4 + (1-\beta)(c_2-z)\mu_5 + z\mu_6} \sum_{x=1}^{c_1} \sum_{b=1}^{x} \sum_{y=0}^{c_1-x} p_{xbyz} \right.$$

$$\left. + \frac{1}{c_4\mu_6} \sum_{x=1}^{c_1-1} \sum_{b=1}^{x} \sum_{y=0}^{c_1-1-x} p_{xbyc_4} + \frac{1}{c_4\mu_6'} \sum_{x=1}^{c_1} \sum_{b=1}^{x} p_{xb(c_1-x)c_4} \right\} \cdot \sum_{x=0}^{c_1} \sum_{b=0}^{x} b \sum_{y=0}^{c_1-x} \sum_{z=0}^{c_4} p_{xbyz} \circ$$

三、下级医院满床概率 P （$X+Y=c_1$）

$$P(X+Y=c_1) = \sum_{x=0}^{c_1} \sum_{b=0}^{x} \sum_{z=0}^{c_4} p_{xb(c_1-x)z} \circ$$

四、上级医院上转患者满床概率 P （$Z=c_4$）

$$P(Z=c_4) = \sum_{x=0}^{c_1} \sum_{b=0}^{x} \sum_{y=0}^{c_1-x} p_{xbyc_4} \circ$$

五、医联体转诊运行状态

与第二章第二节类似，定义 3 个医联体转诊运行状态：

医联体下转畅通的概率。因为下级医院外源患者与下转患者共享所有床位，下级医院无论满床还是未满床，都有可能存在下转患者流。医联体下转不畅通时一定满足：$X+Y=c_1$ 且 $b=0$。医联体下转不畅通的概率为 P （$X+Y=c_1 \cap b=0$）。故医联体下转畅通的概率为 $1-P$ （$X+Y=c_1 \cap b=0$）。

医联体上转无阻塞患者的概率为 P （$b=0$）。

医联体上转无阻塞患者 （$b=0$） 且下转畅通 （$X+Y<c_1$ 或 $X+Y=c_1$ 且 $b>0$）。故医联体上转无阻塞患者且下转畅通的概率为 P （$X+Y<c_1 \cap b=0$）。

接下来，我们通过数值分析，考察医联体系统各个运营参数对医联体关键性能指标的影响机制。分析医联体患者流、医疗资源、医药费用使用效益的关联机制，提出相应的对策。

六、医联体日均医药费用

因为下级医院外源患者与下转患者共享所有床位，医联体日均医药费用与第二章第四节分析既有相同之处，也有不同之处。

相同之处：

下级医院直接治愈的外源患者日均医药费用总额为 $\gamma_1 \alpha E$ （$X-B$） μ_1。

上级医院直接治愈的外源患者日均医药费用总额为 $\gamma_4 \beta E$ （OH） μ_4。

上转患者上转前在下级医院的日均医药费用总额为 $\dfrac{(\gamma_{31}+\gamma_b)\ (\ (1-\alpha)\ E\ (X-B)\ +E\ (B)\ )}{\dfrac{1}{\mu_3}+E\ (W_{blocked})}$，其中，上转患者在下级医院的日均阻塞费用总额为 $\dfrac{\gamma_b\ (\ (1-\alpha)\ E\ (X-B)\ +E\ (B)\ )}{E\ (W_{blocked})}$。

下转到下级医院的患者在下级医院的日均医药费用总额为 $\gamma_2 E\ (Y)\ \mu_2$。

不同之处：

下转到下级医院的上级医院外源患者在上级医院的日均医药费用总额为 $\gamma_5\ (1-\beta)\ E\ (OH)\ (1-P\ (X+Y=c_1\cap b=0)\ )\ \mu_5$。

下转成功的上转患者在上级医院的日均医药费用总额为 $\gamma_6 E\ (Z)\ (1-P\ (X+Y=c_1\cap b=0)\ )\ \mu_6$。

下转失败的上转患者在上级医院的日均医药费用总额为 $\gamma_6' E\ (Z)\ P\ (X+Y=c_1\cap b=0)\ \mu_6'$。

下转失败的上级医院外源患者在上级医院的日均医药费用总额为 $\gamma_4\ (1-\beta)\ E\ (OH)\ P\ (X+Y=c_1\cap b=0)\ \mu_4$。

七、医联体转诊运行不佳产生的日均额外医药费用

上转患者在医联体的日均阻塞费用总额为 $\dfrac{\gamma_b\ (\ (1-\alpha)\ E\ (X-B)\ +E\ (B)\ )}{E\ (W_{blocked})}$。

医联体上转患者下转失败产生的日均额外医药费用总额为 $(\gamma_6'\mu_6'-\dfrac{\gamma_6+\gamma_2}{\dfrac{1}{\mu_6}+\dfrac{1}{\mu_2}})$ $E\ (Z)\ P\ (X+Y=c_1\cap b=0)$。

医联体上级医院外源患者下转失败产生的日均额外医药费用总额为 $(\gamma_4\mu_4-\dfrac{\gamma_5+\gamma_2}{\dfrac{1}{\mu_5}+\dfrac{1}{\mu_2}})\ (1-\beta)\ E\ (OH)\ P\ (X+Y=c_1\cap b=0)$。

医联体转诊运行不佳产生的日均额外医药费用总额为

$$\dfrac{\gamma_b\ (\ (1-\alpha)\ E\ (X-B)\ +E\ (B)\ )}{E\ (W_{blocked})}+(\gamma_6'\mu_6'-\dfrac{\gamma_6+\gamma_2}{\dfrac{1}{\mu_6}+\dfrac{1}{\mu_2}})\ E\ (Z)\ P\ (X+Y=c_1\cap b=0)$$

$$+(\gamma_4\mu_4-\dfrac{\gamma_5+\gamma_2}{\dfrac{1}{\mu_5}+\dfrac{1}{\mu_2}})\ (1-\beta)\ E\ (OH)\ P\ (X+Y=c_1\cap b=0)$$。

医联体下转不畅的患者数量期望值为 $(E(Z) + (1-\beta)E(OH))P(X+Y=c_1 \cap b=0)$。

第三节　下级医院患者共享床位及上转患者在院等待上转模式下参数设置

为了和第二章进行比较，参数设置和第二章相同。

表 3-1　案例分析模型参数（下转患者与外源患者共享床位）

下级医院外源患者到达强度 $0.7 \leqslant \lambda_1 \leqslant 2.5$，按 0.2 递增。

各类患者平均住院日（服务时间）：

$\mu_1 = \dfrac{1}{13.49}$，$\mu_2 = \dfrac{1}{6}$，$\mu_3 = \dfrac{1}{5}$，$\mu_4 = \dfrac{1}{10.63}$，$\mu_5 = \dfrac{1}{7}$，$\mu_6 = \dfrac{1}{7}$，$\mu_6' = \dfrac{1}{13}$。

下级医院外源患者直接治愈率：$\alpha = 0.7$，

上级医院外源患者直接治愈率：$\beta = 0.7$，上级医院外源患者下转率：$1-\beta = 0.3$。

床位设置：

$(c_1, c_2, c_4) = [(20, 20, 4); (20, 20, 6); (20, 20, 8); (20, 40, 4); (20, 40, 6); (20, 40, 8)]$。

第四节　下级医院患者共享床位及上转患者在院等待上转模式下灵敏度分析

在本章的大前提下（下级医院外源患者与下转患者共享所有床位），本章下级医院没有下转患者专用床位数量这个参数。根据床位参数设置情况，本章数值仿真分析结果主要与第二章第四节（上级医院床位总数量）和第二章第四节（上级医院上转患者可使用床位数量）进行比较。显然的变化趋势和与第二章相类似的变化趋势，本章不再赘述。

本章进行比较分析的逻辑如下：

考察上级医院床位总数量 c_2 增加，本章各项性能指标的变化趋势（增加、减少或不变）。观察本章与第二章第四节的变化趋势是否相同。

考察上级医院上转者可使用床位数量 c_4 增加，本章各项性能指标的变化趋势（增加、减少或不变）。观察本章与第第二章第四节节的变化趋势是否相同。

在上级医院两类病床资源配置相同的情况下，比较本章（下转患者共享床位资源）与第二章（下转患者专用床位资源）各项性能指标的大小优劣。

本章的比较分析以第二章为基准。比较分析结果见表3-2、表3-3和表3-4。

表3-2 医联体各类患者数量（阻塞上转患者在院等待上转床位，下转患者共享床位与专用床位比较）

	c_2 增加，$c_4=4$			c_4 增加，$c_2=20$		
	第二章第四节第三小节变化趋势	本章变化趋势	相同资源配置下，本章变化趋势	第二章第四节第四小节变化趋势	本章变化趋势	相同资源配置下，本章变化趋势
下级医院外源患者	减少	减少	明显增加	增加	增加	$c_4=4$，6 增加；$c_4=8$ 略微减少
下级医院阻塞的上转患者	增加	减少	减少；$c_2=40$ 明显减少一半	减少	减少	减少
下级医院下转患者	增加不到1人	明显增加	明显增加	增加	增加	明显增加
下级医院患者总数量	增加	增加	增加	减少	减少	增加
医联体下转不畅通的概率	上升	上升	明显下降	上升	上升	明显下降
上级医院外源患者	增加	增加	略微增加	减少	减少	略微增加
上级医院上转患者	增加	减少	减少	增加	增加	减少
医联体下转不畅的患者数量	增加	增加	明显减少	增加	增加	明显减少
上转床位满床概率	上升	下降	下降	下降	下降	下降

表3-3　医联体转诊运行状态（阻塞上转患者在院等待上转床位，下转患者共享床位与专用床位比较）

	c_2 增加，$c_4=4$			c_4 增加，$c_2=20$		
	第二章第四节第三小节变化趋势	本章变化趋势	相同资源配置下，本章变化趋势	第二章第四节第四小节变化趋势	本章变化趋势	相同资源配置下，本章变化趋势
医联体上转无阻塞患者概率	下降	上升	上升	上升	上升	上升
医联体下转畅通的概率	下降	下降	明显上升	下降	下降	明显上升
阻塞患者的阻塞时间	增加	减少	减少	减少	减少	减少
所有上转患者日均阻塞费用总额	略微增加	减少	减少	减少	减少	减少
医联体转诊运行不佳的额外日均医药费用总额	增加	增加	大幅减少	先减少后增加	先减少后增加	明显减少

表3-4　医联体各类日均医药费用（阻塞上转患者在院等待上转床位，下转患者共享床位与专用床位比较）

	c_2 增加，$c_4=4$			c_4 增加，$c_2=20$		
	第二章第四节第三小节变化趋势	本章变化趋势	相同资源配置下，本章变化趋势	第二章第四节第四小节变化趋势	本章变化趋势	相同资源配置下，本章变化趋势
下级医院日均医药费用总额	减少	增加	增加	先减少后增加	先减少后增加	增加
上级医院日均医药费用总额	增加	增加	增加	增加	减少	增加

	c_2 增加，$c_4=4$			c_4 增加，$c_2=20$		
	第二章第四节第三小节变化趋势	本章变化趋势	相同资源配置下，本章变化趋势	第二章第四节第四小节变化趋势	本章变化趋势	相同资源配置下，本章变化趋势
医联体日均医药费用总额	增加	增加	增加	先减少后增加	增加	增加
一张阻塞床位日均医药费用	减少	增加	增加	增加	增加	增加

一、医联体各类患者数量（下级医院患者共享床位）

根据本章数值仿真分析结果，总结的变化趋势见表3-2。我们特别指出：

与第二章第四节横向比较（上级医院总床位数量为20张，上转患者可使用床位数量变化），当上级医院上转患者可使用床位数量为4张或6张时，与下级医院下转患者专用床位相比，下转患者共享床位的情况下，下级医院外源患者数量增加。

当上级医院上转患者可使用床位数量为8张时，与下级医院下转患者专用床位相比，下转患者共享床位的情况下，下级医院外源患者数量略微减少。因为下级医院下转患者数量增加明显，阻塞的上转患者减少幅度小于下转患者增加的幅度。

在本章中，当上级医院床位总数量增加时，虽然没有增加上转患者可使用床位数量，但是下级医院阻塞患者数量呈减少趋势，变化趋势与第二章第四节相反。因为上级医院床位数量增加，上级医院下转需求也增加，下级医院下转患者增加，下级医院外源患者和阻塞患者数量减少。

第二章第四节中，因为下转专用床位的缘故，即使上级医院下转需求增加，成功下转的患者增加也非常有限。上级医院下转失败的患者增加，下转失败的患者继续占用上级医院床位，从而导致下级医院阻塞上转患者增加。

在上级医院两类病床资源数量设置相同的情况下，与下级医院下转患者专用床位相比，下转患者共享床位时，下级医院阻塞的上转患者减少。特别是当上级医院床位总数量为40张时，减少幅度非常明显，减少一半左右。

在上级医院相同床位数量设置的情况下，下级医院外源患者与下转患者共享床位时，能有效减少下级医院阻塞的上转患者数量。

在上级医院两类病床资源数量设置相同的情况下，与下级医院下转患者专用床位相比，下转患者共享床位时，下转患者数量明显增加。

在本章中，当下级医院外源患者流强度增加时，下级医院下转患者数量减少，变化趋势与第二章所有的数值案例分析结果相反。因为下级医院所有患者共享床位，外源患者流强度增加，外源患者数量增加，下转患者数量就减少。

第二章的数值分析结果显示，当下级医院外源患者流强度增加时，下级医院下转患者数量增加。因为下转患者床位和外源患者床位独立使用，下级医院外源患者流强度增加，下级医院上转患者流强度也增加。上转患者流增加，下转患者流也增加。但因为下转患者专用床位有限，所以增加幅度非常有限。

但是，从下转患者绝对数量变化来看，共享床位时，下转患者数量更多。

在上级医院两类病床资源数量设置相同的情况下，与下级医院下转患者专用床位相比，下转患者共享床位时，下级医院患者总数量增加。特别是当上级医院床位总数量为 40 张且下级医院外源患者流较小时（$\lambda_1 = 0.7$），下级医院患者总数量增加比较明显。

本章中，当上级医院床位总数量增加时，上转患者数量减少，变化趋势与第二章第四节相反。

在上级医院两类病床资源数量设置相同的情况下，与下级医院下转患者专用床位相比，下转患者共享床位时，上级医院外源患者数量略微增加，上转患者数量减少。特别是上转患者可使用床位数量为 8 张时，上转患者减少数量要明显一些。

在上级医院两类病床资源数量设置相同的情况下，与下级医院下转患者专用床位相比，下转患者共享床位时，医联体下转不畅的患者数量明显减少。与第二章第四节比较，当上级医院总床位数量较多时（40 张），医联体下转不畅的患者数量减少特别多（8 人左右）。与第二章第四节比较，当上转患者可使用床位数量较少时（4 张）或下级医院外源患者流强度较小时（$\lambda_1 = 0.7$），医联体下转不畅的患者数量减少特别明显。

本章中，当上级医院床位总数量增加时，上转床位满床概率下降，变化趋势与第二章第四节相反。

在上级医院两类病床资源数量设置相同的情况下，与下级医院下转患者专用床位相比，下转患者共享床位时，上转床位满床概率下降。与第二章第四节比较，当下级医院外源患者流强度较小时（$\lambda_1 = 0.7$），上转床位满床概率下降特别明显。与第二章第四节比较，当上转患者可使用床位数量较少（4 张）且下级医院外源患者流强度较小时（$\lambda_1 = 0.7$），或上转患者可使用床位数量较多（8张）且下级医院外源患者流强度较大时（$\lambda_1 = 2.5$），上转床位满床概率下降特别明显。

由本小节比较分析可知，与下级医院下转患者专用床位相比，医联体下级医院患者共享病床资源时：

能有效减少下级医院阻塞的上转患者数量，下级医院下转患者数量明显增加，下级医院患者总数量增加。说明下级医院患者共享病床资源能有效改善下级医院的患者结构。医联体下转不畅的概率明显下降，下转不畅的患者数量明显减少。

上级医院外源患者数量略微增加，上转患者数量减少。医联体上转床位满床概率下降。

医联体下级医院患者共享病床资源，可以改善医联体两级医院，特别是下级医院的患者结构，医联体运行更加通畅。

二、医联体转诊运行状态（下级医院患者共享床位）

根据本章数值仿真分析结果，总结的变化趋势见表3-3。我们特别指出：

本章中，当上级医院床位总数量增加时，医联体上转无阻塞患者的概率上升，变化趋势与第二章第四节相反。原因是在下级医院患者共享病床资源的情况下，上级医院床位总数量增加，医联体阻塞的上转患者数量减少。根本原因是下级医院患者共享所有床位资源，使得下转患者流更畅通，从而上转患者流也更畅通。

根据第二章第四节，在下级医院下转患者专用床位的情况下，上级医院床位总数量增加，医联体阻塞的上转患者数量增加（第二章第四节）。医联体上转无阻塞患者的概率下降，但是下降幅度很小。

在上级医院两类病床资源数量设置相同的情况下，与下级医院下转患者专用床位相比，下转患者共享床位时，医联体上转无阻塞患者的概率上升。与第二章第四节比较，当下级医院外源患者流强度较小时（$\lambda_1 = 0.7$），医联体上转无阻塞患者的概率上升特别明显。与第二章第四节比较，当上转患者可使用床位数量较少（4张）且下级医院外源患者流强度较小时（$\lambda_1 = 0.7$），或上转患者可使用床位数量较多（8张）且下级医院外源患者流强度较大时（$\lambda_1 = 2.5$），医联体上转无阻塞患者的概率上升明显。

在上级医院两类病床资源数量设置相同的情况下，与下级医院下转患者专用床位相比，下转患者共享床位时，医联体下转畅通的概率明显上升。

本章中，当上级医院床位总数量增加时，医联体内阻塞上转患者的阻塞等待时间减少，减少幅度在 0 天（$\lambda_1 = 0.7$）到 4 天（$\lambda_1 = 2.5$），变化趋势与第二章第四节相反。原因是在下级医院患者共享病床资源的情况下，上级医院床位总数量增加，医联体阻塞的上转患者数量减少。

根据第二章第四节，在下级医院下转患者专用床位的情况下，上级医院床位总数量增加，医联体内阻塞上转患者的阻塞等待时间增加，增加幅度在 3 天（$\lambda_1 = 0.7$）到 5 天（$\lambda_1 = 2.5$）。

在上级医院两类病床资源数量设置相同的情况下，与下级医院下转患者专用床位相比，下转患者共享床位时，医联体内阻塞上转患者的阻塞等待时间减少。与第二章第四节比较，当上级医院总床位数量较多时（40 张），医联体内阻塞上转患者的阻塞等待时间减少非常明显，减少幅度在 5 天（$\lambda_1 = 0.7$）到 12 天（$\lambda_1 = 2.5$）。与第二章第四节比较，当上级医院上转患者可使用床位数量较多时（6 张），医联体内阻塞上转患者的阻塞等待时间减少非常明显，减少幅度在 9 天（$\lambda_1 = 2.5$）。当上级医院上转患者可使用床位数量较多时（8 张），医联体内阻塞上转患者的阻塞等待时间接近 0 天。

与下级医院下转患者专用床位相比，下级医院患者共享病床资源时，上转患者在下级医院的日均阻塞费用减少。

在第二章第四节中，随着上级医院床位总数量的增加，上转患者在下级医院的日均阻塞费用略微增加。而本章中，随着上级医院床位总数量的增加，上转患者在下级医院的日均阻塞费用减少。

与下级医院下转患者专用床位相比，医联体下级医院患者共享病床资源时，医联体转诊运行不佳产生的额外医药费用总额明显减少。

由本小节比较分析可知：

与下级医院下转患者专用床位相比，医联体下级医院患者共享病床资源时，医联体无论是上转患者流还是下转患者流都有明显改善，医联体转诊运行状态更好，医联体转诊运行不佳产生的额外医药费用总额明显减少。

与下级医院下转患者专用床位相比，医联体下级医院患者共享病床资源时，可以有效缩短医联体内阻塞上转患者的阻塞等待时间。

三、医联体各类日均医药费用（下级医院患者共享床位）

根据本章数值仿真分析结果，总结的变化趋势见表 3-4。我们特别指出：

与下级医院下转患者专用床位相比，下级医院患者共享病床资源时，下级医院下转患者日均医药费用总额增加。特别是下级医院患者流强度较小时（$\lambda_1 =$ 0.7），或上级医院总床位数量增加时（40 张），下转患者日均医药费用增加明显，是下级医院一项稳定的费用收入。

本章中，随着上级医院总床位数量的增加，下级医院日均医药费用总额增加，变化趋势与第二章第四节相反。

原因在第二章第四节中提到过，仅扩大上级医院病床规模而保持医联体其他资源配置不变，下转失败和上转阻塞都会加重，特别是下转失败现象，医联体转诊运行状态也会变差。下转失败的患者流还间接导致下级医院非阻塞患者数量略微减少，阻塞患者数量略微增加。

上转患者在下级医院的日均医药费用总额受多重因素影响（外源患者中需要上转的患者数量、阻塞等待上转的患者数量和上转患者在下级医院的阻塞时间等）。与下级医院下转患者专用床位相比，下级医院患者共享病床资源时，上转患者上转前在下级医院的日均医药费用总额减少。

值得注意的是，上转患者上转前在下级医院的日均医药费用总额中包含了阻塞上转期间的阻塞费用，故这个费用收入减少对下级医院、医联体和患者三方都是有利的。这说明医联体患者上转前等待床位的时间减少了，阻塞患者的数量减少了，患者支出减少了，医联体病床资源和医药费用使用效益提高了。

本章中，随着上转患者可使用床位数量的增加，上级医院日均医药费用总额略微减少，变化趋势与第二章第四节相反。说明下级医院患者共享病床资源时，上级医院增加上转患者可使用床位数量，并不能改善上级医院病床资源和医药费用的使用效益。

在上级医院两类病床资源数量设置相同的情况下，与下级医院下转患者专用床位相比，下级医院患者共享病床资源时，上级医院日均医药费用总额是增加的，下级医院日均医药费用总额和医联体日均医药费用总额也是增加的。

在上级医院两类病床资源数量设置相同的情况下，与下级医院下转患者专用床位相比，下级医院患者共享病床资源时，医联体下级医院阻塞床位的日均医药费用增加。因为阻塞患者在下级医院的医药费用包括治疗期间的费用和阻塞等待上转期间的费用。阻塞等待上转期间产生的费用少。当阻塞时间减少，阻塞患者上转前在下级医院的日均医药费用有所增加。所以一张阻塞床位的日均医药费用增加，阻塞床位使用效益提升。阻塞床位使用效益提升，意味着无效支出费用减少。

第五节　本章结论

通过本章的比较分析可知，与下级医院下转患者专用床位相比，医联体下级医院患者共享病床资源时，医联体内部患者流更畅通，医联体两级医院病床资源使用效益提升，日均医药费用收入提高。具体地：

在上级医院两类病床资源数量设置相同的情况下，与下级医院下转患者专用床位相比，下转患者共享床位时，下级医院外源患者数量增加，下级医院阻塞的上转患者数量有效减少，下转患者数量明显增加，下级医院患者总数量增加，医联体下转不畅的患者数量明显减少，医联体下转不畅通的概率明显下降，上级医院外源患者数量略微增加，上级医院上转患者数量减少，上转床位满床概率下降。

由此可以看出，医联体下级医院患者共享病床资源，可以改善医联体两级医院，特别是下级医院的患者结构。

在上级医院两类病床资源数量设置相同的情况下，与下级医院下转患者专用床位相比，医联体下级医院患者共享病床资源时，医联体上转无阻塞患者的概率上升，医联体下转畅通的概率明显上升，医联体上转患者流、下转患者流都有明显改善，有效缩短了医联体内阻塞上转患者的阻塞等待时间，医联体转诊运行状态更好。

在上级医院两类病床资源数量设置相同的情况下，与下级医院下转患者专用床位相比，下级医院患者共享病床资源时，下级医院日均医药费用总额增加。当下级医院患者流强度较小或上级医院总床位数量较多时，下转患者日均医药费用增加明显，这是下级医院一项稳定的收入。

在上级医院两类病床资源数量设置相同的情况下，与下级医院下转患者专用床位相比，下级医院患者共享病床资源时，上级医院日均医药费用总额增加，医联体日均医药费用总额增加。

在第二章第四节中，随着上转患者可使用床位数量的增加，上级医院日均医药费用总额增加。而在本章中，随着上转患者可使用床位数量的增加，上级医院日均医药费用总额略微减少。说明下级医院患者共享病床资源时，上级医院增加上转患者可使用床位数量并不能改善上级医院病床资源和医药费用的使用效益。

在上级医院两类病床资源数量设置相同的情况下，与下级医院下转患者专用床位相比，下级医院患者共享病床资源时，医联体任意一位阻塞患者的阻塞费用明显减少，医联体下级医院阻塞床位的日均医药费用增加，阻塞床位使用效益提升，医联体转诊运行不佳产生的额外医药费用总额明显减少。

第四章　下级医院患者共享床位及上转患者出院等待上转模式下医联体运营分析

在第二章和第三章的研究中，假设医联体中产生需要上转的患者时，均在下级医院原地等待上级医院空出上转床位后上转治疗。阻塞的上转患者继续占用下级医院的床位资源，直到上转成功离开为止。从决定上转到上转成功这段时间称为阻塞等待时间。

在某些医联体上转实践中，需要上转的患者在下级医院医患双方做出上转决策时，就需要办理出院手续。患者离开下级医院回家等待上级医院的上转床位，待上级医院有上转床位时，直接到上级医院办理入院手续。这种情况下，阻塞的上转患者不会占用下级医院的病床资源。

本章在阻塞上转患者出院等待上转床位和下级医院患者共享床位的前提下，与第三章进行比较分析，探讨医联体患者流布局与医疗资源、医药费用的使用效益。

第一节　下级医院患者共享床位及上转患者出院等待上转模式下模型描述

一、模型假设

假设 1　上级医院的患者数量等于上级医院的床位数。

假设 2　上转患者在上级医院完成核心治疗后，下转回下级医院进行康复治疗。

假设 3　上级医院没有阻塞滞留患者。

假设 4　下级医院两类患者（外源患者和下转患者）共享所有床位。

假设 5　上级医院腾出空床时，优先接收下级医院阻塞患者，其次接收直接到上级医院就诊的外源患者。

假设 6　只要上级医院能够接收外源患者，就一定有患者到达。

假设 7 医联体中的阻塞患者达到一定数量后，下级医院产生的上转患者不再直接加入阻塞等待患者队列，而是被视为上级医院外源患者进入医联体上级医院，即该患者被视为上级医院的外源患者流而不是上转患者流。

因为下级医院阻塞上转患者出院等待上转床位，所以下级医院只有两类患者：外源患者和下转患者（假设 4）。

在医联体中，上级医院会给予下级医院上转患者一定的优先入院权。在医联体上级医院上转床位未满床时，上级医院在同时面对上转患者和外源患者时，优先接收阻塞的上转患者。但是，上级医院不会无限制地接收下级医院的上转患者，因此，只有当医联体内阻塞上转患者小于一定数量时，才能获得优先上转权进入阻塞等待上转队列。如果医联体内阻塞上转患者超过一定数量后，新产生的上转患者只能自行联系上级医院排队办理入院手续，这个患者不再被视为医联体内部上转患者流。该患者在下级医院医患双方决定上转的时候，就在下级医院办理出院手续，而后自行联系上级医院，该患者属于上级医院的外源患者流（假设 7）。

其余假设与第三章第一节的模型假设相同，此处不再赘述。

二、模型参数

下级医院共有床位 c_1 张，上级医院共有床位 c_2 张。

下级医院外源患者流到达强度服从参数为 λ_1 的 Poisson 流。

下级医院患者类型不同，服务时间也不同。

上级医院患者类型不同，服务时间也不同。

上级医院开放给上转患者的床位限制数量为 c_4 张（$0 \leqslant c_4 \leqslant c_2$）。

下级医院外源患者中直接治愈的概率为 α，因此需要上转的患者的概率是 $1-\alpha$。上级医院外源患者中直接治愈的概率为 β，因此需要下转的患者的概率是 $1-\beta$。上转患者在上级医院完成核心诊疗后，除非下级医院下转床位满床，否则必须下转到下级医院进行康复治疗。

当下级医院下转床位满床时，上级医院原来需要下转到下级医院进行后续康复治疗的患者只能由上级医院自行治愈出院。其中，原来是外源患者的，他们的服务时间服从参数为 μ_4 的负指数分布；原来是上转患者的，他们的服务时间服从参数为 μ_4' 的负指数分布。

医联体允许的最大阻塞上转患者数量为 c_5 位。

令随机变量 $X(t)$，$Y(t)$，$Z(t)$ 和 $B(t)$ 分别表示 t 时刻医联体中下级医院的外源患者数量，下级医院的下转患者数量，上级医院的上转患者数量和医联体的阻塞患者数量。

根据本章的描述，引起这些随机变量变化的都是 Poisson 流与负指数分布，具有马尔可夫性。所以 $\{X(t), B(t), Y(t), Z(t)\} = \{X(t) = x, B(t) = b, Y(t) = y, Z(t) = z\}$ 是一个四维马尔可夫链。有了上述假设和参数，本章研究的医联体的全部患者流如图 4-1 所示。

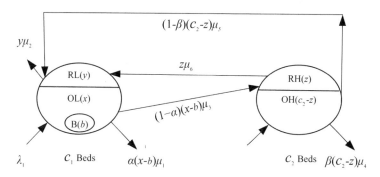

图 4-1 医联体患者流布局（阻塞上转患者出院等待上转床位）

本章对四维马尔可夫链 $\{X(t), B(t), Y(t), Z(t)\}$ 的状态空间做如下说明。他的状态空间为 $\Omega = \{(x, b, y, z): 0 \leq x \leq c_1, 0 \leq b \leq c_5, 0 \leq y \leq c_1 - x, 0 \leq z \leq c_4\}$。

接下来，对四维马尔可夫链 $\{X(t), B(t), Y(t), Z(t)\}$ 的状态转移概率进行分析。

$$x : x \qquad b : b = 0 \qquad y : y = 0 \qquad z : z = 0$$
$$0 < x < c_1 - c_3 \quad 0 < b < x \qquad 0 < y < c_3 \qquad 0 < z < c_4$$
$$x = c_1 - c_3 \qquad b = x \qquad y = c_3 \qquad z = c_4$$

根据该马尔可夫链的状态空间，需要进行分类讨论。

首先，按照上级医院上转患者数量分三种情形进行马尔可夫链 $\{X(t), B(t), Y(t), Z(t)\} = \{x, b, y, z\}$ 的状态转移概率分析。情形 1：$z = 0$；情形 2：$0 < z < c_4$；情形 3：$z = c_4$。具体的状态转移概率分析，如果读者需要，可以联系作者。

由四维马尔可夫链 $\{X(t), B(t), Y(t), Z(t)\}$ 的状态空间 $\Omega = \{(x, b, y, z): 0 \leq x \leq c_1, 0 \leq b \leq c_5, 0 \leq y \leq c_1 - x, 0 \leq z \leq c_4\}$ 及状态转移概率分析可知，四维马尔可夫链 $\{X(t), B(t), Y(t), Z(t)\}$ 在无穷小时间

Δt 内状态转移概率矩阵 P (Δt) 是一个 $\dfrac{(c_1+1)\ (c_1+2)}{2}$ (c_4+1) (c_5+1) 阶的方阵。

令 $Q = \lim\limits_{\Delta t \to 0} \dfrac{P\ (\Delta t)\ -E}{\Delta t}$，其中 E 是与 P (Δt) 同阶的单位阵。矩阵 Q 是四维马尔可夫链 $\{X\ (t),\ B\ (t),\ Y\ (t),\ Z\ (t)\}$ 的瞬时强度转移矩阵（Q 矩阵）。马尔可夫链 $\{X\ (t),\ B\ (t),\ Y\ (t),\ Z\ (t)\}$ 的平稳分布 $\vec{p} = \{p_{xbyz}\}$（$\vec{p}$ 是一个 $\dfrac{(c_1+1)\ (c_1+2)}{2}$ (c_4+1) (c_5+1) 维的行向量）满足方程组

$$\begin{cases} \vec{p}Q = 0, \\ \sum\limits_{x}\sum\limits_{b}\sum\limits_{y}\sum\limits_{z} p_{xbyz} = 1 \end{cases} 。$$

其中，第二个式子是概率分布必须满足的规范化方程。

第二节 下级医院患者共享床位及上转患者 出院等待上转模式下关键性能指标

本章所考察的关键性能指标与第二章第二节、第三章第二节是一样的。因为下级医院阻塞的上转患者出院等待上转床位，故各类性能指标的计算与前两章有所不同。

一、上级医院和下级医院各类患者数量的期望值

下级医院外源患者数量的期望值为 $E(X) = \sum\limits_{x=0}^{c_1} x \sum\limits_{b=0}^{c_5} \sum\limits_{y=0}^{c_1-x} \sum\limits_{z=0}^{c_4} p_{xbyz}$ 。

下级医院外源患者会分成两个患者流：直接治愈出院的患者流 αE (X) 和上转的患者流 $(1-\alpha)\ E$ (X)。而上转的患者流又会分为两个患者流。当阻塞的上转患者达到一定数量后，下级医院将无法将上转患者指派到等待上转的队列中。此时，新产生的上转患者只能自行联系上级医院，作为上级医院的外源患者排队等待上转。因此，决定上转的患者流分为两个患者流：医联体阻塞的上转患者流和上转失败自行联系上级医院的患者流。

上转的两个患者流在下级医院接受的治疗是一样的。

医联体阻塞的上转患者数量期望值为 $E(B) = \sum\limits_{x=0}^{c_1} \sum\limits_{b=0}^{c_5} b \sum\limits_{y=0}^{c_1-x} \sum\limits_{z=0}^{c_4} p_{xbyz}$ 。

下级医院下转患者数量的期望值为 $E(Y) = \sum\limits_{x=0}^{c_1} \sum\limits_{b=0}^{c_5} \sum\limits_{y=0}^{c_1-x} y \sum\limits_{z=0}^{c_4} p_{xbyz}$。

上级医院上转患者数量的期望值为 $E(Z) = \sum\limits_{z=0}^{c_4} z \sum\limits_{x=0}^{c_1} \sum\limits_{b=0}^{c_5} \sum\limits_{y=0}^{c_1-x} p_{xbyz}$。

上级医院外源患者数量的期望值为 $E(OH) = \sum\limits_{z=0}^{c_4} (c_2-z) \sum\limits_{x=0}^{c_1} \sum\limits_{b=0}^{c_5} \sum\limits_{y=0}^{c_1-x} p_{xbyz}$。

二、医联体内阻塞上转患者的阻塞时间 $E(W_{blocked})$

因为阻塞上转患者出院等待上转床位，本小节分析与第二章第二节、第三章第二节分析有所不同。下级医院在院患者只有两类：外源患者和下转患者。只要这两类患者占满了床位，医联体内部就不会有下转患者流。第二章下转患者专用床位时，只要下转床位满床，医联体内部就不会有下转患者流。第三章下级医院无论满床还是未满床，都有可能存在下转患者流。阻塞的上转患者和有下转需求的患者可以置换床位资源。

排在最前面的阻塞上转患者成功上转，分以下几种情况讨论。

下级医院未满床且上级医院上转床位未满床，概率为 $\sum\limits_{z=0}^{c_4-1} \sum\limits_{x=0}^{c_1} \sum\limits_{b=1}^{c_5} \sum\limits_{y=0}^{c_1-x} p_{xbyz}$。

此时只要上级医院治愈了一位外源患者（$\beta(c_2-z)\mu_4$），或者上级医院完成了一位外源患者核心治疗并下转到下级医院进行后续康复治疗（$(1-\beta)(c_2-z)\mu_5$），或者上级医院完成了一位上转患者核心治疗并下转到下级医院进行后续康复治疗（$z\mu_6$），上级医院就会空出一张床位接收排在最前面的阻塞上转患者。这三个随机事件之一发生，排在最前面的阻塞上转患者就可以成功上转。

由第二章第二节分析可知，下级医院排在最前面的阻塞上转患者的平均上转等待时间为 $\dfrac{1}{\beta(c_2-z)\mu_4+(1-\beta)(c_2-z)\mu_5+z\mu_6}$。

下级医院未满床且上级医院上转床位满床，概率为 $\sum\limits_{x=0}^{c_1-1} \sum\limits_{b=1}^{c_5} \sum\limits_{y=0}^{c_1-1-x} p_{xbyc_4}$。

此时上级医院上转患者满床，除非上级医院完成了上转患者核心诊疗并下转至下级医院进行后续康复治疗（$c_4\mu_6$），否则不能接收阻塞的上转患者。即便是上级医院治愈了一位外源患者或者完成了一位外源患者的核心诊疗，上级医院也只能接收一位新的外源患者，阻塞的上转患者仍然待在下级医院等待上转。

我们可以得到，下级医院排在最前面的阻塞上转患者的平均上转等待时间为 $\dfrac{1}{c_4\mu_6}$。

下级医院满床且上级医院上转床位未满床，概率为 $\sum\limits_{z=0}^{c_4-1}\sum\limits_{x=0}^{c_1}\sum\limits_{b=1}^{c_5}p_{xb(c_1-x)z}$。

此时上级医院没有下转患者流，自行治愈原本需要下转的患者。只要上级医院治愈了一位外源患者（$(c_2-z)\mu_4$），或者上级医院治愈了一位上转患者（$z\mu_6'$），上级医院就会空出一张床位接收排在最前面的阻塞上转患者。这两个随机事件之一发生，排在最前面的阻塞上转患者就可以成功上转。

类似于第 1 种情况，我们可以得到，下级医院排在最前面的阻塞上转患者的平均上转等待时间为 $\dfrac{1}{(c_2-z)\mu_4+z\mu_6'}$。

下级医院满床且上级医院上转床位满床，概率为 $\sum\limits_{x=0}^{c_1}\sum\limits_{b=1}^{c_5}p_{xb(c_1-x)c_4}$。

此时下级医院不能接收下转患者，上级医院只能自行治愈原本需要下转的患者，没有下转患者流。上级医院上转患者满床，除非上级医院治愈了一位上转患者（$c_4\mu_6'$），否则不能接收阻塞的上转患者。

我们可以得到，下级医院排在最前面的阻塞上转患者的平均上转等待时间为 $\dfrac{1}{c_4\mu_6'}$。

综上，可以得到下级医院排在最前面的阻塞上转患者的期望上转等待时间为

$$\sum_{z=0}^{c_4-1}\frac{1}{\beta(c_2-z)\mu_4+(1-\beta)(c_2-z)\mu_5+z\mu_6}\sum_{x=0}^{c_1-1}\sum_{b=1}^{c_5}\sum_{y=0}^{c_1-x}p_{xbyz}+\frac{1}{c_4\mu_6}\sum_{x=0}^{c_1-1}\sum_{b=1}^{c_5}\sum_{y=0}^{c_1-x}p_{xbyc_4}$$

$$+\sum_{z=0}^{c_4-1}\frac{1}{(c_2-z)\mu_4+z\mu_6'}\sum_{x=0}^{c_1}\sum_{b=1}^{c_5}p_{xb(c_1-x)z}+\frac{1}{c_4\mu_6'}\sum_{x=0}^{c_1}\sum_{b=1}^{c_5}p_{xb(c_1-x)c_4}$$

下级医院任一新的阻塞上转患者产生，总是排在等待上转的患者的最后一位，逐步更新排位成为排在最前面的阻塞上转患者。稳态分布下，下级医院阻塞上转患者数量的期望值为 $E(B)=\sum\limits_{x=0}^{c_1}\sum\limits_{b=0}^{c_5}b\sum\limits_{y=0}^{c_1-x}\sum\limits_{z=0}^{c_4}p_{xbyz}$。根据负指数分布的无记忆性，医联体内任意一位阻塞上转患者的期望上转等待时间为

$$E(W_{blocked})=\left\{\sum_{z=0}^{c_4-1}\frac{1}{\beta(c_2-z)\mu_4+(1-\beta)(c_2-z)\mu_5+z\mu_6}\sum_{x=0}^{c_1-1}\sum_{b=1}^{c_5}\sum_{y=0}^{c_1-x}p_{xbyz}\right.$$

$$+\frac{1}{c_4\mu_6}\sum_{x=0}^{c_1-1}\sum_{b=1}^{c_5}\sum_{y=0}^{c_1-x}p_{xbyc_4}+\sum_{z=0}^{c_4-1}\frac{1}{(c_2-z)\mu_4+z\mu_6'}\sum_{x=0}^{c_1}\sum_{b=1}^{c_5}p_{xb(c_1-x)z}$$

$$\left.+\frac{1}{c_4\mu_6'}\sum_{x=0}^{c_1}\sum_{b=1}^{c_5}p_{xb(c_1-x)c_4}\right\}\cdot\sum_{x=0}^{c_1}\sum_{b=0}^{c_5}b\sum_{y=0}^{c_1-x}\sum_{z=0}^{c_4}p_{xbyz}。$$

三、下级医院满床概率 $P(X+Y=c_1)$

$$P(X+Y=c_1)=\sum_{x=0}^{c_1}\sum_{b=0}^{c_5}\sum_{z=0}^{c_4}p_{xb(c_1-x)z}\text{。}$$

四、上级医院上转患者满床概率 $P(Z=c_4)$

$$P(Z=c_4)=\sum_{x=0}^{c_1}\sum_{b=0}^{c_5}\sum_{y=0}^{c_1-x}p_{xbyc_4}\text{。}$$

五、医联体转诊运行状态

与第二章第二节和第三章第二节类似，定义 3 个医联体转诊运行状态：

医联体下转畅通的概率：$P(0\leqslant X+Y\leqslant c_1-1)$。

医联体上转无阻塞患者的概率：$P(b=0)$。

医联体上转无阻塞患者且下转畅通的概率：$P(0\leqslant X+Y\leqslant c_1-1\cap b=0)$。

阻塞的上转患者需出院等待上转床位，当阻塞的上转患者达到一定数量后，下级医院无法将上转患者指派到等待上转的队列中。此时，新产生的上转患者只能自行联系上级医院，作为上级医院的外源患者排队等待上转。这与第二章和第三章中情形完全不一样。第二章和第三章中，如果全是阻塞的上转患者占用床位，此时不会新产生上转患者。

当 $b<c_5$，上转患者可以成功加入上转队列等候。因此，我们定义：

医联体上转通道开放的概率：$P(b<c_5)$。

医联体上转通道开放且下转畅通的概率：$P(0\leqslant X+Y\leqslant c_1-1\cap b<c_5)$。

接下来，我们通过数值分析，考察医联体服务系统各个运营参数对医联体关键性能指标的影响机制。分析医联体患者流、医疗资源、医药费用使用效益的交互影响机制，提出相应的对策。

六、医联体日均医药费用

因为下级医院阻塞患者需出院等待上转床位，医联体日均医药费用与第二章第三节、第三章第二节分析既有相同之处，也有不同之处。

下级医院直接治愈的外源患者日均医药费用总额为 $\gamma_1\alpha E(X)\mu_1$。

下级医院上转患者上转前在下级医院的日均医药费用总额为 $\gamma_{31}(1-\alpha)E(X)\mu_3$。

因为上转患者出院等待上转床位，所以医联体没有阻塞费用产生。本章不考虑患者出院等待床位的时间成本。

上级医院直接治愈的外源患者日均医药费用总额为 $\gamma_4 \beta E\ (OH)\ \mu_4$。

下转到下级医院的患者在下级医院的日均医药费用总额为 $\gamma_2 E\ (Y)\ \mu_2$。

下转到下级医院的上级医院外源患者在上级医院的日均医药费用总额为 γ_5 $(1-\beta)\ E\ (OH)\ P\ (0 \leqslant X+Y \leqslant c_1 -1)\ \mu_5$。

下转成功的上转患者在上级医院的日均医药费用总额为 $\gamma_6 E\ (Z)\ P\ (0 \leqslant X+ Y \leqslant c_1 -1)\ \mu_6$。

下转失败的上转患者在上级医院的日均医药费用总额为 $\gamma_6' E\ (Z)\ P\ (X+Y= c_1)\ \mu_6'$。

下转失败的上级医院外源患者在上级医院的日均医药费用总额为 $\gamma_4\ (1-\beta)$ $E\ (OH)\ P\ (X+Y=c_1)\ \mu_4$。

七、医联体转诊运行不佳产生的日均额外医药费用

在计算医联体转诊运行不佳产生的日均额外医药费用时，不考虑下级医院上转失败自行联系上级医院的患者流的额外医药费用。原因在于：这部分患者从下级医院出院自行联系上级医院后，上级医院还是将其视作上转患者进行治疗。他们与阻塞上转患者唯一区别是，从下级医院出院到进入上级医院的时间不同，而本章不考虑患者这段时间的时间成本。

医联体上转患者下转失败产生的日均额外医药费用总额为 $\left(\gamma_6' \mu_6' - \dfrac{\gamma_6+\gamma_2}{\dfrac{1}{\mu_6}+\dfrac{1}{\mu_2}} \right)$ $E\ (Z)\ P\ (X+Y=c_1)$。

医联体上级医院外源患者下转失败产生的日均额外医药费用总额为 $\Big(\gamma_4 \mu_4 - \dfrac{\gamma_5+\gamma_2}{\dfrac{1}{\mu_5}+\dfrac{1}{\mu_2}} \Big)\ (1-\beta)\ E\ (OH)\ P\ (X+Y=c_1)$。

医联体转诊运行不佳产生的日均额外医药费用总额为 $\Big(\gamma_6' \mu_6' - \dfrac{\gamma_6+\gamma_2}{\dfrac{1}{\mu_6}+\dfrac{1}{\mu_2}} \Big)\ E$ $(Z)\ P\ (X+Y=c_1)\ +\ \Big(\gamma_4 \mu_4 - \dfrac{\gamma_5+\gamma_2}{\dfrac{1}{\mu_5}+\dfrac{1}{\mu_2}} \Big)\ (1-\beta)\ E\ (OH)\ P\ (X+Y=c_1)$。

医联体下转不畅患者数量的期望值为 $(E(Z)+(1-\beta)E(OH))P(X+Y=c_1)$。

第三节　下级医院患者共享床位及上转
患者出院等待上转模式下参数设置

为了和第三章进行比较，参数设置和第三章相同。

表 4-1　案例分析模型参数（阻塞上转患者出院等待上转床位）

下级医院外源患者到达强度 $0.7 \leq \lambda_1 \leq 2.5$，按 0.2 递增。 各类患者平均住院日（服务时间）： $\mu_1=\dfrac{1}{13.49}$, $\mu_2=\dfrac{1}{6}$, $\mu_3=\dfrac{1}{5}$, $\mu_4=\dfrac{1}{10.63}$, $\mu_5=\dfrac{1}{7}$, $\mu_6=\dfrac{1}{7}$, $\mu_6'=\dfrac{1}{13}$。 下级医院外源患者直接治愈率：$\alpha=0.7$， 上级医院外源患者直接治愈率：$\beta=0.7$，上级医院外源患者下转率：$1-\beta=0.3$。 床位设置： 下级医院床位总数量：$c_1=20$； $(c_2, c_4, c_5)=$ [（20，4，5）；（20，4，10）；（20，8，5）；（20，8，10）； 　　　　　　　（40，4，5）；（40，4，10）；（40，8，5）；（40，8，10）]。

第四节　下级医院患者共享床位及上转
患者出院等待上转模式下灵敏度分析

在本章的大前提下（阻塞上转患者出院等待上转床位），根据床位参数设置情况，本章数值仿真分析结果主要与第三章床位设置数量相同的案例进行比较。显然的变化趋势和与第三章相类似的变化趋势，本章不再赘述。

本章进行比较分析的逻辑如下：

考察上级医院床位总数量 c_2 增加，本章各项性能指标的变化趋势（增加、减少或不变）。观察本章与第三章的变化趋势是否相同。

考察上级医院上转患者可使用床位数量 c_4 增加，本章各项性能指标的变化趋势（增加、减少或不变）。观察本章与第三章的变化趋势是否相同。

在上级医院两类病床资源配置相同的情况下，比较本章（阻塞上转患者出院等待上转床位）与第三章（阻塞上转患者在下级医院等待上转床位）各项性能指标的大小优劣。

本章比较分析以第三章为基准。比较分析结果见表4-2、表4-3和表4-4。

表4-2 医联体各类患者数量（阻塞上转患者出院
等待上转床位与在院等待上转床位比较，下转患者共享床位）

	c_2 增加		c_4 增加		c_2，c_4 配置相同下	c_5 增加
	第三章变化趋势	本章变化趋势	第三章变化趋势	本章变化趋势	本章变化趋势	本章变化趋势
下级医院外源患者	减少	减少	增加	减少	增加	不变
下级医院阻塞的上转患者	减少	减少	减少	减少	无法比较	增加
下级医院下转患者	明显增加	明显增加	增加	增加	无明显变化	不变
下级医院患者总数量	增加	增加	减少	增加	略微减少	不变
上级医院外源患者	增加	增加	减少	减少	略微减少	几乎不变
上级医院上转患者	减少	减少	增加	减少	略微增加	几乎不变
医联体下转不畅的患者数量	增加	增加	增加	增加	增加	几乎不变
上转床位满床概率	下降	下降	下降	下降	c_5 小（大）时相当（上升）	上升

表 4-3 医联体转诊运行状态（阻塞上转患者出院等待
上转床位与在院等待上转床位比较，下转患者共享床位）

	c_2 增加		c_4 增加		c_2、c_4 配置相同下	c_5 增加
	第三章变化趋势	本章变化趋势	第三章变化趋势	本章变化趋势	本章变化趋势	本章变化趋势
医联体上转无阻塞患者概率	上升	上升	上升	上升	c_5 小（大）时略微增加（上升）	下降
医联体下转畅通的概率	下降	下降	下降	下降	下降，c_4 小时明显下降	几乎不变
阻塞患者的阻塞时间	减少	略微减少	减少	减少	c_4 小且 c_5 大时增加；其余情形无明显差异	增加
所有上转患者日均阻塞费用总额	减少	无	减少	无	无	无
医联体转诊运行不佳的额外日均医药费用总额	增加	增加	先减少后增加	略微增加	λ_1 小（大）时减少（增加）	几乎不变

表4-4 医联体各类日均医药费用（阻塞上转患者出院等待
上转床位与在院等待上转床位比较，下转患者共享床位）

	c_2 增加		c_4 增加		c_2, c_4 配置相同下	c_5 增加
	第三章变化趋势	本章变化趋势	第三章变化趋势	本章变化趋势	本章变化趋势	本章变化趋势
下级医院日均医药费用总额	增加	λ_1 小（大）时增加（减少）	先减少后增加	减少	c_4 小且 λ_1 小（大）时减少（明显增加），其余无明显差异	不变
上级医院日均医药费用总额	增加	增加	减少	增加	减少	不变
医联体日均医药费用总额	增加	增加	增加	增加	减少	不变
一张阻塞床位日均医药费用	增加	无	增加	无	无	无

一、医联体各类患者数量（阻塞上转患者出院等待上转床位）

根据本章数值仿真分析结果，总结的变化趋势见表4-2。我们特别指出：

下级医院外源患者数量和下转患者数量不受医联体允许的最大阻塞上转患者数量（c_5）影响。因为医联体中需要上转的患者，无论是转诊成功的，还是自行联系上级医院上转的，均出院等待上转，不占用下级医院床位。

上级医院外源患者数量和上转患者数量受医联体允许的最大阻塞上转患者数量（c_5）影响很小，数量几乎不变。

本章中，当上级医院上转患者可使用床位数量增加时，下级医院外源患者数量减少，与第三章变化趋势相反。因为当上级医院上转患者可使用床位数量增加时，需下转的患者数量增加，下级医院下转患者数量也就增加，所以下级医院外源患者数量减少。而第三章中，当上级医院上转患者可使用床位数量增加时，虽然需下转的患者数量增加，但是阻塞上转患者减少更为明显，故下级医院外源患者数量增加。

值得注意的是，当上级医院床位总数量增加时，虽然没有增加上转患者可使用床位数量，但是医联体内阻塞上转患者数量减少。因为医联体阻塞的上转患者来自下级医院的外源患者，下级医院外源患者数量减少，故医联体内阻塞的上转患者数量减少。

在上级医院两类病床资源数量设置相同的情况下，与阻塞上转患者在下级医院等待上转床位相比，当上转患者出院等待上转床位时，下级医院外源患者数量有所增加。特别是当上级医院上转患者可使用床位数量设置不足（4 张）时，让阻塞上转患者出院等待上转床位，下级医院外源患者数量明显增加。因为没有阻塞患者占用下级医院的床位，更多的外源患者可以进入下级医院。但当上级医院增加上转患者可使用床位数量（8 张）时，阻塞上转患者的两种处置方式对下级医院外源患者数量影响不大。因为此时在下级医院等待上转的阻塞患者数量不足 1 人。

在上级医院两类病床资源数量设置相同的情况下，与阻塞上转患者在下级医院等待上转床位相比，上转患者出院等待上转床位时，上级医院上转患者数量变化不大（上转患者可使用床位数量较少，$c_4 = 4$），上级医院上转患者数量有所增加（上转患者可使用床位数量较多，$c_4 = 8$），最多增加 1 人左右。

在上级医院两类病床资源数量设置相同的情况下，与阻塞上转患者在下级医院等待上转床位相比，上转患者出院等待上转床位时，下级医院下转患者无明显变化。因为下转患者的来源（上级医院外源患者和上转患者）略微变化。

当上级医院床位总数量为 40 张且上转患者可使用床位数量较少时（4 张），与阻塞上转患者在下级医院等待上转床位相比，上转患者出院等待上转床位时，下级医院下转患者数量略微增加。

在其余床位配置情况下［上级医院总床位数 20 张（上转患者可使用床位数量 4 张）、20 张（8 张）、40 张（8 张）］，与阻塞上转患者在下级医院等待上转床位相比，上转患者出院等待上转床位时，下级医院下转患者数量略微减少（下级医院外源患者流强度较大时），下级医院下转患者数量相当（下级医院外源患者流强度较小时）。

由本小节比较分析可知：

在医联体上级医院上转患者可使用床位数量设置较少时，与阻塞患者在下级医院等待上转相比，让阻塞上转患者出院等待上转床位，下级医院外源患者有所增加而下转患者数量变化不大，说明下级医院患者结构有所改善。下级医院满床概率明显降低，这有助于改善下级医院外源患者入院成功率。两种阻塞上转患者的处置方式对上级医院两类患者数量影响不大。

当医联体上级医院上转患者可使用床位数量设置较多时，两种阻塞上转患者的处置方式对上级医院两类患者数量和下级医院两类患者数量的影响都不大。

二、医联体转诊运行状态（阻塞上转患者出院等待上转床位）

根据本章数值仿真分析结果，总结的变化趋势见表4-3。我们特别指出：

当上级医院上转患者可使用床位数量较多时（8张），医联体上转无阻塞患者的概率受医联体允许的最大阻塞上转患者数量（c_5）影响较小。上转患者可使用床位数量是影响医联体上转无阻塞患者概率的主要因素，而上级医院床位总数量和医联体允许的最大阻塞上转患者数量则影响较小。

医联体下转畅通的概率完全独立于医联体允许的最大阻塞上转患者数量。当上转患者可使用床位数量增加或上级医院床位总数量增加时，医联体下转畅通的概率降低。这两个因素中，上级医院床位总数量影响更大。

当医联体内阻塞患者人数不超过医联体内允许的最大阻塞上转患者数量时，医联体的上转通道是开放的，患者可以通过转诊通道到达上级医院，否则就只能自行联系上级医院，以上级医院外源患者入院。上级医院床位总数量和医联体内允许的最大阻塞上转患者数量这两个参数都不是影响医联体上转通道开放的主要因素，上级医院上转患者可使用床位数量配置不同时，医联体上转通道开放的概率差异很大。

因为医联体内阻塞患者出院等待上转，所以下级医院在院患者只有外源患者和下转患者两类，不存在阻塞患者与下转患者置换床位的情形。只要下级医院满床，就不能接收下转患者。当阻塞患者在院等待上转时，即便是下级医院满床，下转患者也可以和阻塞上转患者置换床位。故医联体下转畅通的概率随下级医院外源患者流 λ_1 的变化趋势与第三章呈现的变化趋势不同。

与阻塞上转患者在下级医院等待上转床位相比，当上转患者出院等待上转床位时，医联体下转畅通的概率下降。特别是当上级医院上转患者可使用床位数量较少时（4张），医联体下转畅通的概率下降很明显。因为上转床位少，下级医院阻塞患者就多，在院等待的阻塞患者可直接与上转患者置换床位。

与阻塞上转患者在下级医院等待上转床位相比，当上转患者出院等待上转床位时，医联体有些阻塞患者的等待时间增加（当医联体内允许的最大阻塞上转患者数量为10人时，医联体内出院等待上转的患者比第三章在院等待上转的患者数量多），有些等待时间减少（当医联体内允许的最大阻塞上转患者数量为5人时，医联体内出院等待上转的患者比第三章在院等待上转的患者数量少）。

在上级医院两类病床资源数量设置相同的情况下，与阻塞上转患者在下级医院等待上转床位相比，上转患者出院等待上转床位时，医联体下转不畅的患者数量有所增加。特别是当上级医院上转患者可使用床位数量较少时（4 张），医联体下转不畅的患者数量增加比较明显，因为此时医联体下转畅通的概率下降明显。

在上级医院两类病床资源数量设置相同的情况下，与阻塞上转患者在下级医院等待上转床位相比，上转患者出院等待上转床位时，医联体转诊运行不佳产生的日均额外医药费用总额减少（下级医院外源患者流强度较小时），医联体转诊运行不佳产生的日均额外医药费用总额增加（下级医院外源患者流强度较大时），且上级医院上转患者可使用床位数量较少时（4 张），增加幅度非常明显。

值得注意的是，当上转患者出院等待上转床位时没有阻塞等待费用产生，在这种情况下，医联体转诊运行不佳产生的日均额外医药费用总额都还增加，说明下转失败产生的额外医药费用增幅较大。

由本小节比较分析可知：

因为医联体内阻塞患者出院等待上转，所以下级医院在院患者只有外源患者和下转患者两类，不存在阻塞患者与下转患者置换床位的情形。因此，医联体下转畅通的概率随下级医院外源患者流 λ_1 的变化趋势与第三章不同，且畅通概率下降。下转不畅的概率上升，医联体转诊运行不佳产生的日均额外医药费用总额也增加，即使在没有上转阻塞费用的情况下也增加。

上级医院床位总数量和医联体内允许的最大阻塞上转患者数量这两个参数都不是影响医联体上转通道开放的主要因素，主要因素是上级医院上转患者可使用床位数量配置，这一点与第三章结论类似。

三、医联体各类日均医药费用（阻塞上转患者出院等待上转床位）

根据本章数值仿真分析结果，总结的变化趋势见表 4-4。我们特别指出：

下级医院日均医药费用收入受上级医院床位总数量和医联体内允许的最大阻塞上转患者数量变化的影响很小。

与阻塞上转患者在下级医院等待上转床位相比，上转患者出院等待上转床位时，医联体下级医院日均医药费用收入有所增加。特别是当上级医院上转患者可使用床位数量较少时（4 张），下级医院日均医药费用收入增加明显。此时，下级医院直接治愈的外源患者日均医药费用收入增加明显。因为阻塞患者不占床位，上转患者在下级医院的日均医药费用收入明显增加。上转患者出院等待上转床位提升了下级医院病床资源和医药费用的使用效益。

当上级医院上转患者可使用床位数量较多时（8 张），上转患者出院等待上转床位只能略微增加下级医院的日均医药费用收入。因为此时下级医院在院等待上转的患者很少。

在上级医院两类病床资源数量设置相同的情况下，与阻塞上转患者在下级医院等待上转床位相比，上转患者出院等待上转床位时，医联体下转成功的上转患者在上级医院的日均医药费用减少，且变化趋势明显不同于第三章（阻塞患者在院等待上转）。特别是当上级医院上转患者可使用床位数量较少时（4 张），减少幅度非常明显。因为医联体下转畅通的概率下降很明显。

在上级医院两类病床资源数量设置相同的情况下，与阻塞上转患者在下级医院等待上转床位相比，上转患者出院等待上转床位时，医联体上级医院日均医药费用总额减少，且上级医院上转患者可使用床位数量较少时（4 张），减少幅度更明显，此时医联体下转畅通的概率下降很明显。主要原因是医联体下转成功的上转患者在上级医院的日均医药费用明显减少，医联体上级医院直接治愈的外源患者日均医药费用减少。

说明上级医院日均医药费用总额受医联体下转畅通的概率影响比较大，医联体应当关注上级医院下转运行状况。

在上级医院两类病床资源数量设置相同的情况下，与阻塞上转患者在下级医院等待上转床位相比，上转患者出院等待上转床位时，整个医联体日均医药费用总额减少。即便是减去日均阻塞费用，第三章（阻塞上转患者在下级医院等待上转床位时）的医联体日均医药费用总额依然高于第四章（上转患者出院等待上转床位时）。

第五节　本章结论

通过本章的比较分析可知：

在阻塞患者出院等待上转床位的情况下，当上级医院增加上转患者可使用床位数量时，下级医院外源患者数量减少。这一变化趋势与第二章和第三章都相反。原因在于下级医院没有阻塞患者占床，上级医院上转患者流增加后，下转患者流同步增加。因此，外源患者减少，下转患者增加。

在阻塞患者在院等待上转床位的情况下，当上级医院有下转需求时可以和阻塞患者置换床位。而在阻塞患者出院等待上转床位的情况下，当上级医院有下转需求时需要等待下级医院腾出床位才能下转。因此，阻塞上转患者两种处置方式，对医联体下转患者流影响比对上转患者流的影响更大。

与阻塞上转患者在下级医院等待上转床位相比，上转患者出院等待上转床位时，医联体下级医院日均医药费用收入增加，上级医院日均医药费用收入减少，医联体日均医药费用收入减少。医联体下转患者流不畅通是导致医联体上级医院和整个医联体费用减少的原因，说明医联体下转运行状况和上级医院病床使用效益两者很关键。过多患者在上级医院进行康复治疗将影响整个医联体病床资源和医药费用的使用效益。从整个医联体的日均医药费用总额来看，更适合于让阻塞患者在下级医院等待上转床位。

医联体下级医院外源患者数量和下转患者数量不受医联体允许的最大阻塞上转患者数量影响，上级医院外源患者数量和上转患者数量受医联体允许的最大阻塞上转患者数量影响也不大。医联体允许的最大阻塞上转患者数量主要影响上转患者的等待时间。

第五章 实施按疾病诊断相关组（DRG）付费模式下医联体运营分析

目前很多医院实施的还是按项目付费的运营方式，药品、耗材和检验检查都是医院的收入。检查越多、处方越大，医院收入越高，这直接导致"大处方"和"大检查"等过度医疗现象的发生。多省医保基金当期收不抵支，医保穿底风险巨大。

按疾病诊断相关分组（DRG）付费后，按项目付费的医院运营模式将转变为按病组盈亏管理的模式，药品、耗材和检验检查将由医院运营收入变为运营成本。患者病例进入相应的 DRG 组后，医保进行打包付费。非必要的检查、非必要的用药会增加医院成本，导致医院治疗患者收入下降或者亏损。因此，按 DRG 付费后，医药费用构成变化、患者医药费用分配方案与患者流布局的交互影响机制值得深入研究。

上级医院直接治愈率参数（签约下转率）可视作医联体上级医院和下级医院的协作程度，上级医院直接治愈率越高，转诊比例越低，协作程度越低。下级医院外源患者直接治愈率可视作医联体下级医院医技水平的波动，下级医院直接治愈率越高，转诊比例越低，下级医院医技水平越高。张伶俐（2021）、方金鸣（2021）和龚光雯（2021）的研究均表明，实施 DRG 付费后，将改变医生的诊疗行为，增加医院间转诊行为。

因此，本章将进行以下三个方面的研究：

首先进行医联体两级医院直接治愈率灵敏度分析。在明确实施 DRG 付费将提升医联体转诊率的前提下（直接治愈率下降），探讨转诊行为变化对医联体两级医院年服务总点数的影响。

因为当前人均医药费用构成中药占比、耗占比和诊断费占比较高（占70%）。医疗服务价格严重扭曲，不能体现医务人员的技术劳务价值。本章将在保持人均医药费用总额不变的前提下，调整综合服务费、治疗费和其他费用的占比，进行医药费用构成比灵敏度分析，探讨医药费用构成比对医联体两级医院年服务总点数的影响。

方金鸣（2021）研究表明，实施 DRG 付费后，医院群体将迅速选择转出患者。在明确实施 DRG 付费后，医联体内转诊患者平均住院日下降前提下（医联体内部加快转出患者），探讨医联体内部加快转出患者对医联体两级医院年服务总点数的影响。

在进行本章研究之前，先简单介绍按 DRG 付费的分组逻辑，疾病入组步骤和付费标准确定，然后根据按 DRG 付费的核心特点，确定本章的研究边界。

第一节　DRG 基本概念与本章研究边界

一、DRG 分组思路

国家医疗保障局 2020 年 6 月发布了《国家医疗保障疾病诊断相关分组（CHS-DRG）细分组方案（1.0 版）》，DRG 按照疾病诊断、手术或操作临床过程相似、资源消耗相近的原则，结合临床经验与数据验证，对疾病进行由粗到细的分组。

第一步：依据解剖学和生理系统，同时将资源消耗巨大的病例单列（先期分组），形成 26 个主要诊断（MDC）；

第二步：在主要诊断下，根据疾病的处理方式不同（外科、非手术室手术操作和内科等，先后排序为：外科手术操作、非手术操作、内科诊断 ADRG），分为核心疾病诊断相关分组（ADRG），共 376 个 ADRG；

第三步：每个 ADRG 组，再综合考虑患者的其他个体特征、合并症和并发症（MCC 和 CC），细分为 618 个疾病诊断相关分组（DRG）。

各地可以根据实际情况，对细分组（DRG）进行适当调整。

二、病例入组步骤

分组器收到患者病案首页或结算清单时：

第一步：提取患者主要诊断、手术或操作（根据医生填写的主要诊断，医院编码员按照 ICD-10 编码规则进行编码），首先检索是否包含资源消耗巨大的主要诊断、手术或操作。如果包含，进入相关先期分组；如果不包含，进入常规分组。

第二步：根据患者的主要诊断（ICD-10 编码），检索确定主要诊断大类

（MDC）。

第三步：查看患者有无主要手术、操作情况，如果有主要手术或操作，检索患者的手术或操作编码，进入相关手术或操作组（ADRG）；如果没有主要手术或操作，检索主要诊断，进入相关内科组（ADRG）。

第四步：将患者的全部其他诊断，在 MCC/CC 表中逐一检索。如果这些其他诊断未出现在 MCC/CC 表中，表示患者的这些其他诊断不属于（严重）并发症与合并症，该患者落入无并发症的相关细分组（DRG）。如果这些其他诊断出现在 MCC/CC 表中，表示患者可能有（严重）并发症与合并症。

第五步：检索 MCC/CC 表中的这些其他诊断的排除表，如果排除表内包含了该患者的主要诊断（ICD-10 编码），则表示这些其他诊断不是 MCC/CC，该患者落入无并发症的相关细分组（DRG）。如果排除表内不包含该患者的主要诊断，则表示这些其他诊断是 MCC/CC，该患者落入有（严重）并发症与合并症的相关细分组（DRG）。

三、病例入组举例

分别举一个入外科组病例和入内科组病例。

（一）入外科组病例

分组器收到患者病案首页或结算清单如下：

一个主要诊断：趾关节脱位 S93.101。一个其他诊断：高血压 1 级 I10. x03。一个主要手术操作：趾关节脱位切开复位术 79.8801。

根据《国家医疗保障疾病诊断相关分组（CHS-DRG）细分组方案（1.0版）》（国家医疗保障局办公室，2020），该病例的入组流程如下：

第一步：用主要诊断编码 S93.101 在《国家医疗保障疾病诊断相关分组（CHS-DRG）细分组方案（1.0 版）》中进行检索，进入主要诊断大类 MDCI（肌肉、骨骼疾病及功能障碍）。

第二步：因有手术及操作，用手术操作编码 79.8801 在主要诊断大类 MDCI 内检索，进入外科组 ID1（小关节手术）。

第三步：确定有无（严重）并发症或合并症。将其他诊断依次在 MCC/CC 表中检索。本病例只有 1 个其他诊断。具体如下：

用其他诊断编码 I10. x03 在 MCC/CC 表中检索，I10. x03 出现在 CC 表中，表明高血压 1 级 I10. x03 属于并发症或合并症。接下来查看 I10. x03 的排除表（表 7-80）。在表 7-80 中检索主要诊断 S93.101，发现排除表中未包含主要诊断，说明其他诊断（高血压1级 I10. x03）属于主要诊断（趾关节脱位 S93.101）的并发症或合并症。

综上，该病例入组 ID13（小关节手术，伴有并发症或合并症），其中3表示该病例伴有一般并发症或合并症。

（二）入内科组病例

分组器收到患者病案首页或结算清单如下：

一个主要诊断：急性前壁心肌梗死 I21.001。四个其他诊断：其他诊断1：冠状动脉动脉瘤 I25.400；其他诊断2：冠状动脉粥样硬化性心脏病 I25.103；其他诊断3：心包炎 I31.902；其他诊断4：后天性肾囊肿 N28.100。手术操作：无。

该病例的入组流程如下：

第一步：用主要诊断编码 I21.001 在《国家医疗保障疾病诊断相关分组（CHS-DRG）细分组方案（1.0版）》中进行检索，进入主要诊断大类 MDCF（循环系统疾病及功能障碍）。

第二步：因没有手术及操作，用主要诊断编码 I21.001 在主要诊断大类 MDCF 内检索，进入内科组 FR2（急性心肌梗死）。

第三步：确定有无（严重）并发症或合并症。将其他诊断依次在 MCC/CC 表中检索。具体如下：

用其他诊断1编码 I25.400 在 MCC/CC 表中检索，I25.400 出现在 MCC 表中，表明冠状动脉动脉瘤 I25.400 属于（严重）并发症或合并症。接下来查看 I25.400 的排除表（表7-81）。在表7-81中检索主要诊断 I21.001，发现排除表中包含主要诊断，说明其他诊断1（冠状动脉动脉瘤 I25.400）不属于主要诊断（急性前壁心肌梗死 I21.001）的并发症或合并症。

用其他诊断2编码 I25.103 在 CC 表中检索，I25.103 出现在 CC 表中，表明冠状动脉粥样硬化性心脏病 I25.103 属于并发症或合并症。接下来查看 I25.103 的排除表（表7-81）。在表7-81中检索主要诊断 I21.001，发现排除表中包含主要诊断，说明其他诊断2（冠状动脉粥样硬化性心脏病 I25.103）不属于主要诊断（急性前壁心肌梗死 I21.001）的并发症或合并症。

用其他诊断3编码 I31.902 在 MCC/CC 表中检索，I31.902 出现在 CC 表中，表明心包炎 I31.902 属于并发症或合并症。接下来查看 I31.902 的排除表（表7-83）。在表7-83中检索主要诊断 I21.001，发现排除表中不包含主要诊断，说明其他诊断3（心包炎 I31.902）属于主要诊断（急性前壁心肌梗死 I21.001）的并发症或合并症。

用其他诊断 4 编码 N28. 100 在 MCC/CC 表中检索，N28. 100 未出现在 MCC/CC 表中，表明后天性肾囊肿 N28. 100 不属于（严重）并发症或合并症。

综上，该病例入组 FR23（急性心肌梗死，伴有并发症或合并症）。

四、胃恶性肿瘤入组情况

按照 ICD-10 编码，胃恶性肿瘤编码为 C16。根据《国家医疗保障疾病诊断相关分组（CHS-DRG）细分组（1.0 版）》的规则，归为消化系统疾病及功能障碍（MDCG）这个主要诊断大类。在 MDCG 下，根据处理方式不同，分为 12 个手术处理、3 个非手术室操作和 8 个内科共 23 个核心疾病诊断相关组（AD-RG），最后考虑患者的其他个体特征、合并症和并发症（MCC 和 CC），细分为 33 个细分组（DRG）。

根据主要手术或操作，再结合患者的其他个体特征、合并症和并发症（MCC 和 CC），胃恶性肿瘤（C16）可能落入 11 个细分组（GB19、GC19、GJ11、GJ13、GJ15、GK19、GK29、GR11、GR13、GR15、GS19），其中 7 个手术或操作组，4 个内科组。

五、DRG 权重、费率与付费标准

按 DRG 付费需要计算整个区域，各细分组内患者的例均住院费用和整个区域内的当年所有住院患者的例均住院费用，两者相比确定各 DRG 的权重，

即：某 DRG 权重 $= \dfrac{\text{该 DRG 中病例的例均费用}}{\text{所有病例的例均费用}}$ （5.1）

在总权重保持不变的情况下，调整各 DRG 权重。

在确定各 DRG 权重后，通过当年预测住院人次、上年总住院人次和上年各 DRG 例数得到当年各 DRG 预测例数，即：

各 DRG 预测例数 = 当年预测住院人次 $\times \dfrac{\text{上年各 DRG 例数}}{\text{上年总住院人次}}$ （5.2）

各 DRG 预测例数乘以各 DRG 权重得到当年预测 DRG 总权重，即：

当年预测 DRG 总权重 $= \sum$（各 DRG 权重 × 各 DRG 预测例数） （5.3）

最后，当年预测住院总费用除以当年预测 DRG 总权重得到当年 DRG 费率，即：

当年 DRG 费率 $= \dfrac{\text{当年预测住院总费用}}{\text{当年预测 DRG 总权重}}$ （5.4）

各 DRG 付费标准等于当年 DRG 费率乘以该 DRG 权重，即：

该 DRG 付费标准＝当年 DRG 费率×该 DRG 权重　　　　　（5.5）

六、本章研究边界

目前，某省 DRG 付费改革尚处于试点阶段，省内仅在一地级市范围内试点，并未在统筹区内全面实施 DRG。胃恶性肿瘤同时涉及十余个 DRG。在统筹区费率和统筹区住院服务总点数未知的情况下，无法确定支付给各级医院的费用。

根据《国家医疗保障疾病诊断相关分组（CHS-DRG）分组与付费技术规范》，医保实施 DRG 付费改革的目标是实现医院、医保和患者三方共赢。通过实施 DRG 付费改革，确保医保基金支出增长控制在安全范围内，保证医保基金不穿底。高效使用医保基金，精准管理医疗机构和医保患者。

在目前统筹区费率和统筹区住院服务总点数未知的情况下，本章研究紧抓按 DRG 付费（组内疾病打包付费，总额控制）的核心特点。依据试点地区的经验做法，结合年鉴中的胃恶性肿瘤（C16）医药费用数据，考察按 DRG 付费后，医联体患者流、医药费用变化、医疗行为变化与医联体年服务量变化之间的关联机制。基于打包总额付费原则，通过认识关联交互机制，以期通过费用分配机制改善医联体患者流布局，提升医疗资源和医药费用的使用效益。

第二节　实施按疾病诊断相关组（DRG）付费模式下模型描述

一、模型假设

假设 1　医联体下级医院各类患者共享所有病床资源。

通过第二章、第三章和第四章的比较分析可知：与下级医院下转患者专用床位相比，医联体下级医院患者共享病床资源时，医联体内部患者流更畅通，医联体两级医院病床资源使用效益提升，日均医药费用收入提高。故本章假设医联体下级医院各类患者共享所有病床资源。

假设 2　阻塞上转患者在下级医院等待上转床位且上级医院上转患者可使用床位数量配置充分。

通过第三章和第四章的比较分析可知，医联体运行的关键在上级医院，上级医院日均医药费用收入占医联体日均医药费用收入总额的大部分。从提高病床资源和医药费用使用效益的角度出发，应当让阻塞上转患者在下级医院等待上转床位。

根据第四章研究结论，医联体中阻塞上转患者在院等待上转床位且上级医院上转患者可使用床位数量设置不足时，下级医院医疗资源和医药费用使用效益下降明显。而当上转患者可使用床位数量设置充分时，阻塞患者的两种处置方式对下级医院医疗资源和医药费用使用效益影响不大。

因此，本章假设医联体阻塞患者在下级医院等待上转床位且上级医院上转患者可使用床位数量设置充分。

假设 3　转诊患者在上下级医院住院费用按次分别结算。

当前按 DRG 付费的试点地区，医保基金按照服务人次付费给各级医疗机构，转诊患者在上下级医院住院费用按次分别结算。故转诊患者在上下级医院转诊算两次住院。

假设 4　医院服务量按照 DRG 点数法结算。

目前，浙江省省级及杭州市、舟山市实行的是 DRG 点数法，深圳市实行的是 DRG 点数法，重庆市实行的是 DRG 费率法，哈尔滨市实行的是 DRG 点数法，四川省省内包括攀枝花市在内的多个试点区域实行的是 DRG 点数法。

按照四川省医保局川医保规〔2021〕12 号文件规定，四川省推广实施的是 DRG 点数法。点数法和费率法没有本质区别，都是严格按照 CHS-DRG 分组规范计算每个病组的权重。基准点数本质上就是病组权重。点数法与费率法不同之处在于引入了医疗机构调整系数，避免费率法"一刀切"现象。

病例点数计算公式如下：

$$某病组基准点数 = \frac{该病组次均住院费用}{统筹区所有病例的次均住院费用} \times 100 \quad (5.6)$$

$$调整系数 = \frac{某（或某级别）医疗机构某 DRG 病组次均住院费用}{全部医疗机构同一 DRG 病组次均住院费用} \quad (5.7)$$

$$病例点数 = 基准点数 \times 调整系数 \quad (5.8)$$

医院一个周期（1 年）内服务总点数确定后，乘以地区统一的年费率即是医保基金支付医院的支付费用。故本章案例分析讨论医院服务总点数即可。考察按 DRG 点数法付费后，医联体患者流、医药费用变化与 DRG 点数法付费标准的关联交互机制。通过关联交互机制，提出合理的费用分配机制。

假设 5　转诊患者按照住院过程不完整规则结算费用。

当前按 DRG 付费的试点地区，浙江省省级及杭州市、舟山市和广西壮族自治区出台的 DRG 付费实施细则明确规定，住院过程不完整包含以医嘱转院（上转和下转）、非医嘱离院、诊疗过程不完整、死亡等方式离院的病例。转诊患者按照住院过程不完整规则结算费用。规则为按比例（病例实际发生医疗费用/该 DRG 住院均次费用）折算，最高不超过该 DRG 基准付费标准。

住院过程不完整病例的 DRG 点数 = DRG 基准点数 × DRG 调整系数 × $\dfrac{\text{病例实际发生医疗费用}}{\text{该 DRG 住院均次费用}}$

$$\text{(5.9)}$$

假设 6　实施按 DRG 付费会影响医联体的转诊比例，改变医联体转诊速度。

张伶俐（2021）和方金鸣（2021）的研究均表明，实施按 DRG 付费后，会对医联体的转诊行为产生直接影响，转诊比例和转诊速度均有所增加。

二、模型参数

模型参数与第三章第一节和第三章第六节相同。

为了计算病例点数，列出以下参数：下级医院胃恶性肿瘤人均医药费用为 γ_1，上级医院胃恶性肿瘤人均医药费用为 γ_4，统筹区域内胃恶性肿瘤人均医药费用为 γ_7，统筹区域内所有病例人均医药费用为 γ_8。

第三节　实施按疾病诊断相关组（DRG）付费模式下关键性能指标

一、医联体各类患者数量、医药费用及平均住院日

根据第三章第二节的分析可知，稳态下：

下级医院直接治愈的外源患者数量为 $\alpha E(X-B)$，人均医药费用为 γ_1，平均住院日为 $1/\mu_1$。

上级医院直接治愈的外源患者数量为 $\beta E(OH)$，人均医药费用为 γ_4，平均住院日为 $1/\mu_4$。

上转患者的数量为 $(1-\alpha)E(X-B)+E(B)$，人均医药费用为 $\gamma_{31}+\gamma_b$，平均住院日为 $\dfrac{1}{\mu_3}+E(W_{blocked})$，其中，上转患者在下级医院的阻塞费用为 γ_b。

下转到下级医院的患者数量为 $E(Y)$，人均医药费用为 γ_2，平均住院日为

$1/\mu_2$。

下转到下级医院的上级医院外源患者数量为 $(1-\beta)$ E (OH) $\{1-P$ $(X+Y=c_1\cap b=0)$ $\}$，人均医药费用为 γ_5，平均住院日为 $1/\mu_5$。

下转成功的上转患者数量为 E (Z) $\{1-P$ $(X+Y=c_1\cap b=0)$ $\}$，人均医药费用为 γ_6，平均住院日为 $1/\mu_6$。

下转失败的上转患者数量为 E (Z) P $(X+Y=c_1\cap b=0)$，人均医药费用为 γ_6'，平均住院日为 $1/\mu_6'$。

下转失败的上级医院外源患者数量为 $(1-\beta)$ E (OH) P $(X+Y=c_1\cap b=0)$，人均医药费用为 γ_4，平均住院日为 $1/\mu_4$。

二、医联体各类患者年度总点数

胃恶性肿瘤基准点数 $\eta^*=\dfrac{\gamma_7}{\gamma_8}\times100$。

下级医院调整系数 $=\dfrac{\gamma_1}{\gamma_7}$，上级医院调整系数 $=\dfrac{\gamma_4}{\gamma_7}$。

下级医院病例点数 $\eta_1=\dfrac{\gamma_7}{\gamma_8}\times100\times\dfrac{\gamma_1}{\gamma_7}=\dfrac{\gamma_1}{\gamma_8}\times100$，

上级医院病例点数 $\eta_4=\dfrac{\gamma_4}{\gamma_7}\times100\times\dfrac{\gamma_7}{\gamma_8}=\dfrac{\gamma_4}{\gamma_8}\times100$。

住院过程完整病例的年度总点数：

下级医院直接治愈的外源患者总点数为 αE $(X-B)$ $\cdot$ $365\mu_1\eta_1$。

上级医院直接治愈的外源患者总点数为 βE (OH) $\cdot$ $365\mu_4\eta_4$。

下转失败的上转患者总点数为 E (Z) P $(X+Y=c_1\cap b=0)$ $\cdot$ $365\mu_6'\eta_4$。

下转失败的上级医院外源患者总点数为 $(1-\beta)$ E (OH) P $(X+Y=c_1\cap b=0)$ $\cdot$ $365\mu_4\eta_4$。

住院过程不完整病例的年度总点数：

上转患者在下级医院的总点数为 $((1-\alpha)$ E $(X-B)$ $+E$ $(B))$ $\cdot$ $\dfrac{365}{\dfrac{1}{\mu_3}+E\ (W_{blocked})}$ $\cdot$ $\min$ $\{\eta^*,$ $\dfrac{\eta_1\ (\gamma_{31}+\gamma_b)}{\gamma_7}\}$。

下转到下级医院的患者在下级医院的总点数为 E (Y) $\cdot$ $365\mu_2$ $\cdot$ $\min$ $\{\eta^*,$ $\eta_1\dfrac{\gamma_2}{\gamma_7}\}$。

下转成功的上级医院外源患者在上级医院的总点数为 $(1-\beta)E(OH)(1-P(X+Y=c_1\cap b=0))\cdot 365\mu_5\eta_4\dfrac{\gamma_5}{\gamma_7}$。

下转成功的上转患者在上级医院的总点数为 $E(Z)(1-P(X+Y=c_1\cap b=0))\cdot 365\mu_6\eta_4\dfrac{\gamma_6}{\gamma_7}$。

第四节　实施按疾病诊断相关组（DRG）付费模式下参数设置

2020 年四川省卫生健康统计年鉴显示：四川省卫生部门办中央属医疗机构胃恶性肿瘤人均住院费用为 47732.40 元；卫生部门办县级市属医疗机构胃恶性肿瘤人均住院费用为 17479.70 元；全省卫生部门办综合医院医疗机构胃恶性肿瘤人均住院费用为 26453.82 元；全省卫生部门办综合医院医疗机构人均住院费用为 10164.38 元。

根据本章假设及第二章、第三章、第四章研究结论，参数设置见表 5-1。

表 5-1　案例分析模型参数（实施按疾病诊断相关组付费）

下级医院外源患者到达强度 $0.7\leq\lambda_1\leq2.5$，按 0.2 递增。

各类患者平均住院日（服务时间）：

$\mu_1=\dfrac{1}{13.49}$，$\mu_2=\dfrac{1}{6}$，$\mu_3=\dfrac{1}{5}$，$\mu_4=\dfrac{1}{10.63}$，$\mu_5=\dfrac{1}{7}$，$\mu_6=\dfrac{1}{7}$，$\mu_6'=\dfrac{1}{13}$。

下级医院外源患者直接治愈率：$\alpha=0.7$，0.9。

上级医院外源患者直接治愈率：$\beta=0.7$，0.9。上级医院外源患者下转率：$1-\beta=0.3$，0.1。

床位设置：$(c_1,c_2,c_4)=(20,40,8)$。

人均医药费用构成：综合服务费（$\omega_1=11\%$）、诊断费（$\omega_2=21\%$）、治疗费（$\omega_3=13\%$）、药品费（$\omega_4=23\%$）、耗材费（$\omega_5=26\%$）和其他（$\omega_6=6\%$）。

人均医药费用（元）：$\gamma_1=17479.70$，$\gamma_4=47732.40$，$\gamma_7=26453.82$，$\gamma_8=10164.38$，

$$\gamma_{31}=\begin{cases}\gamma_1(\omega_1+\omega_4+\omega_6)\dfrac{\mu_1}{\mu_3}+\gamma_1\omega_2, & \dfrac{1}{\mu_3}\leq5;\\[2mm]\gamma_1(\omega_1+\omega_4+\omega_6)\dfrac{\mu_1}{\mu_3}+\gamma_1(\omega_2+\omega_3+\omega_5), & \dfrac{1}{\mu_3}\geq6,\end{cases}\quad\gamma_b=\gamma_1(\omega_1+\omega_6)\mu_1\cdot E$$

$(W_{blocked})$，$\gamma_2=\gamma_1(\omega_1+\omega_4+\omega_6)\dfrac{\mu_1}{\mu_2}$，$\gamma_5=\gamma_4(\omega_1+\omega_4+\omega_6)\dfrac{\mu_4}{\mu_5}+\gamma_4(\omega_2+\omega_3+\omega_5)$，$\gamma_6=\gamma_4$

$(\omega_1+\omega_4+\omega_6)\dfrac{\mu_4}{\mu_6}+\gamma_4(\omega_2+\omega_3+\omega_5)$，$\gamma_6'=\gamma_4\dfrac{\mu_4}{\mu_6'}$。

第五节 实施按疾病诊断相关组（DRG）付费模式下灵敏度分析

一、医联体两级医院年服务总点数（直接治愈率灵敏度分析）

医联体两级医院外源患者直接治愈率组合：$(\alpha, \beta) = \{(0.7, 0.7),$ $(0.9, 0.7), (0.7, 0.9), (0.9, 0.9)\}$。

（一）下级医院年服务总点数（直接治愈率灵敏度分析）

根据本章数值仿真分析结果，总结的变化趋势见表5-2。表中显著变化定义为总点数变化在1万点到5万点，表中大幅变化定义为总点数变化在5万点以上。

表5-2 下级医院服务各类患者年总点数（直接治愈率灵敏度分析）

	下级医院直接治愈患者总点数	上转患者上转前在下级医院总点数	下转患者在下级医院总点数	下级医院年服务总点数
α 增加（上转率减少）	显著增加	减少	减少	增加（λ_1 大时显著）
β 增加（下转率减少）	增加	增加	减少	先减少后增加
α 和 β 同时增加	显著增加	显著减少	减少	增加（λ_1 大时显著）

由表5-2可以看出，从医联体下级医院角度看，提高两级医院直接治愈率，下级医院年服务总点数可以增加。下级医院直接治愈率 α 是影响下级医院年服务总点数的主要因素。下级医院直接治愈率 α 增加，意味着下级医院医技水平提升。

下级医院提升自身的医技水平，上级医院减少下转率，都可以提升下级医院年服务总点数。

（二）上级医院年服务总点数（直接治愈率灵敏度分析）

根据本章数值仿真分析结果，总结的变化趋势见表5-3。表中显著变化定义为总点数变化在 1 万点到 5 万点，表中大幅变化定义为总点数变化在 5 万点以上。

表 5-3　上级医院服务各类患者年总点数（直接治愈率灵敏度分析）

	上级医院直接治愈患者总点数	下转成功的上级医院外源患者在上级医院的总点数	下转成功的上转患者在上级医院的总点数	下转失败的上级医院外源患者在上级医院的总点数	下转失败的上转患者在上级医院的总点数	上级医院年服务总点数
α 增加（上转率减少）	显著增加	减少（λ_1 大时显著）	大幅减少	增加	减少（λ_1 大时显著）	显著减少（λ_1 大时大幅）
β 增加（下转率减少）	大幅增加	大幅减少	显著增加	显著减少	减少	大幅减少
α 和 β 同时增加	大幅增加	大幅减少	大幅减少	显著减少	减少（λ_1 大时显著）	大幅减少

由表 5-3 可以看出，医联体中无论哪级医院直接治愈率增加，上级医院年服务总点数均大幅减少或显著减少。两级医院直接治愈率提升，意味着医联体两级医院合作紧密程度有所降低。加大医联体双向转诊率，可以大幅或显著增加上级医院年服务总点数。

（三）医联体年服务总点数（直接治愈率灵敏度分析）

根据本章数值仿真分析结果：

医联体年服务总点数主要集中在上级医院。

当医联体下级医院直接治愈率增加时，医联体年服务总点数显著下降；当上级医院直接治愈率增加时，医联体年服务总点数大幅下降；当医联体上级医院和下级医院直接治愈率同时增加时，医联体年服务总点数大幅下降。

由此可见，增加上下两个转诊患者流，可以增加医联体年服务总点数。

二、医联体两级医院年服务总点数（医药费用构成比灵敏度分析）

当前人均医药费用构成中药占比、耗占比和诊断费占比较高（占 70%），综合服务费、治疗费和其他费用的占比较低（占 30%）。本小节在保持当前人均医药费用总额不变的情况下，将综合服务费、治疗费和其他费用的占比调增为占比 40%、50%、60%，以体现医务人员劳动价值。同时将药占比、耗占比和诊断费占比调减为 60%、50%、40%，即：

$$
\vec{\omega} = \begin{pmatrix} 1 & 1 & 1 & 1 & 1 & 1 \\ \dfrac{0.4}{0.3} & \dfrac{0.6}{0.7} & \dfrac{0.4}{0.3} & \dfrac{0.6}{0.7} & \dfrac{0.6}{0.7} & \dfrac{0.4}{0.3} \\ \dfrac{0.5}{0.3} & \dfrac{0.5}{0.7} & \dfrac{0.5}{0.3} & \dfrac{0.5}{0.7} & \dfrac{0.5}{0.7} & \dfrac{0.5}{0.3} \\ \dfrac{0.6}{0.3} & \dfrac{0.4}{0.7} & \dfrac{0.6}{0.3} & \dfrac{0.4}{0.7} & \dfrac{0.4}{0.7} & \dfrac{0.6}{0.3} \end{pmatrix} \begin{pmatrix} \omega_1 \\ \omega_2 \\ \omega_3 \\ \omega_4 \\ \omega_5 \\ \omega_6 \end{pmatrix}
$$

医联体两级医院外源患者直接治愈率：$(\alpha, \beta) = (0.7, 0.7)$。

因为本小节保持人均医药费用总额不变，增加体现医务人员劳动价值的费用占比，降低药占比、耗占比和诊断费占比，医联体系统其余参数没有变化，故医联体各项关键性能指标没有发生变化，服务的患者数量、运营状态没有发生变化。

（一）下级医院年服务总点数（医药费用构成比灵敏度分析）

根据本章数值仿真分析结果，总结的变化趋势见表5-4。

表5-4　下级医院服务各类患者年总点数（医药费用构成比灵敏度分析）

	下级医院直接治愈患者总点数	上转患者上转前在下级医院总点数	下转患者在下级医院总点数	下级医院年服务总点数
$\omega_1 + \omega_3 + \omega_6$ 增加	不变	减少	增加	增加（λ_1 大时无差异）

由表5-4可以看出，在保持人均医药费用总额不变的前提下，增加体现医务人员劳动价值的费用占比，降低药占比、耗占比和诊断费占比，下级医院年服务总点数有所增加，增幅不明显。其中，下转患者在下级医院的总点数增加。增加人均医药费用总额中体现医务人员劳动价值的费用占比，有利于激励医联体下级医院接收更多的下转患者，使医联体下转患者流更加通畅。

（二）上级医院年服务总点数（医药费用构成比灵敏度分析）

根据本章数值仿真分析结果，总结的变化趋势见表5-5。

表5-5 上级医院服务各类患者年总点数（医药费用构成比灵敏度分析）

	上级医院直接治愈患者总点数	下转成功的上级医院外源患者在上级医院的总点数	下转成功的上转患者在上级医院的总点数	下转失败的上级医院外源患者在上级医院的总点数	下转失败的上转患者在上级医院的总点数	上级医院年服务总点数
$\omega_1+\omega_3+\omega_6$ 增加	不变	减少	减少	不变	不变	显著减少

由表5-5可以看出，在保持人均医药费用总额不变的前提下，增加体现医务人员劳动价值的费用占比，降低药占比、耗占比和诊断费占比，上级医院年服务总点数显著减少。

从医保控费的角度看，在服务相同患者数量的基础上，降低药占比、耗占比和诊断费占比，有利于控制上级医院年服务点数总量。

（三）医联体年服务总点数（医药费用构成比灵敏度分析）

根据本章数值仿真分析结果，在保持人均医药费用总额不变的前提下，增加体现医务人员劳动价值的费用占比，降低药占比、耗占比和诊断费占比，有利于控制整个医联体年服务点数总量，有利于医保控费。

三、医联体两级医院年服务总点数（转诊患者平均住院日灵敏度分析）

转诊患者平均住院日参数组合：$(\mu_3, \mu_5 = \mu_6) = \left\{ \left(\frac{1}{5}, \frac{1}{7}\right), \left(\frac{1}{5}, \frac{1}{5}\right), \left(\frac{1}{3}, \frac{1}{7}\right), \left(\frac{1}{3}, \frac{1}{5}\right) \right\}$。

人均医药费用构成：综合服务费（$\omega_1 = 11\%$）、诊断费（$\omega_2 = 21\%$）、治疗费（$\omega_3 = 13\%$）、药品费（$\omega_4 = 23\%$）、耗材费（$\omega_5 = 26\%$）和其他（$\omega_6 = 6\%$）。

医联体两级医院外源患者直接治愈率：$(\alpha, \beta) = (0.7, 0.7)$。

（一）下级医院年服务总点数（转诊患者平均住院日灵敏度分析）

根据本章数值仿真分析结果，总结的变化趋势见表5-6。

表5-6 下级医院服务各类患者年总点数（转诊患者平均住院日灵敏度分析）

	下级医院直接治愈患者总点数	上转患者上转前在下级医院总点数	下转患者在下级医院总点数	下级医院年服务总点数
μ_3 增加（下级医院加快上转）	减少	增加	增加	减少
μ_5，μ_6 增加（上级医院加快下转）	减少	减少	增加	减少
μ_3，μ_5，μ_6 增加（两级医院加快转诊）	减少	随 λ_1 增加先减少后增加（差异很小）	增加	减少

由表5-6可以看出，医联体无论哪级医院加快转诊患者的转诊速度，下级医院年服务总点数均减少。原因是占下级医院服务总点数比例最高的下级医院直接治愈外源患者总点数减少。根本原因是当上转速度增加时，上转阻塞患者有所增加，下转患者也增加；当下转速度增加时，下转患者增加。值得注意的是，因为本章上级医院上转床位设置数量足够，上转阻塞患者数量始终保持在很低水平。

（二）上级医院年服务总点数（转诊患者平均住院日灵敏度分析）

根据本章数值仿真分析结果，总结的变化趋势见表5-7。

表5-7 上级医院服务各类患者年总点数（转诊患者平均住院日灵敏度分析）

	上级医院直接治愈患者总点数	下转成功的上级医院外源患者在上级医院的总点数	下转成功的上转患者在上级医院的总点数	下转失败的上级医院外源患者在上级医院的总点数	下转失败的上转患者在上级医院的总点数	上级医院年服务总点数
μ_3 增加（下级医院加快上转）	减少（λ_1 大时显著）	增加（λ_1 大时显著）	显著增加（λ_1 大时大幅）	减少（λ_1 大时显著）	减少	显著增加（λ_1 大时大幅）
μ_5，μ_6 增加（上级医院加快下转）	增加（λ_1 大时显著）	显著增加（λ_1 小时大幅）	显著减少	显著增加	随 λ_1 增加先增加后减少（差异很小）	显著增加（λ_1 小时大幅）

续表

	上级医院直接治愈患者总点数	下转成功的上级医院外源患者在上级医院的总点数	下转成功的上转患者在上级医院的总点数	下转失败的上级医院外源患者在上级医院的总点数	下转失败的上转患者在上级医院的总点数	上级医院年服务总点数
μ_3，μ_5，μ_6 增加(两级医院加快转诊)	增加	大幅增加	增加（λ_1大时显著）	增加（λ_1小时显著）	随λ_1增加先增加后减少（差异很小）	大幅增加

由表 5-7 可以看出，医联体无论哪级医院加快转诊患者的转诊速度，上级医院年服务总点数均显著增加或大幅增加。原因是转诊患者在上级医院接受的是核心治疗，核心治疗费用占人均医药费用比例高。转诊患者完成核心治疗后，加快转诊速度，可以接收更多新患者进行核心治疗。

（三）医联体年服务总点数（转诊患者平均住院日灵敏度分析）

根据本章数值仿真分析结果，无论哪级医院加快转诊速度，医联体年服务总点数均增加。原因是上级医院年服务总点数占主要部分。

四、医联体两级医院年服务总点数（横向比较三类参数）

首先，将年服务总点数总结在表 5-8 中，以便于横向比较医联体上下级医院年服务总点数随三类参数变化的变化趋势。本章不与第三章进行横向比较的原因是本章计算的是医院的年服务总点数。在统筹区费率和统筹区住院服务总点数未知的情况下，无法确定支付给医联体各级医院的费用。

表 5-8　医联体两级医院年服务总点数（横向比较三类参数）

	年服务总点数（λ_1：0.7→2.5）（单位：万点）		
	下级医院	上级医院	医联体
$(\alpha，\beta)=(0.7，0.7)$	3.6→5.6	91.4→85.0	95.0→90.6
$(\alpha，\beta)=(0.9，0.7)$	4.3→6.7	88.8→80.0	93.1→85.7
$(\alpha，\beta)=(0.7，0.9)$	3.3→6.1	78.4→78.8	81.6→84.6
$(\alpha，\beta)=(0.9，0.9)$	4.1→7.4	75.4→72.3	79.5→79.8

续表

	年服务总点数 $(\lambda_1: 0.7 \rightarrow 2.5)$ （单位：万点）		
	下级医院	上级医院	医联体
$\omega_1 + \omega_3 + \omega_6 = 0.3$	$3.6 \rightarrow 5.6$	$91.4 \rightarrow 85.0$	$95.0 \rightarrow 90.6$
$\omega_1 + \omega_3 + \omega_6 = 0.4$	$3.7 \rightarrow 5.6$	$91.9 \rightarrow 84.7$	$94.6 \rightarrow 90.3$
$\omega_1 + \omega_3 + \omega_6 = 0.5$	$3.7 \rightarrow 5.6$	$90.5 \rightarrow 84.4$	$94.2 \rightarrow 89.9$
$\omega_1 + \omega_3 + \omega_6 = 0.6$	$3.8 \rightarrow 5.6$	$90.1 \rightarrow 84.0$	$93.8 \rightarrow 89.6$
$(\mu_3, \mu_5 = \mu_6) = (\frac{1}{5}, \frac{1}{7})$	$3.6 \rightarrow 5.6$	$91.4 \rightarrow 85.0$	$95.0 \rightarrow 90.6$
$(\mu_3, \mu_5 = \mu_6) = (\frac{1}{5}, \frac{1}{5})$	$3.6 \rightarrow 5.3$	$98.4 \rightarrow 88.8$	$102.0 \rightarrow 94.1$
$(\mu_3, \mu_5 = \mu_6) = (\frac{1}{3}, \frac{1}{7})$	$3.3 \rightarrow 5.3$	$93.1 \rightarrow 91.5$	$96.5 \rightarrow 96.7$
$(\mu_3, \mu_5 = \mu_6) = (\frac{1}{3}, \frac{1}{5})$	$3.4 \rightarrow 5.1$	$100.6 \rightarrow 94.2$	$103.9 \rightarrow 99.2$

从表 5-8 可以看出：

相较于增加体现医务人员劳动价值的医药费用占比和医联体两级医院加快转诊速度，提升医联体上下级医院直接治愈率时，下级医院年服务总点数增加最多。但此时上级医院和整个医联体年服务总点数大幅下降。

相较于提升医联体上下级医院直接治愈率和增加体现医务人员劳动价值的医药费用占比，加快医联体两级医院转诊速度时，上级医院和医联体年服务总点数增加最多。但此时下级医院年服务总点数最少。

增加体现医务人员劳动价值的医药费用占比对医联体两级医院和整个医联体年服务总点数影响最小。医联体上下级医院直接治愈率和医联体两级医院转诊速度直接影响两个转诊患者流。两个内源转诊患者流和外源患者流对医联体两级医院年服务总点数影响明显。

第六节　本章结论

通过本章的比较分析可知：

下级医院直接治愈率 α 是影响下级医院年服务总点数的主要因素。下级医

院直接治愈率 α 增加，意味着下级医院医技水平提升。下级医院提升自身的医技水平或上级医院减少下转率，都可以提升下级医院年服务总点数。

两级医院直接治愈率提升，特别是上级医院直接治愈率的提升，使上级医院年服务总点数大幅减少或显著减少。上级医院直接治愈率的提升，意味着医联体两级医院合作紧密程度有所降低。

医联体年服务总点数主要集中在上级医院。

在服务相同患者数量的基础上，降低药占比、耗占比和诊断费占比，有利于控制上级医院年服务总点数和整个医联体年服务总点数。但相较于提升医联体上下级医院直接治愈率和医联体两级医院加快转诊速度，增加体现医务人员劳动价值的医药费用占比对医联体两级医院和整个医联体年服务总点数影响最小。

第六章　总结与展望

第一节　总结

课题围绕在医联体调研发现的运营管理问题，对当前研究现状进行了回顾和述评。结合调研问题，提出从患者流、医疗资源配置和医药费用使用效益视角出发，分析三者之间的关联机制，提出相应的管理策略。

因为在医联体协作运营时，医联体内各级医院协作方式各异、合作紧密程度也不一致。所以课题基于多种医联体资源配置模式，进行多维度比较分析，得到以下结论。这些结论既可以对某种资源配置模式下的医联体运营状态进行分析，也可以横向比较不同资源配置模式下的医联体运营状态。多维度比较分析可以为医联体日常运营管理策略优化提供多重视角和思路。各类医联体可以根据自身建设需要，选择适宜的资源配置模式。

课题分别通过排队理论和收益管理理论，分析医联体多重住院患者流和门诊患者流。由 Matlab 数值仿真定量分析得到的主要研究结论如下：

在医联体协作运营时，如果要求下级医院为医联体下转患者预留一定数量的下转专用床位，则意味着下级医院外源患者流和下转患者流相互独立，不占用对方病床资源。同时需要上转的患者在下级医院等待上转床位。

在下级医院床位总数量一定的情况下，增加下转患者专用床位，就意味着外源患者床位减少。出于提高自身医技水平和增加医院效益的角度，下级医院往往更偏好于外源患者，对增加下转专用床位持保守看法。

研究表明，鼓励下级医院设置足够数量的下转专用床位，这不仅可以提高下级医院床位资源使用效益和日均医药费用收入，还可以改善上级医院和整个医联体的这两个指标。下级医院减少下转专用床位数量（增加外源患者床位数量），并不能增加外源患者的入院机会。

某些情况下，上级医院面对上转患者和外源患者，也更偏好于后者。研究表明，上级医院床位总数量一定的情况下，增加上转患者可使用床位数量，可以改善下级医院的患者结构（减少阻塞患者，增加外源患者），增加下级医院、上级医院和医联体的日均医药费用总额，改善下级医院病床资源的使用效益。

原因是无论是增加下转患者专用床位数量，还是增加上转患者可使用床位数量，都可以明显改善医联体内部的上转和下转患者流，减少阻塞患者，提升医疗资源和医药费用的使用效益。医联体内下级医院增加下转专用床位或上级医院增加上转患者可使用床位，为对方医院转诊提供更多机会，不仅可以提高医院自身和整个医联体的日均医药费用收入，还可以提升病床资源的使用效益。

在建设医联体时，仅扩大医联体下级医院的病床规模（医联体签约下级医院数量增加或病床增加）而保持医联体其他资源配置不变，或者仅扩大上级医院病床规模（上级医院病床增加）而保持医联体其他资源配置不变，对医联体内部患者流会产生负面影响，会造成医联体双向转诊受阻。

医联体仅扩大病床规模，不能提升医联体病床资源和医药费用的使用效益。同步增加转诊患者床位分配数量，可以提升医联体病床资源和医药费用的使用效益。

在医联体协作运营时，提高下级医院的直接治愈率（提升下级医院的医技水平），可以有效减少医联体内部的上转患者流和下转患者流，改善医联体的转诊运行状态。提升下级医院的医技水平，可以提高下级医院的医药费用收入和整个医联体的医药费用收入。提高上级医院外源患者下转率（提高医联体签约下转率，增强协作紧密程度），可以增加下级医院、上级医院和医联体医药费用收入，提升病床使用效益。但当下级医院外源患者流强度大时，下级医院医药费用收入有所减少，上级医院和医联体医药费用收入依然增加。

在医联体协作运营时，如果两级医院将需要转诊的患者尽快转诊，可以减少患者不必要的医药费用支出，改善两级医院患者构成，提高上级医院、下级医院和整个医联体的医药费用收入，改善两级医院病床资源使用效益。但提高转诊患者的转诊速率，需要配套增加转入医院的转诊患者可使用医疗资源数量，否则会增加整个医联体不必要的额外医药费用支出。

在医联体协作运营时，如果要求下级医院所有患者共享病床资源，则意味着下级医院不再为下转患者预留专用床位，下级医院外源患者流和下转患者流不独立。同时需要上转的患者在下级医院等待上转床位。

研究表明，与下级医院下转患者专用床位相比，医联体下级医院患者共享病床资源时，医联体无论是上转患者流，还是下转患者流都有明显改善，有效缩短了医联体内阻塞上转患者的阻塞等待时间。医联体转诊运行状态更好，下级医院阻塞床位使用效益提升，医联体转诊运行不佳产生的额外医药费用总额明显减少，医联体两级医院病床资源使用效益提升，日均医药费用收入提高。

研究表明，与下级医院下转患者专用床位相比，医联体下级医院患者共享病床资源时，虽然下转患者没有专用床位保障，但是下转患者数量会增加，且下转患者数量的增加，并不会减少下级医院偏好的外源患者数量。因为共享病床资源，改善了医联体内部转诊患者流，有效减少了下级医院阻塞的上转患者数量。

医联体下级医院患者共享病床资源，可以改善医联体两级医院，特别是下级医院的患者结构。

研究表明，下级医院患者共享病床资源时，上级医院增加上转患者可使用床位数量，并不能改善上级医院病床资源和医药费用的使用效益。而当下转患者专用床位时，随着上转患者可使用床位数量的增加，上级医院日均医药费用总额增加。

在医联体协作运营时，如果下级医院所有患者共享病床资源，同时需要上转的患者出院等待上转床位，则此时下级医院没有阻塞上转患者。

研究表明，在阻塞患者出院等待上转床位的情况下，上级医院增加上转患者可使用床位数量时，下级医院外源患者数量减少。原因在于下级医院没有阻塞患者占床，上级医院上转患者流增加后，下转患者流同步增加。因此，外源患者减少，下转患者增加。

而当阻塞患者在院等待上转床位时，上级医院增加上转患者可使用床位数量，下级医院外源患者数量是增加的。因为增加的下转患者数量少于减少的阻塞上转患者数量。但从绝对数量上，阻塞患者出院等待上转床位时，下级医院外源患者数量更多。

研究表明，与阻塞患者在院等待上转床位相比，阻塞患者出院等待上转床位时，医联体下转畅通的概率下降。因为在阻塞患者在院等待上转床位的情况下，当上级医院有下转需求时可以和阻塞患者置换床位。而在阻塞患者出院等待上转床位的情况下，当上级医院有下转需求时需要等待下级医院腾出床位才能下转。

与阻塞患者在院等待上转床位相比，阻塞患者出院等待上转床位时，因为医联体下转患者流不畅通的概率上升，所以上级医院日均医药费用收入减少，但医联体下级医院日均医药费用收入增加。与此同时，医联体日均医药费用收入也减少，因为医联体主要收入来自上级医院。

研究表明，当上转患者出院等待上转床位时，设定医联体允许的最大阻塞上转患者数量对医联体下级医院外源患者数量和下转患者数量无影响，对上级医院外源患者数量和上转患者数量影响也不大。最大上转患者数量仅影响阻塞患者的上转等待时间。

在按疾病诊断相关组（DRG）付费规则下，课题研究对象为两级医院的年服务总点数而不是实际付费标准，因为统筹区内未全面实施 DRG，无 DRG 权重、费率等信息。

研究表明，两级医院直接治愈率提升，特别是上级医院直接治愈率的提升，上级医院年服务总点数大幅减少或显著减少。上级医院直接治愈率的提升，意味着医联体两级医院合作紧密程度有所降低。下级医院直接治愈率提升，意味着下级医院医技水平提升。下级医院提升自身的医技水平或上级医院减少下转率，都可以提升下级医院年服务总点数。

研究表明，降低药占比、耗占比和诊断费占比（增加体现医务人员劳动价值的医药费用占比），提升医联体上下级医院直接治愈率，医联体两级医院加快转诊速度都会影响医联体两级医院和整个医联体年服务总点数。增加体现医务人员劳动价值的医药费用占比对医联体两级医院和整个医联体年服务总点数影响最小。

第二节　研究展望

课题对医联体建设及协作过程中涉及运营管理的各项指标参数进行了比较分析，得到了一系列研究结论。按照国家 DRG/DIP（疾病诊断相关分组/病种分值付费）支付方式改革三年行动计划，到 2025 年年底，DRG/DIP 支付方式将覆盖所有符合条件的医疗机构。但本课题关于医联体应对支付方式改革方面的讨论较少。

目前，在试点地区实践过程中出现了升级诊断、低标入院、重复住院、分解住院、高靠分组、低套分组、推诿患者、住院费用向门诊转移、服务质量下降等问题。部分地区次均费用、年住院人次、自费率、药占比、耗占比、检查费用占比等不同程度存在异常。虽然目前关于 DRG/DIP 支付方式的研究成果比较多，但是从医联体分级诊疗视角统筹考虑支付方式改革的文献不是很多。

因此，基于本课题研究成果，从分级诊疗视角，结合支付方式改革，分析上述问题中有关医联体运营管理方面的原因值得进一步研究。结合支付方式改革，针对上述问题，讨论医保、医联体两级医院、医生和患者之间博弈行为值得进一步研究。优化医联体医疗资源配置，合理分配医药费用等问题也值得进一步研究。

上述问题的研究，在支付方式改革全面实施时，可以为相关政策出台提供决策参考，可以为医院日常运营提供管理参考，可以激励医生开展合理医疗行为，可以将患者医药费用支出的增长速度控制在合理范围内。

参考文献

一、英文期刊

［1］ADENSO-DIAZ B, GONZÁLEZ-TORRE P, GARCÍA V. A capacity management model in service industries ［J］. International Journal of Service Industry Management, 2002, 13 (3) .

［2］BRETTHAUER K, HEESE H, PUN H, et al. Blocking in healthcare operations: a new heuristic and an application ［J］. Production and Operations Management, 2011, 20 (3) .

［3］DONG J, PERRY O. Queueing models for patient-flow dynamics in inpatient wards ［J］. Operations Research, 2020, 68 (1) .

［4］GREEN L, SAVIN S, WANG B. Managing patient demand in a diagnostic medical facility ［J］. Operations Research, 2006 (54) .

［5］GUO P, LINDSEY R, ZHANG Z. On the downs-thomson paradox in a self-financing two-tier queuing system ［J］. Manufacturing & Service Operations Management, 2014, 16 (2) .

［6］GUPTA D, DENTON B. Appointment scheduling in health care: Challenges and opportunities ［J］. IIE Transactions, 2008 (40) .

［7］GUPTA D, WANG L. Revenue management for a primary-care clinic in the presence of patient choice ［J］. Operations Research, 2008 (56) .

［8］HUA Z, CHEN W, ZHANG Z. Competition and coordination in two-tier public service systems under government fiscal policy ［J］. Production and Operations Management, 2016, 25 (8) .

［9］JIANG B, TANG J, YAN C. A stochastic programming model for outpatient appointment scheduling considering unpunctuality ［J］. Omega, 2019 (82) .

［10］KOIZUMI N, KUNO E, SMITH T. Modeling patient flows using a queuing network with blocking [J]. Health Care Management Science, 2005, 8 (1) .

[11] LI N, KONG N, LI Q, et al. Evaluation of reverse referral partnership in a tiered hospital system-A queuing-based approach [J]. International Journal of Production Research, 2017, 55 (19) .

[12] LI N, PAN J, XIE X. Operational decision making for a referral coordination alliance-When should patients be referred and where should they be referred to? [J]. Omega, 2020 (96) .

[13] LIU X, CAI X, ZHAO R, et al. Mutual referral policy for coordinating health care systems of different scales [J]. International Journal of Production Research, 2015, 53 (24) .

[14] LUO J, KULKARNI V, ZIYA S. Appointment scheduling under patient no-shows and service interruptions [J]. Manufacturing and service operations management, 2012 (14) .

[15] MENG Q, FANG H, LIU X, et al. Consolidating the social health insurance schemes in China: towards an equitable and efficient health system [J]. The Lancet, 2015, 386 (10002) .

[16] OSORIO C, BIERLAIRE M. An analytic finite capacity queueing network model capturing the propagation of congestion and blocking [J]. European Journal of Operational Research, 2009 (196) .

[17] PAN X, GENG N, XIE X, et al. Managing appointments with waiting time targets and random walk-ins [J]. Omega, 2020 (95) .

[18] QIAN Q, ZHUANG W. Tax/subsidy and capacity decisions in a two-tier health system with welfare redistributive objective [J]. European Journal of Operational Research, 2017, 260 (1) .

[19] SHI P, CHOU M, DAI J, et al. Models and insights for hospital inpatient operations: time-dependent ED boarding time [J]. Management Science, 2016, 62 (1) .

[20] SONG J, QIU Y, LIU Z. Integrating optimal simulation budget allocation and genetic algorithm to find the approximate pareto patient flow distribution [J]. IEEE Transactions on Automation Science and Engineering, 2016, 13 (1) .

[21] SONG J, WEN J. A non-cooperative game with incomplete information to improve patient hospital choice [J]. International Journal of Production Research, 2015, 53 (24) .

［22］WANG S, LIU N, WAN G. Managing Appointment-Based Services in the Presence of Walk-in Customers ［J］. Management Science, 2019, 66（2）.

［23］WU X, LI J, CHU C. Modeling multi-stage healthcare systems with service interactions under blocking for bed allocation ［J］. European Journal of Operational Research, 2019, 278（3）.

［24］WU X, XU R, LI J, et al. A simulation study of bed allocation to reduce blocking probability in emergency departments：a case study in China ［J］. Journal of the Operational Research Society, 2019, 70（8）.

［25］WEN J, JIANG H, SONG J. A stochastic queueing model for capacity allocation in the hierarchical healthcare delivery system ［J］. Asia-Pacific Journal of Operational Research, 2019, 36（1）.

［26］XIE J, ZHUANG W, ANG M, et al. Analytics for hospital resources planning-two case studies ［J］. Production and Operations Management, 2021, 30（6）.

［27］YU M, ZHOU W, JIANG B. Referral strategies and capacity decisions in a tiered hospital system with gatekeeping designs-Exemplified with Chinese healthcare system ［J］. Computers & Industrial Engineering, 2022（171）.

［28］ZHANG Z, BERG B, DENTON B, et al. Appointment scheduling and the effects of customer congestion on service ［J］. IISE Transactions, 2019, 51（10）.

［29］ZHOU C, LAN Y, LI W, et al. Medicare policies in a two-Tier healthcare system with overtreatment ［J］. Omega, 2022（109）.

［30］ZHOU J, GUO P. Capacity management of CT department with service time differences and emergency nonpreemptive priority ［J］. Flexible Services and Manufacturing Journal, 2022（34）.

［31］ZHOU J, LI J, GUO P, et al. The booking problem of a diagnostic resource with multiple patient classes and emergency interruptions ［J］. Computers & Industrial Engineering, 2017（105）.

［32］ZYCHLINSKI N, MANDELBAUM A, MOMČILOVIĆ P, et al. Bed Blocking in Hospitals Due to Scarce Capacity in Geriatric Institutions——Cost Minimization via Fluid Models ［J］. Manufacturing & Service Operations Management, 2020, 22（2）.

二、中文期刊

[33] 曹萍萍,唐加福.考虑存在取消预约情形的门诊预约能力分配策略 [J].运筹与管理,2014,23(2).

[34] 陈丹,朱华波,雒兴刚.门诊到住院过程中病床负荷公平性的病人路由策略 [J].东北大学学报:自然科学版,2017,38(4).

[35] 陈妍,周文慧,华中生,等.面向延时敏感患者的转诊系统定价与能力规划 [J].管理科学学报,2015,18(4).

[36] 崔鑫宇,程永忠.某三甲医院5542例胃癌患者住院费用因子分析 [J].中国卫生事业管理,2019,36(6).

[37] 杜少甫,谢金贵,刘作仪.医疗运作管理:新兴研究热点及其进展 [J].管理科学学报,2013,16(8).

[38] 辜永红,陈一龙,应志野,等.西南某三级大型综合医院胃癌患者手术费用分析及管控建议 [J].中国医药导报,2020,17(24).

[39] 蒋柳村,李佳瑾,崔欢欢,等.基于病案数据的胃癌患者住院费用构成及影响因素分析 [J].肿瘤预防与治疗,2019,32(11).

[40] 李忠萍,王建军,单巍.基于分级诊疗体系的下转决策及支付机制研究 [J].系统工程理论与实践,2019,39(8).

[41] 刘萍,蔡林,李爱民,等.胃癌手术患者住院天数及住院总费用影响因素分析 [J].中国病案,2021,22(10).

[42] 刘晓英,杨土保,秦家碧,等.三级公立医院在二级医院建立接续病房实行分级诊疗的实践 [J].现代医院,2017,17(9).

[43] 刘晓玉,邓群钊.协调医联体内不同等级医院间的双向转诊策略 [J].工业工程与管理,2016,21(4).

[44] 罗利,秦春蓉,罗永.基于马尔可夫决策过程的医疗检查预约优化模型 [J].运筹与管理,2014,23(6).

[45] 罗莉,周希喆,曹建文.床位分类管理对医院绩效改善的研究:以上海市某医疗集团骨科为例 [J].中国医院,2017,21(5).

[46] 罗莉,周希喆,魏伟,等.转诊患者治疗床位和康复床位医疗费用影响因素分析 [J].中国卫生质量管理,2018,25(2).

[47] 罗太波,罗利,刘姿.基于收益管理方法的医院门诊挂号优化模型 [J].系统工程,2011,29(9).

[48] 庞宇,成柠,杨旭飙,等.2015年—2019年某三甲医院双向转诊住院

患者特点分析 [J]. 中国病案, 2021, 22 (7).

[49] 苏强, 申晓君, 胡依群. 基于多智能体的分级诊疗仿真与优化研究 [J]. 工业工程与管理, 2020, 25 (3).

[50] 王虎峰. 医联体推动公立医院高质量发展的作用和路径研究 [J]. 中国医院管理, 2022, 42 (5).

[51] 王文娟, 王季冬. 过度医疗与转诊制: 一个排队论下的博弈模型 [J]. 管理科学学报, 2019, 22 (2).

[52] 王昱, 唐加福, 曲刚. 医院手术室运作管理: 研究热点及发展方向 [J]. 系统工程理论与实践, 2021, 38 (7).

[53] 姚中进, 董燕. 医联体建设中的利益协调困境及协同治理机制研究 [J]. 中国医院管理, 2021, 41 (1).

[54] 赵威, 诸葛秀红, 覃双凌. 基于 DRG 的恶性肿瘤病例分组效果与费用结构分析 [J]. 中国医院管理, 2022, 42 (9).

[55] 张榕榕, 王萱萱, 李志光, 等. 江苏省医联体发展的实践与思考 [J]. 中国医院管理, 2020, 40 (1).

[56] 张黎, 陶红兵, 苏宏, 等. 城市二级医院与基层医疗机构组建医联体的实践探索 [J]. 中国医院管理, 2020, 40 (1).

[57] 周杰, 李军. 大型医院日常运营管理: 预约调度研究 [J]. 四川师范大学学报 (社会科学版), 2016, 43 (3).

[58] 朱华波, 唐加福, 宫俊. 一类存在阻塞无等待串联排队的医院病床配置方法 [J]. 东北大学学报 (自然科学版), 2014, 35 (8).

[59] 朱雪雪, 张玉, 刘宏宇, 等. 胃癌患者住院费用及影响因素分析 [J]. 中国卫生经济, 2019, 38 (2).

学位论文

[60] 方金鸣. DRG 付费下利益相关者的博弈分析及实证研究 [D]. 武汉: 华中科技大学, 2021.

[61] 龚光雯. 价值导向的县域医共体医保总额预付中结余的形成机制研究 [D]. 武汉: 华中科技大学, 2021.

[62] 何平平. 我国医疗支出增长因素研究 [D]. 北京: 北京邮电大学, 2007.

[63] 刘巧艳. 基于系统动力学的中国卫生总费用影响因素分析及预测模型研究 [D]. 武汉: 华中科技大学, 2018.

［64］孟朝琳.DRGs 支付制度实施效果评价研究［D］.沈阳：中国医科大学, 2020.

［65］张伶俐.医保支付方式改革对医疗行为的影响研究［D］.沈阳：沈阳药科大学, 2021.

附录一　第二章状态转移概率分析

情形 1

$x：x$	$b：b=0$	$y：y=0$
		$0<y<c_3$
$x：0<x<c_1-c_3$	$b：b=0$	$y：y=0$
	$0<b<x$	$0<y<c_3$
$x：x=c_1-c_3$	$b：b=0$	$y：y=0$
	$0<b<x$	$0<y<c_3$
	$b=x$	$y=c_3$

情形 1：$z=0$。此时上级医院没有上转患者，全是外源患者。情形 1 分为以下 21 种情况进行讨论：

情形 1（1）：当 $x=0$，$b=0$，$y=0$ 时，下级医院没有患者，故没有治愈患者流和上转患者流。根据连续时间马尔可夫链状态的特征，在非常短的时间区间 Δt 内，至多发生一个随机事件。所以，在 t 时刻状态 $\{x,b,y,z\}=\{0,0,0,0\}$ 会在 $t+\Delta t$ 时刻转移到

（a）状态 $\{1,0,0,0\}$ 的概率为 $\lambda_1\Delta t+o(\Delta t)$，此时医联体在下级医院接收了一位新到的外源患者。

（b）状态 $\{0,0,1,0\}$ 的概率为 $(1-\beta)c_2\mu_5\Delta t+o(\Delta t)$，此时医联体在上级医院完成一名外源患者的治疗并下转至下级医院进行后续康复治疗。下级医院下转患者增加一位。上级医院空出一张床位，由于下级医院没有阻塞患者需要上转，所以上级医院立刻接收一名新到的外源患者。上级医院上转患者数量保持不变，外源患者数量也保持不变，还是 c_2 位患者。

（c）状态 $\{0,0,0,0\}$ 的概率由两个概率之和构成。此时医联体的各类

患者数量未发生改变，由两种情形构成。

第一种情形的概率为 $\beta c_2 \mu_4 \Delta t + o(\Delta t)$，此时医联体在上级医院治愈了一位外源患者。上级医院空出一张床位，由于下级医院没有阻塞患者需要上转，所以上级医院立刻接收一名新到的外源患者。上级医院外源患者数量没有发生改变。整个医联体的各类患者数量也保持不变。

第二种情形的概率为 $1-(\lambda_1+\beta c_2 \mu_4+(1-\beta)c_2 \mu_5)\Delta t + o(\Delta t)$，此时医联体内外未发生任何事件，状态保持不变。

故转移到状态 $\{0, 0, 0, 0\}$ 的概率为 $1-(\lambda_1+(1-\beta)c_2 \mu_5)\Delta t + o(\Delta t)$。

情形 1（2）：当 $x=0$，$b=0$，$0<y<c_3$ 时，下级医院没有外源患者，有下转患者但未满床。在 t 时刻状态 $\{0, 0, y, 0\}$ 会在 $t+\Delta t$ 时刻转移到

（a）状态 $\{1, 0, y, 0\}$ 的概率为 $\lambda_1\Delta t + o(\Delta t)$，此时医联体在下级医院接收了一位新到的外源患者。

（b）状态 $\{0, 0, y-1, 0\}$ 的概率为 $y\mu_2\Delta t + o(\Delta t)$，此时医联体在下级医院治愈了一位下转患者。

（c）状态 $\{0, 0, y+1, 0\}$ 的概率为 $(1-\beta)c_2 \mu_5\Delta t + o(\Delta t)$，此时医联体患者流动情况同情形 1（1）（b）。

（d）状态 $\{0, 0, y, 0\}$ 的概率由两个概率之和构成。此时医联体的各类患者数量未发生改变，由两种情形构成。

第一种情形的概率为 $\beta c_2 \mu_4\Delta t + o(\Delta t)$，此时医联体患者流动情况同情形 1（1）（c）。

第二种情形的概率为 $1-(\lambda_1+y\mu_2+\beta c_2 \mu_4+(1-\beta)c_2 \mu_5)\Delta t + o(\Delta t)$，此时医联体内外未发生任何事件，状态保持不变。

故转移到状态 $\{0, 0, y, 0\}$ 的概率为 $1-(\lambda_1+y\mu_2+(1-\beta)c_2 \mu_5)\Delta t + o(\Delta t)$。

情形 1（3）：当 $x=0$，$b=0$，$y=c_3$ 时，下级医院没有外源患者，下转患者满床。下级医院无法接收下转患者，原来上级医院下转进行康复治疗的患者流 $(1-\beta)c_2$ 全部由上级医院自行治愈。在 t 时刻状态 $\{0, 0, c_3, 0\}$ 会在 $t+\Delta t$ 时刻转移到

（a）状态 $\{1, 0, c_3, 0\}$ 的概率为 $\lambda_1\Delta t + o(\Delta t)$，此时医联体在下级医院接收了一位新到的外源患者。

（b）状态 $\{0, 0, c_3-1, 0\}$ 的概率为 $c_3\mu_2\Delta t + o(\Delta t)$，此时医联体在下级医院治愈了一位下转患者。

（c）状态 $\{0,0,c_3,0\}$ 的概率由两个概率之和构成。此时医联体的各类患者数量未发生改变，由两种情形构成。

第一种情形的概率为 $c_2\mu_4\Delta t+o（\Delta t）$，此时外源患者由上级医院治愈离开。上级医院治愈了一位外源患者，再入院一位外源患者。上级医院外源患者数量没有发生改变。整个医联体的各类患者数量也保持不变。

第二种情形的概率为 $1-（\lambda_1+c_3\mu_2+c_2\mu_4）\Delta t+o（\Delta t）$，此时医联体内外未发生任何事件，状态保持不变。

故转移到状态 $\{0,0,c_3,0\}$ 的概率为 $1-（\lambda_1+c_3\mu_2）\Delta t+o（\Delta t）$。

情形 1（4）：当 $0<x<c_1-c_3$，$b=0$，$y=0$ 时，下级医院有外源患者且未满床，在 t 时刻状态 $\{x,0,0,0\}$ 会在 $t+\Delta t$ 时刻转移到

（a）状态 $\{x+1,0,0,0\}$ 的概率为 $\lambda_1\Delta t+o（\Delta t）$，此时医联体在下级医院接收了一位新到的外源患者。

（b）状态 $\{x-1,0,0,0\}$ 的概率为 $\alpha x\mu_1\Delta t+o（\Delta t）$，此时医联体在下级医院治愈了一位外源患者。

（c）状态 $\{x,1,0,0\}$ 的概率为 $（1-\alpha）x\mu_3\Delta t+o（\Delta t）$，此时医联体在下级医院完成了一名外源患者的诊疗并准备上转至上级医院。因上级医院满床，阻塞在下级医院。故阻塞患者增加一位。因为阻塞患者还在下级医院，包含在外源患者 x 内，所以下级医院外源患者数量未发生改变。

（d）状态 $\{x,0,1,0\}$ 的概率为 $（1-\beta）c_2\mu_5\Delta t+o（\Delta t）$，此时医联体患者流动情况同情形 1（1）（b）。

（e）状态 $\{x,0,0,0\}$ 的概率由两个概率之和构成。此时医联体的各类患者数量未发生改变，由两种情形构成。

第一种情形的概率为 $\beta c_2\mu_4\Delta t+o（\Delta t）$，此时医联体患者流动情况同情形 1（1）（c）。

第二种情形的概率为 $1-（\lambda_1+\alpha x\mu_1+（1-\alpha）x\mu_3+\beta c_2\mu_4+（1-\beta）c_2\mu_5）\Delta t+o（\Delta t）$，此时医联体内外未发生任何事件，状态保持不变。

故转移到状态 $\{x,0,0,0\}$ 的概率为 $1-（\lambda_1+\alpha x\mu_1+（1-\alpha）x\mu_3+（1-\beta）c_2\mu_5）\Delta t+o（\Delta t）$。

情形 1（5）：当 $0<x<c_1-c_3$，$0<b<x$，$y=0$ 时，下级医院有外源患者且未满床，x 位外源患者中有 b 位阻塞的上转患者，x 位外源患者不全是阻塞患者。在 t 时刻状态 $\{x,b,0,0\}$ 会在 $t+\Delta t$ 时刻转移到

（a）状态 $\{x+1,b,0,0\}$ 的概率为 $\lambda_1\Delta t+o（\Delta t）$，此时医联体在下级医院接收了一位新到的外源患者。

（b）状态 $\{x-1, b, 0, 0\}$ 的概率为 $\alpha (x-b) \mu_1 \Delta t + o (\Delta t)$，此时医联体在下级医院治愈了一位外源患者。

（c）状态 $\{x, b+1, 0, 0\}$ 的概率为 $(1-\alpha) (x-b) \mu_3 \Delta t + o (\Delta t)$，此时医联体患者流动情况同情形 1 （4）（c）。

（d）状态 $\{x-1, b-1, 1, 1\}$ 的概率为 $(1-\beta) c_2 \mu_5 \Delta t + o (\Delta t)$，此时医联体在上级医院完成了一名患者的核心治疗并成功下转到下级医院进行后续康复治疗，下级医院下转患者增加一位。上级医院空出一张床位，因下级医院有阻塞患者且上级医院上转患者数量没有达到限制数量，上级医院优先接收上转患者。因此，上级医院上转患者增加一位，下级医院阻塞患者减少一位，外源患者相应也减少一位。

（e）状态 $\{x-1, b-1, 0, 1\}$ 的概率为 $\beta c_2 \mu_4 \Delta t + o (\Delta t)$，此时医联体在上级医院治愈了一名外源患者。上级医院空出一张床位，因下级医院有阻塞患者且上级医院上转患者数量没有达到限制数量，上级医院优先接收上转患者。因此，上级医院上转患者增加一位，下级医院阻塞患者减少一位，外源患者相应也减少一位。

（f）状态 $\{x, b, 0, 0\}$ 的概率为 $1- (\lambda_1+\alpha (x-b) \mu_1+ (1-\alpha) (x-b) \mu_3+ \beta c_2 \mu_4+ (1-\beta) c_2 \mu_5) \Delta t + o (\Delta t)$，此时医联体内外未发生任何事件，状态保持不变。

情形 1 （6）：当 $0<x<c_1-c_3$，$b=x$，$y=0$ 时，下级医院有外源患者且未满床，x 位外源患者全是阻塞的上转患者，所以不可能有在下级医院治愈的外源患者流，也没有新的上转患者流产生。在 t 时刻状态 $\{x, x, 0, 0\}$ 会在 $t+\Delta t$ 时刻转移到

（a）状态 $\{x+1, x, 0, 0\}$ 的概率为 $\lambda_1 \Delta t + o (\Delta t)$，此时医联体在下级医院接收了一位新到的外源患者。

（b）状态 $\{x-1, x-1, 0, 1\}$ 的概率为 $\beta c_2 \mu_4 \Delta t + o (\Delta t)$，此时医联体患者流动情况同情形 1 （5）（e）。

（c）状态 $\{x-1, x-1, 1, 1\}$ 的概率为 $(1-\beta) c_2 \mu_5 \Delta t + o (\Delta t)$，此时医联体患者流动情况同情形 1 （5）（d）。

（d）状态 $\{x, x, 0, 0\}$ 的概率为 $1- (\lambda_1+\beta c_2 \mu_4+ (1-\beta) c_2 \mu_5) \Delta t + o (\Delta t)$，此时医联体内外未发生任何事件，状态保持不变。

情形 1 （7）：当 $0<x<c_1-c_3$，$b=0$，$0<y<c_3$ 时，下级医院既有外源患者也有下转患者，且都未满床，没有阻塞患者。上级医院没有上转患者。在 t 时刻状态 $\{x, 0, y, 0\}$ 会在 $t+\Delta t$ 时刻转移到

(a) 状态 $\{x+1, 0, y, 0\}$ 的概率为 $\lambda_1\Delta t+o(\Delta t)$，此时医联体在下级医院接收了一位新到的外源患者。

(b) 状态 $\{x-1, 0, y, 0\}$ 的概率为 $\alpha x\mu_1\Delta t+o(\Delta t)$，此时医联体在下级医院治愈了一位外源患者。

(c) 状态 $\{x, 0, y-1, 0\}$ 的概率为 $y\mu_2\Delta t+o(\Delta t)$，此时医联体在下级医院治愈了一位下转患者。

(d) 状态 $\{x, 1, y, 0\}$ 的概率为 $(1-\alpha)x\mu_3\Delta t+o(\Delta t)$，此时医联体患者流动情况同情形 1（4）（c）。

(e) 状态 $\{x, 0, y+1, 0\}$ 的概率为 $(1-\beta)c_2\mu_5\Delta t+o(\Delta t)$，此时医联体患者流动情况同情形 1（1）（b）。

(f) 状态 $\{x, 0, y, 0\}$ 的概率由两个概率之和构成。此时医联体的各类患者数量未发生改变，由两种情形构成。

第一种情形的概率为 $\beta c_2\mu_4\Delta t+o(\Delta t)$，此时医联体患者流动情况同情形 1（1）（c）。

第二种情形的概率为 $1-(\lambda_1+\alpha x\mu_1+y\mu_2+(1-\alpha)x\mu_3+\beta c_2\mu_4+(1-\beta)c_2\mu_5)\Delta t+o(\Delta t)$，此时医联体内外未发生任何事件，状态保持不变。

故转移到状态 $\{x, 0, y, 0\}$ 的概率为 $1-(\lambda_1+\alpha x\mu_1+y\mu_2+(1-\alpha)x\mu_3+(1-\beta)c_2\mu_5)\Delta t+o(\Delta t)$。

情形 1（8）：当 $0<x<c_1-c_3$，$0<b<x$，$0<y<c_3$ 时，下级医院既有外源患者又有下转患者，且都未满床，x 位外源患者中有 b 位阻塞的上转患者，x 位外源患者不全是阻塞患者。在 t 时刻状态 $\{x, b, y, 0\}$ 会在 $t+\Delta t$ 时刻转移到

(a) 状态 $\{x+1, b, y, 0\}$ 的概率为 $\lambda_1\Delta t+o(\Delta t)$，此时医联体在下级医院接收了一位新到的外源患者。

(b) 状态 $\{x-1, b, y, 0\}$ 的概率为 $\alpha(x-b)\mu_1\Delta t+o(\Delta t)$，此时医联体在下级医院治愈了一位外源患者。

(c) 状态 $\{x, b, y-1, 0\}$ 的概率为 $y\mu_2\Delta t+o(\Delta t)$，此时医联体在下级医院治愈了一位下转患者。

(d) 状态 $\{x, b+1, y, 0\}$ 的概率为 $(1-\alpha)(x-b)\mu_3\Delta t+o(\Delta t)$，此时医联体患者流动情况同情形 1（4）（c）。

(e) 状态 $\{x-1, b-1, y, 1\}$ 的概率为 $\beta c_2\mu_4\Delta t+o(\Delta t)$，此时医联体患者流动情况同情形 1（5）（e）。

(f) 状态 $\{x-1, b-1, y+1, 1\}$ 的概率为 $(1-\beta)c_2\mu_5\Delta t+o(\Delta t)$，此时医联体患者流动情况同情形 1（5）（d）。

(g) 状态 $\{x, b, y, 0\}$ 的概率为 $1-(\lambda_1+\alpha(x-b)\mu_1+y\mu_2+(1-\alpha)(x-b)\mu_3+\beta c_2\mu_4+(1-\beta)c_2\mu_5)\Delta t+o(\Delta t)$，此时医联体内外未发生任何事件，状态保持不变。

情形 1（9）：当 $0<x<c_1-c_3$，$b=x$，$0<y<c_3$ 时，下级医院既有外源患者又有下转患者，且都未满床，x 位外源患者全是阻塞的上转患者，所以不可能产生在下级医院治愈的外源患者流，也没有新的上转患者流产生。在 t 时刻状态 $\{x, x, y, 0\}$ 会在 $t+\Delta t$ 时刻转移到

（a）状态 $\{x+1, x, y, 0\}$ 的概率为 $\lambda_1\Delta t+o(\Delta t)$，此时医联体在下级医院接收了一位新到的外源患者。

（b）状态 $\{x, x, y-1, 0\}$ 的概率为 $y\mu_2\Delta t+o(\Delta t)$，此时医联体在下级医院治愈了一位下转患者。

（c）状态 $\{x-1, x-1, y, 1\}$ 的概率为 $\beta c_2\mu_4\Delta t+o(\Delta t)$，此时医联体患者流动情况同情形 1（5）（e）。

（d）状态 $\{x-1, x-1, y+1, 1\}$ 的概率为 $(1-\beta)c_2\mu_5\Delta t+o(\Delta t)$，此时医联体患者流动情况同情形 1（5）（d）。

（e）状态 $\{x, x, y, 0\}$ 的概率为 $1-(\lambda_1+y\mu_2+\beta c_2\mu_4+(1-\beta)c_2\mu_5)\Delta t+o(\Delta t)$，此时医联体内外未发生任何事件，状态保持不变。

在上述状态转移概率的描述中，医联体内外的患者流动情况我们已经给出了详细说明，接下来，我们在描述患者流时，仅给出状态转移及概率，不再详细说明患者流动情况。

情形 1（10）：当 $0<x<c_1-c_3$，$b=0$，$y=c_3$ 时，下级医院有外源患者且未满床，没有阻塞患者。上级医院全是外源患者。因下级医院下转患者满床，上级医院原来需要下转的患者只能自行治愈。此时医联体内没有下转流 $(1-\beta)c_2$。上级医院外源患者服务时间服从参数为 μ_4 的指数分布。在 t 时刻状态 $\{x, 0, c_3, 0\}$ 会在 $t+\Delta t$ 时刻转移到

（a）状态 $\{x+1, 0, c_3, 0\}$ 的概率为 $\lambda_1\Delta t+o(\Delta t)$。

（b）状态 $\{x-1, 0, c_3, 0\}$ 的概率为 $\alpha x\mu_1\Delta t+o(\Delta t)$。

（c）状态 $\{x, 0, c_3-1, 0\}$ 的概率为 $c_3\mu_2\Delta t+o(\Delta t)$。

（d）状态 $\{x, 1, c_3, 0\}$ 的概率为 $(1-\alpha)x\mu_3\Delta t+o(\Delta t)$。

（e）状态 $\{x, 0, c_3, 0\}$ 的概率为 $1-(\lambda_1+\alpha x\mu_1+c_3\mu_2+(1-\alpha)x\mu_3)\Delta t+o(\Delta t)$。

情形 1（11）：当 $0<x<c_1-c_3$，$0<b<x$，$y=c_3$ 时，下级医院有外源患者且未满床，外源患者中有 b 个阻塞患者。上级医院全是外源患者。因下级医院下转患

者满床，上级医院原来需要下转的患者只能自行治愈。此时医联体内没有下转流 $(1-\beta)$ c_2。上级医院外源患者服务时间服从参数为 μ_4 的指数分布。在 t 时刻状态 $\{x, b, c_3, 0\}$ 会在 $t+\Delta t$ 时刻转移到

（a）状态 $\{x+1, b, c_3, 0\}$ 的概率为 $\lambda_1 \Delta t + o(\Delta t)$。

（b）状态 $\{x-1, b, c_3, 0\}$ 的概率为 $\alpha(x-b)\mu_1 \Delta t + o(\Delta t)$。

（c）状态 $\{x, b, c_3-1, 0\}$ 的概率为 $c_3 \mu_2 \Delta t + o(\Delta t)$。

（d）状态 $\{x, b+1, c_3, 0\}$ 的概率为 $(1-\alpha)(x-b)\mu_3 \Delta t + o(\Delta t)$。

（e）状态 $\{x-1, b-1, c_3, 1\}$ 的概率为 $c_2 \mu_4 \Delta t + o(\Delta t)$。

（f）状态 $\{x, b, c_3, 0\}$ 的概率为 $1-(\lambda_1 + \alpha(x-b)\mu_1 + c_3 \mu_2 + (1-\alpha)(x-b)\mu_3 + c_2 \mu_4)\Delta t + o(\Delta t)$。

情形 1（12）：当 $0<x<c_1-c_3$，$b=x$，$y=c_3$ 时，下级医院有外源患者且未满床，外源患者全是阻塞患者。下级医院没有治愈外源患者流，也没有新的需要上转的患者产生。上级医院全是外源患者。因下级医院下转患者满床，上级医院原来需要下转的患者只能自行治愈。此时医联体内没有下转流 $(1-\beta)$ c_2。上级医院外源患者服务时间服从参数为 μ_4 的指数分布。在 t 时刻状态 $\{x, x, c_3, 0\}$ 会在 $t+\Delta t$ 时刻转移到：

（a）状态 $\{x+1, x, c_3, 0\}$ 的概率为 $\lambda_1 \Delta t + o(\Delta t)$。

（b）状态 $\{x, x, c_3-1, 0\}$ 的概率为 $c_3 \mu_2 \Delta t + o(\Delta t)$。

（c）状态 $\{x-1, x-1, c_3, 1\}$ 的概率为 $c_2 \mu_4 \Delta t + o(\Delta t)$。

（d）状态 $\{x, x, c_3, 0\}$ 的概率为 $1-(\lambda_1 + c_3 \mu_2 + c_2 \mu_4)\Delta t + o(\Delta t)$。

情形 1（13）：当 $x=c_1-c_3$，$b=0$，$y=0$ 时，下级医院外源患者满床，不能再接收外源患者，没有下转患者，没有阻塞患者。上级医院全是外源患者。在 t 时刻状态 $\{c_1-c_3, 0, 0, 0\}$ 会在 $t+\Delta t$ 时刻转移到

（a）状态 $\{c_1-c_3-1, 0, 0, 0\}$ 的概率为 $\alpha(c_1-c_3)\mu_1 \Delta t + o(\Delta t)$。

（b）状态 $\{c_1-c_3, 1, 0, 0\}$ 的概率为 $(1-\alpha)(c_1-c_3)\mu_3 \Delta t + o(\Delta t)$。

（c）状态 $\{c_1-c_3, 0, 1, 0\}$ 的概率为 $(1-\beta)c_2 \mu_5 \Delta t + o(\Delta t)$。

（d）状态 $\{c_1-c_3, 0, 0, 0\}$ 的概率为 $1-(\alpha(c_1-c_3)\mu_1 + (1-\alpha)(c_1-c_3)\mu_3 + (1-\beta)c_2 \mu_5)\Delta t + o(\Delta t)$。

情形 1（14）：当 $x=c_1-c_3$，$0<b<x$，$y=0$ 时，下级医院外源患者满床，不能再接收外源患者。外源患者中部分是阻塞上转患者，没有下转患者。上级医院全是外源患者。在 t 时刻状态 $\{c_1-c_3, b, 0, 0\}$ 会在 $t+\Delta t$ 时刻转移到

（a）状态 $\{c_1-c_3-1, b, 0, 0\}$ 的概率为 $\alpha(c_1-c_3-b)\mu_1 \Delta t + o(\Delta t)$。

（b）状态 $\{c_1-c_3, b+1, 0, 0\}$ 的概率为 $(1-\alpha)(c_1-c_3-b)\mu_3 \Delta t + o(\Delta t)$。

（c）状态 $\{c_1-c_3-1,\ b-1,\ 0,\ 1\}$ 的概率为 $\beta c_2\mu_4\Delta t+o\ (\Delta t)$。

（d）状态 $\{c_1-c_3-1,\ b-1,\ 1,\ 1\}$ 的概率为 $(1-\beta)\ c_2\mu_5\Delta t+o\ (\Delta t)$。

（e）状态 $\{c_1-c_3,\ b,\ 0,\ 0\}$ 的概率为 $1-\ (\alpha\ (c_1-c_3-b)\ \mu_1+\ (1-\alpha)\ (c_1-c_3-b)\ \mu_3+\beta c_2\mu_4+\ (1-\beta)\ c_2\mu_5)\ \Delta t+o\ (\Delta t)$。

情形 1（15）：当 $x=c_1-c_3$，$b=x$，$y=0$ 时，下级医院外源患者满床且全是阻塞上转患者，故不能再接收外源患者，且没有治愈患者流和新的上转患者，没有下转患者。上级医院全是外源患者。在 t 时刻状态 $\{c_1-c_3,\ c_1-c_3,\ 0,\ 0\}$ 会在 $t+\Delta t$ 时刻转移到：

（a）状态 $\{c_1-c_3-1,\ c_1-c_3-1,\ 0,\ 1\}$ 的概率为 $\beta c_2\mu_4\Delta t+o\ (\Delta t)$。

（b）状态 $\{c_1-c_3-1,\ c_1-c_3-1,\ 1,\ 1\}$ 的概率为 $(1-\beta)\ c_2\mu_5\Delta t+o\ (\Delta t)$。

（c）状态 $\{c_1-c_3,\ c_1-c_3,\ 0,\ 0\}$ 的概率为 $1-\ (\beta c_2\mu_4+\ (1-\beta)\ c_2\mu_5)\ \Delta t+o\ (\Delta t)$。

情形 1（16）：当 $x=c_1-c_3$，$b=0$，$0<y<c_3$ 时，下级医院外源患者满床，不能再接收外源患者。没有阻塞患者，有下转患者且未满床。上级医院全是外源患者。在 t 时刻状态 $\{c_1-c_3,\ 0,\ y,\ 0\}$ 会在 $t+\Delta t$ 时刻转移到

（a）状态 $\{c_1-c_3-1,\ 0,\ y,\ 0\}$ 的概率为 $\alpha\ (c_1-c_3)\ \mu_1\Delta t+o\ (\Delta t)$。

（b）状态 $\{c_1-c_3,\ 0,\ y-1,\ 0\}$ 的概率为 $y\mu_2\Delta t+o\ (\Delta t)$。

（c）状态 $\{c_1-c_3,\ 1,\ y,\ 0\}$ 的概率为 $(1-\alpha)\ (c_1-c_3)\ \mu_3\Delta t+o\ (\Delta t)$。

（d）状态 $\{c_1-c_3,\ 0,\ y+1,\ 0\}$ 的概率为 $(1-\beta)\ c_2\mu_5\Delta t+o\ (\Delta t)$。

（e）状态 $\{c_1-c_3,\ 0,\ y,\ 0\}$ 的概率为 $1-\ (\alpha\ (c_1-c_3)\ \mu_1+y\mu_2+\ (1-\alpha)\ (c_1-c_3)\ \mu_3+\ (1-\beta)\ c_2\mu_5)\ \Delta t+o\ (\Delta t)$。

情形 1（17）：当 $x=c_1-c_3$，$0<b<x$，$0<y<c_3$ 时，下级医院外源患者满床，不能再接收外源患者。外源患者中有部分阻塞患者，有下转患者且未满床。上级医院全是外源患者。在 t 时刻状态 $\{c_1-c_3,\ b,\ y,\ 0\}$ 会在 $t+\Delta t$ 时刻转移到

（a）状态 $\{c_1-c_3-1,\ b,\ y,\ 0\}$ 的概率为 $\alpha\ (c_1-c_3-b)\ \mu_1\Delta t+o\ (\Delta t)$。

（b）状态 $\{c_1-c_3,\ b,\ y-1,\ 0\}$ 的概率为 $y\mu_2\Delta t+o\ (\Delta t)$。

（c）状态 $\{c_1-c_3,\ b+1,\ y,\ 0\}$ 的概率为 $(1-\alpha)\ (c_1-c_3-b)\ \mu_3\Delta t+o\ (\Delta t)$。

（d）状态 $\{c_1-c_3-1,\ b-1,\ y,\ 1\}$ 的概率为 $\beta c_2\mu_4\Delta t+o\ (\Delta t)$。

（e）状态 $\{c_1-c_3-1,\ b-1,\ y+1,\ 1\}$ 的概率为 $(1-\beta)\ c_2\mu_5\Delta t+o\ (\Delta t)$。

（f）状态 $\{c_1-c_3,\ b,\ y,\ 0\}$ 的概率为 $1-\ (\alpha\ (c_1-c_3-b)\ \mu_1+y\mu_2+\ (1-\alpha)\ (c_1-c_3-b)\ \mu_3+\beta c_2\mu_4+\ (1-\beta)\ c_2\mu_5)\ \Delta t+o\ (\Delta t)$。

情形 1（18）：当 $x=c_1-c_3$，$b=x$，$0<y<c_3$ 时，下级医院外源患者满床，不能再接收外源患者。外源患者全是阻塞患者，故没有治愈的患者流和新的上转

患者，有下转患者且未满床。上级医院全是外源患者。在 t 时刻状态 $\{c_1-c_3,$ $c_1-c_3,\ y,\ 0\}$ 会在 $t+\Delta t$ 时刻转移到

（a）状态 $\{c_1-c_3,\ c_1-c_3,\ y-1,\ 0\}$ 的概率为 $y\mu_2\Delta t+o\ (\Delta t)$。

（b）状态 $\{c_1-c_3-1,\ c_1-c_3-1,\ y,\ 1\}$ 的概率为 $\beta c_2\mu_4\Delta t+o\ (\Delta t)$。

（c）状态 $\{c_1-c_3-1,\ c_1-c_3-1,\ y+1,\ 1\}$ 的概率为 $(1-\beta)\ c_2\mu_5\Delta t+o$ (Δt)。

（d）状态 $\{c_1-c_3,\ c_1-c_3,\ y,\ 0\}$ 的概率为 $1-\ (y\mu_2+\beta c_2\mu_4+\ (1-\beta)\ c_2\mu_5)$ $\Delta t+o\ (\Delta t)$。

情形 1（19）：当 $x=c_1-c_3$，$b=0$，$y=c_3$ 时，下级医院外源患者满床，不能再接收外源患者，没有阻塞患者。下级医院下转患者满床，不能接收下转患者，没有下转患者流。上级医院全是外源患者，由上级医院自行治愈。在 t 时刻状态 $\{c_1-c_3,\ 0,\ c_3,\ 0\}$ 会在 $t+\Delta t$ 时刻转移到：

（a）状态 $\{c_1-c_3-1,\ 0,\ c_3,\ 0\}$ 的概率为 $\alpha\ (c_1-c_3)\ \mu_1\Delta t+o\ (\Delta t)$。

（b）状态 $\{c_1-c_3,\ 0,\ c_3-1,\ 0\}$ 的概率为 $c_3\mu_2\Delta t+o\ (\Delta t)$。

（c）状态 $\{c_1-c_3,\ 1,\ c_3,\ 0\}$ 的概率为 $(1-\alpha)\ (c_1-c_3)\ \mu_3\Delta t+o\ (\Delta t)$。

（d）状态 $\{c_1-c_3,\ 0,\ c_3,\ 0\}$ 的概率为 $1-\ (\alpha\ (c_1-c_3)\ \mu_1+c_3\mu_2+\ (1-\alpha)$ $(c_1-c_3)\ \mu_3)\ \Delta t+o\ (\Delta t)$。

情形 1（20）：当 $x=c_1-c_3$，$0<b<x$，$y=c_3$ 时，此时下级医院外源患者满床，不能再接收外源患者，外源患者中有部分阻塞患者。下级医院下转患者满床，不能接收下转患者，没有下转患者流。上级医院全是外源患者，由上级医院自行治愈。在 t 时刻状态 $\{c_1-c_3,\ b,\ c_3,\ 0\}$ 会在 $t+\Delta t$ 时刻转移到

（a）状态 $\{c_1-c_3-1,\ b,\ c_3,\ 0\}$ 的概率为 $\alpha\ (c_1-c_3-b)\ \mu_1\Delta t+o\ (\Delta t)$。

（b）状态 $\{c_1-c_3,\ b,\ c_3-1,\ 0\}$ 的概率为 $c_3\mu_2\Delta t+o\ (\Delta t)$。

（c）状态 $\{c_1-c_3,\ b+1,\ c_3,\ 0\}$ 的概率为 $(1-\alpha)\ \ (c_1-c_3-b)\ \mu_3\Delta t+o$ (Δt)。

（d）状态 $\{c_1-c_3-1,\ b-1,\ c_3,\ 1\}$ 的概率为 $c_2\mu_4\Delta t+o\ (\Delta t)$。

（e）状态 $\{c_1-c_3,\ b,\ c_3,\ 0\}$ 的概率为 $1-\ (\alpha\ (c_1-c_3-b)\ \mu_1+c_3\mu_2+\ (1-\alpha)$ $(c_1-c_3-b)\ \mu_3+c_2\mu_4)\ \Delta t+o\ (\Delta t)$。

情形 1（21）：当 $x=c_1-c_3$，$b=x$，$y=c_3$ 时，下级医院外源患者满床，不能再接收外源患者，外源患者全是阻塞患者。下级医院下转患者满床，不能接收下转患者，没有下转患者流。上级医院全是外源患者，由上级医院自行治愈。在 t 时刻状态 $\{c_1-c_3,\ c_1-c_3,\ c_3,\ 0\}$ 会在 $t+\Delta t$ 时刻转移到

（a）状态 $\{c_1-c_3,\ c_1-c_3,\ c_3-1,\ 0\}$ 的概率为 $c_3\mu_2\Delta t+o\ (\Delta t)$。

（b）状态 $\{c_1-c_3-1,\ c_1-c_3-1,\ c_3,\ 1\}$ 的概率为 $c_2\mu_4\Delta t+o\ (\Delta t)$。

（c）状态 $\{c_1-c_3,\ c_1-c_3,\ c_3,\ 0\}$ 的概率为 $1-(c_3\mu_2+c_2\mu_4)\ \Delta t+o\ (\Delta t)$。

情形 2

接下来，我们讨论情形 2：$0<z<c_4$。此时，在上级医院有上转患者，根据假设（1）可知，上级医院外源患者数量是 c_2-z。与情形 1 相比，医联体内多了一个下转患者流 z。情形 2 分为以下 21 种情况进行讨论：

情形 2（1）：当 $x=0$，$b=0$，$y=0$ 时，在 t 时刻状态 $\{0,\ 0,\ 0,\ z\}$ 会在 $t+\Delta t$ 时刻转移到

（a）状态 $\{1,\ 0,\ 0,\ z\}$ 的概率为 $\lambda_1\Delta t+o\ (\Delta t)$。

（b）状态 $\{0,\ 0,\ 1,\ z\}$ 的概率为 $(1-\beta)\ (c_2-z)\ \mu_5\Delta t+o\ (\Delta t)$，此时医联体在上级医院完成一名外源患者的核心诊疗并下转至下级医院进行后续康复治疗。下级医院下转患者增加一位。上级医院外源患者减少一位。上级医院空出一张床位，由于下级医院没有阻塞患者需要上转，所以上级医院立刻接收一名新到的外源患者。上级医院外源患者数量保持不变。上级医院上转患者也保持不变。

（c）状态 $\{0,\ 0,\ 1,\ z-1\}$ 的概率为 $z\mu_6\Delta t+o\ (\Delta t)$，此时医联体在上级医院完成一名上转患者的核心诊疗并下转至下级医院进行后续康复治疗。下级医院下转患者增加一位。上级医院上转患者减少一位。上级医院空出一张床位，由于下级医院没有阻塞患者需要上转，所以上级医院立刻接收一名新到的外源患者。上级医院外源患者数量增加一位。

（d）状态 $\{0,\ 0,\ 0,\ z\}$ 的概率由两个概率之和构成。此时医联体的各类患者数量未发生改变，由两种情形构成。

第一种情形的概率为 $\beta\ (c_2-z)\ \mu_4\Delta t+o\ (\Delta t)$，此时上级医院治愈了一名外源患者。上级医院空出一张床位，由于下级医院没有阻塞患者需要上转，所以上级医院立刻接收一名新到的外源患者。上级医院外源患者数量保持不变。上级医院上转患者也保持不变。

第二种情形的概率为 $1-(\lambda_1+\beta\ (c_2-z)\ \mu_4+(1-\beta)\ (c_2-z)\ \mu_5+z\mu_6)\ \Delta t+o\ (\Delta t)$，此时，医联体内外未发生任何事件。

故转移到状态 $\{0,\ 0,\ 0,\ z\}$ 的概率为 $1-(\lambda_1+(1-\beta)\ (c_2-z)\ \mu_5+z\mu_6)\ \Delta t+o\ (\Delta t)$。

情形 2 (2)：当 $x=0$，$b=0$，$0<y<c_3$ 时，在 t 时刻状态 $\{0, 0, y, z\}$ 会在 $t+\Delta t$ 时刻转移到

(a) 状态 $\{1, 0, y, z\}$ 的概率为 $\lambda_1\Delta t+o$ (Δt)。

(b) 状态 $\{0, 0, y-1, z\}$ 的概率为 $y\mu_2\Delta t+o$ (Δt)。

(c) 状态 $\{0, 0, y+1, z\}$ 的概率为 $(1-\beta)$ (c_2-z) $\mu_5\Delta t+o$ (Δt)。

(d) 状态 $\{0, 0, y+1, z-1\}$ 的概率为 $z\mu_6\Delta t+o$ (Δt)。

(e) 状态 $\{0, 0, y, z\}$ 的概率由两个概率之和构成。此时医联体的各类患者数量未发生改变，由两种情形构成。

第一种情形的概率为 β (c_2-z) $\mu_4\Delta t+o$ (Δt)。

第二种情形的概率为 $1-$ $(\lambda_1+y\mu_2+\beta$ (c_2-z) μ_4+ $(1-\beta)$ (c_2-z) $\mu_5+z\mu_6)$ $\Delta t+o$ (Δt)。

故转移到状态 $\{0, 0, y, z\}$ 的概率为 $1-$ $(\lambda_1+y\mu_2+$ $(1-\beta)$ (c_2-z) $\mu_5+z\mu_6)$ $\Delta t+o$ (Δt)。

情形 2 (3)：当 $x=0$，$b=0$，$y=c_3$ 时，下级医院下转患者满床，上级医院自行治愈需要下转的患者。其中，原来是外源患者的，他们的服务时间服从参数为 μ_4 的负指数分布；原来是上转患者的，他们的服务时间服从参数为 μ_6' 的负指数分布。在 t 时刻状态 $\{0, 0, c_3, z\}$ 会在 $t+\Delta t$ 时刻转移到

(a) 状态 $\{1, 0, c_3, z\}$ 的概率为 $\lambda_1\Delta t+o$ (Δt)。

(b) 状态 $\{0, 0, c_3-1, z\}$ 的概率为 $c_3\mu_2\Delta t+o$ (Δt)。

(c) 状态 $\{0, 0, c_3, z-1\}$ 的概率为 $z\mu_6'\Delta t+o$ (Δt)，此时医联体在上级医院治愈了一名上转患者，上级医院上转患者减少一位。上级医院空出一张床位，由于下级医院没有阻塞患者需要上转，所以上级医院立刻接收一名新到的外源患者。上级医院外源患者数量增加一位。

(d) 状态 $\{0, 0, c_3, z\}$ 的概率由两个概率之和构成。此时医联体的各类患者数量未发生改变，由两种情形构成。

第一种情形的概率为 (c_2-z) $\mu_4\Delta t+o$ (Δt)，此时上级医院治愈了一位外源患者，再入院一位外源患者。上级医院外源患者数量没有发生改变。整个医联体的各类患者数量也保持不变。

第二种情形的概率为 $1-$ $(\lambda_1+c_3\mu_2+z\mu_6'+$ (c_2-z) $\mu_4)$ $\Delta t+o$ (Δt)，此时医联体内外未发生任何事件，状态保持不变。

故转移到状态 $\{0, 0, c_3, z\}$ 的概率为 $1-$ $(\lambda_1+c_3\mu_2+z\mu_6')$ $\Delta t+o$ (Δt)。

情形 2 (4)：当 $0<x<c_1-c_3$，$b=0$，$y=0$ 时，在 t 时刻状态 $\{x, 0, 0, z\}$ 会在 $t+\Delta t$ 时刻转移到

（a）状态 $\{x+1,\ 0,\ 0,\ z\}$ 的概率为 $\lambda_1\Delta t+o\ (\Delta t)$。

（b）状态 $\{x-1,\ 0,\ 0,\ z\}$ 的概率为 $\alpha x\,\mu_1\Delta t+o\ (\Delta t)$。

（c）状态 $\{x,\ 1,\ 0,\ z\}$ 的概率为 $(1-\alpha)\ x\,\mu_3\Delta t+o\ (\Delta t)$。

（d）状态 $\{x,\ 0,\ 1,\ z\}$ 的概率为 $(1-\beta)\ (c_2-z)\ \mu_5\Delta t+o\ (\Delta t)$。

（e）状态 $\{x,\ 0,\ 1,\ z-1\}$ 的概率为 $z\,\mu_6\Delta t+o\ (\Delta t)$。

（f）状态 $\{x,\ 0,\ 0,\ z\}$ 的概率由两个概率之和构成。此时医联体的各类患者数量未发生改变，由两种情形构成。

第一种情形的概率为 $\beta\ (c_2-z)\ \mu_4\Delta t+o\ (\Delta t)$。

第二种情形的概率为 $1-\ (\lambda_1+\alpha x\,\mu_1+\ (1-\alpha)\ x\,\mu_3+\beta\ (c_2-z)\ \mu_4+\ (1-\beta)$ $(c_2-z)\ \mu_5+z\,\mu_6)\ \Delta t+o\ (\Delta t)$，此时医联体内外未发生任何事件，状态保持不变。

故转移到状态 $\{x,\ 0,\ 0,\ z\}$ 的概率为 $1-\ (\lambda_1+\alpha x\,\mu_1+\ (1-\alpha)\ x\,\mu_3+\ (1-\beta)\ (c_2-z)\ \mu_5+z\,\mu_6)\ \Delta t+o\ (\Delta t)$。

情形 2（5）：当 $0<x<c_1-c_3,\ 0<b<x,\ y=0$ 时，在 t 时刻状态 $\{x,\ b,\ 0,\ z\}$ 会在 $t+\Delta t$ 时刻转移到

（a）状态 $\{x+1,\ b,\ 0,\ z\}$ 的概率为 $\lambda_1\Delta t+o\ (\Delta t)$。

（b）状态 $\{x-1,\ b,\ 0,\ z\}$ 的概率为 $\alpha\ (x-b)\ \mu_1\Delta t+o\ (\Delta t)$。

（c）状态 $\{x,\ b+1,\ 0,\ z\}$ 的概率为 $(1-\alpha)\ (x-b)\ \mu_3\Delta t+o\ (\Delta t)$。

（d）状态 $\{x-1,\ b-1,\ 0,\ z+1\}$ 的概率为 $\beta\ (c_2-z)\ \mu_4\Delta t+o\ (\Delta t)$。

（e）状态 $\{x-1,\ b-1,\ 1,\ z+1\}$ 的概率为 $(1-\beta)\ (c_2-z)\ \mu_5\Delta t+o\ (\Delta t)$。

（f）状态 $\{x-1,\ b-1,\ 1,\ z\}$ 的概率为 $z\,\mu_6\Delta t+o\ (\Delta t)$。

（g）状态 $\{x,\ b,\ 0,\ z\}$ 的概率为 $1-\ (\lambda_1+\alpha\ (x-b)\ \mu_1+\ (1-\alpha)\ (x-b)\ \mu_3+\beta\ (c_2-z)\ \mu_4+\ (1-\beta)\ (c_2-z)\ \mu_5+z\,\mu_6)\ \Delta t+o\ (\Delta t)$。

情形 2（6）：当 $0<x<c_1-c_3,\ b=x,\ y=0$ 时，在 t 时刻状态 $\{x,\ x,\ 0,\ z\}$ 会在 $t+\Delta t$ 时刻转移到

（a）状态 $\{x+1,\ x,\ 0,\ z\}$ 的概率为 $\lambda_1\Delta t+o\ (\Delta t)$。

（b）状态 $\{x-1,\ x-1,\ 0,\ z+1\}$ 的概率为 $\beta\ (c_2-z)\ \mu_4\Delta t+o\ (\Delta t)$。

（c）状态 $\{x-1,\ x-1,\ 1,\ z+1\}$ 的概率为 $(1-\beta)\ (c_2-z)\ \mu_5\Delta t+o\ (\Delta t)$。

（d）状态 $\{x-1,\ x-1,\ 1,\ z\}$ 的概率为 $z\,\mu_6\Delta t+o\ (\Delta t)$。

（e）状态 $\{x,\ x,\ 0,\ z\}$ 的概率为 $1-\ (\lambda_1+\beta\ (c_2-z)\ \mu_4+\ (1-\beta)\ (c_2-z)\ \mu_5+z\,\mu_6)\ \Delta t+o\ (\Delta t)$。

情形 2（7）：当 $0<x<c_1-c_3,\ b=0,\ 0<y<c_3$ 时，在 t 时刻状态 $\{x,\ 0,\ y,\ z\}$ 会在 $t+\Delta t$ 时刻转移到

（a）状态 $\{x+1,\ 0,\ y,\ z\}$ 的概率为 $\lambda_1\Delta t+o\ (\Delta t)$。

（b）状态 $\{x-1,\ 0,\ y,\ z\}$ 的概率为 $\alpha x\mu_1\Delta t+o\ (\Delta t)$。

（c）状态 $\{x,\ 0,\ y-1,\ z\}$ 的概率为 $y\mu_2\Delta t+o\ (\Delta t)$。

（d）状态 $\{x,\ 1,\ y,\ z\}$ 的概率为 $(1-\alpha)\ x\mu_3\Delta t+o\ (\Delta t)$。

（e）状态 $\{x,\ 0,\ y+1,\ z\}$ 的概率为 $(1-\beta)\ (c_2-z)\ \mu_5\Delta t+o\ (\Delta t)$。

（f）状态 $\{x,\ 0,\ y+1,\ z-1\}$ 的概率为 $z\mu_6\Delta t+o\ (\Delta t)$。

（g）状态 $\{x,\ 0,\ y,\ z\}$ 的概率由两个概率之和构成。此时医联体的各类患者数量未发生改变，由两种情形构成。

第一种情形的概率为 $\beta\ (c_2-z)\ \mu_4\Delta t+o\ (\Delta t)$。

第二种情形的概率为 $1-\ (\lambda_1+\alpha x\mu_1+y\mu_2+\ (1-\alpha)\ x\mu_3+\beta\ (c_2-z)\ \mu_4+\ (1-\beta)\ (c_2-z)\ \mu_5+z\mu_6)\ \Delta t+o\ (\Delta t)$，此时医联体内外未发生任何事件，状态保持不变。

故转移到状态 $\{x,\ 0,\ y,\ z\}$ 的概率为 $1-\ (\lambda_1+\alpha x\mu_1+y\mu_2+\ (1-\alpha)\ x\mu_3+\ (1-\beta)\ (c_2-z)\ \mu_5+z\mu_6)\ \Delta t+o\ (\Delta t)$。

情形 2（8）：当 $0<x<c_1-c_3$，$0<b<x$，$0<y<c_3$ 时，在 t 时刻状态 $\{x,\ b,\ y,\ z\}$ 会在 $t+\Delta t$ 时刻转移到

（a）状态 $\{x+1,\ b,\ y,\ z\}$ 的概率为 $\lambda_1\Delta t+o\ (\Delta t)$。

（b）状态 $\{x-1,\ b,\ y,\ z\}$ 的概率为 $\alpha\ (x-b)\ \mu_1\Delta t+o\ (\Delta t)$。

（c）状态 $\{x,\ b,\ y-1,\ z\}$ 的概率为 $y\mu_2\Delta t+o\ (\Delta t)$。

（d）状态 $\{x,\ b+1,\ y,\ z\}$ 的概率为 $(1-\alpha)\ (x-b)\ \mu_3\Delta t+o\ (\Delta t)$。

（e）状态 $\{x-1,\ b-1,\ y,\ z+1\}$ 的概率为 $\beta\ (c_2-z)\ \mu_4\Delta t+o\ (\Delta t)$。

（f）状态 $\{x-1,\ b-1,\ y+1,\ z+1\}$ 的概率为 $(1-\beta)\ (c_2-z)\ \mu_5\Delta t+o\ (\Delta t)$。

（g）状态 $\{x-1,\ b-1,\ y+1,\ z\}$ 的概率为 $z\mu_6\Delta t+o\ (\Delta t)$。

（h）状态 $\{x,\ b,\ y,\ z\}$ 的概率为 $1-\ (\lambda_1+\alpha\ (x-b)\ \mu_1+y\mu_2+\ (1-\alpha)\ (x-b)\ \mu_3+\beta\ (c_2-z)\ \mu_4+\ (1-\beta)\ (c_2-z)\ \mu_5+z\mu_6)\ \Delta t+o\ (\Delta t)$，此时医联体内外未发生任何事件，状态保持不变。

情形 2（9）：当 $0<x<c_1-c_3$，$b=x$，$0<y<c_3$ 时，在 t 时刻状态 $\{x,\ x,\ y,\ z\}$ 会在 $t+\Delta t$ 时刻转移到

（a）状态 $\{x+1,\ x,\ y,\ z\}$ 的概率为 $\lambda_1\Delta t+o\ (\Delta t)$。

（b）状态 $\{x,\ x,\ y-1,\ z\}$ 的概率为 $y\mu_2\Delta t+o\ (\Delta t)$。

（c）状态 $\{x-1,\ x-1,\ y,\ z+1\}$ 的概率为 $\beta\ (c_2-z)\ \mu_4\Delta t+o\ (\Delta t)$。

（d）状态 $\{x-1,\ x-1,\ y+1,\ z+1\}$ 的概率为 $(1-\beta)\ (c_2-z)\ \mu_5\Delta t+o\ (\Delta t)$。

（e）状态 $\{x-1,\ x-1,\ y+1,\ z\}$ 的概率为 $z\mu_6\Delta t+o\ (\Delta t)$。

（f）状态 $\{x,\ x,\ y,\ z\}$ 的概率为 $1-\ (\lambda_1+y\mu_2+\beta\ (c_2-z)\ \mu_4+\ (1-\beta)\ (c_2-$

$z)$ $\mu_5 + z \mu_6)$ $\Delta t + o$ (Δt)，此时医联体内外未发生任何事件，状态保持不变。

情形 2（10）：当 $0 < x < c_1 - c_3$，$b = 0$，$y = c_3$ 时，在 t 时刻状态 $\{x, 0, c_3, z\}$ 会在 $t + \Delta t$ 时刻转移到

（a）状态 $\{x+1, 0, c_3, z\}$ 的概率为 $\lambda_1 \Delta t + o$ (Δt)。

（b）状态 $\{x-1, 0, c_3, z\}$ 的概率为 $\alpha x \mu_1 \Delta t + o$ (Δt)。

（c）状态 $\{x, 0, c_3-1, z\}$ 的概率为 $c_3 \mu_2 \Delta t + o$ (Δt)。

（d）状态 $\{x, 1, c_3, z\}$ 的概率为 $(1-\alpha)$ $x \mu_3 \Delta t + o$ (Δt)。

（e）状态 $\{x, 0, c_3, z-1\}$ 的概率为 $z \mu_6' \Delta t + o$ (Δt)。

（f）状态 $\{x, 0, c_3, z\}$ 的概率为 $1 - (\lambda_1 + \alpha x \mu_1 + c_3 \mu_2 + (1-\alpha)$ $x \mu_3 + z \mu_6')$ $\Delta t + o$ (Δt)。

情形 2（11）：当 $0 < x < c_1 - c_3$，$0 < b < x$，$y = c_3$ 时，在 t 时刻状态 $\{x, b, c_3, z\}$ 会在 $t + \Delta t$ 时刻转移到

（a）状态 $\{x+1, b, c_3, z\}$ 的概率为 $\lambda_1 \Delta t + o$ (Δt)。

（b）状态 $\{x-1, b, c_3, z\}$ 的概率为 α $(x-b)$ $\mu_1 \Delta t + o$ (Δt)。

（c）状态 $\{x, b, c_3-1, z\}$ 的概率为 $c_3 \mu_2 \Delta t + o$ (Δt)。

（d）状态 $\{x, b+1, c_3, z\}$ 的概率为 $(1-\alpha)$ $(x-b)$ $\mu_3 \Delta t + o$ (Δt)。

（e）状态 $\{x-1, b-1, c_3, z+1\}$ 的概率为 (c_2-z) $\mu_4 \Delta t + o$ (Δt)。

（f）状态 $\{x-1, b-1, c_3, z\}$ 的概率为 $z \mu_6' \Delta t + o$ (Δt)。

（g）状态 $\{x, b, c_3, z\}$ 的概率为 $1 - (\lambda_1 + \alpha$ $(x-b)$ $\mu_1 + c_3 \mu_2 + (1-\alpha)$ $(x-b)$ $\mu_3 + (c_2-z)$ $\mu_4 + z \mu_6')$ $\Delta t + o$ (Δt)。

情形 2（12）：当 $0 < x < c_1 - c_3$，$b = x$，$y = c_3$ 时，在 t 时刻状态 $\{x, x, c_3, z\}$ 会在 $t + \Delta t$ 时刻转移到

（a）状态 $\{x+1, x, c_3, z\}$ 的概率为 $\lambda_1 \Delta t + o$ (Δt)。

（b）状态 $\{x, x, c_3-1, z\}$ 的概率为 $c_3 \mu_2 \Delta t + o$ (Δt)。

（c）状态 $\{x-1, x-1, c_3, z+1\}$ 的概率为 (c_2-z) $\mu_4 \Delta t + o$ (Δt)。

（d）状态 $\{x-1, x-1, c_3, z\}$ 的概率为 $z \mu_6' \Delta t + o$ (Δt)。

（e）状态 $\{x, x, c_3, z\}$ 的概率为 $1 - (\lambda_1 + c_3 \mu_2 + (c_2-z)$ $\mu_4 + z \mu_6')$ $\Delta t + o$ (Δt)。

情形 2（13）：当 $x = c_1 - c_3$，$b = 0$，$y = 0$ 时，在 t 时刻状态 $\{c_1-c_3, 0, 0, z\}$ 会在 $t + \Delta t$ 时刻转移到

（a）状态 $\{c_1-c_3-1, 0, 0, z\}$ 的概率为 α (c_1-c_3) $\mu_1 \Delta t + o$ (Δt)。

（b）状态 $\{c_1-c_3, 1, 0, z\}$ 的概率为 $(1-\alpha)$ (c_1-c_3) $\mu_3 \Delta t + o$ (Δt)。

（c）状态 $\{c_1-c_3, 0, 1, z\}$ 的概率为 $(1-\beta)$ (c_2-z) $\mu_5 \Delta t + o$ (Δt)。

（d）状态 $\{c_1-c_3,\ 0,\ 1,\ z-1\}$ 的概率为 $z\mu_6\Delta t+o\ (\Delta t)$。

（e）状态 $\{c_1-c_3,\ 0,\ 0,\ z\}$ 的概率为 $1-\ (\alpha\ (c_1-c_3)\ \mu_1+\ (1-\alpha)\ (c_1-c_3)$ $\mu_3+\ (1-\beta)\ (c_2-z)\ \mu_5+z\mu_6)\ \Delta t+o\ (\Delta t)$。

情形 2（14）：当 $x=c_1-c_3$，$0<b<x$，$y=0$ 时，在 t 时刻状态 $\{c_1-c_3,\ b,\ 0,$ $z\}$ 会在 $t+\Delta t$ 时刻转移到

（a）状态 $\{c_1-c_3-1,\ b,\ 0,\ z\}$ 的概率为 $\alpha\ (c_1-c_3-b)\ \mu_1\Delta t+o\ (\Delta t)$。

（b）状态 $\{c_1-c_3,\ b+1,\ 0,\ z\}$ 的概率为 $(1-\alpha)\ (c_1-c_3-b)\ \mu_3\Delta t+o\ (\Delta t)$。

（c）状态 $\{c_1-c_3-1,\ b-1,\ 0,\ z+1\}$ 的概率为 $\beta\ (c_2-z)\ \mu_4\Delta t+o\ (\Delta t)$。

（d）状态 $\{c_1-c_3-1,\ b-1,\ 1,\ z+1\}$ 的概率为 $(1-\beta)\ \ (c_2-z)\ \mu_5\Delta t+o$ (Δt)。

（e）状态 $\{c_1-c_3-1,\ b-1,\ 1,\ z\}$ 的概率为 $z\mu_6\Delta t+o\ (\Delta t)$。

（f）状态 $\{c_1-c_3,\ b,\ 0,\ z\}$ 的概率为 $1-\ (\alpha\ (c_1-c_3-b)\ \mu_1+\ (1-\alpha)\ (c_1-c_3-b)\ \mu_3+\beta\ (c_2-z)\ \mu_4+\ (1-\beta)\ (c_2-z)\ \mu_5+z\mu_6)\ \Delta t+o\ (\Delta t)$。

情形 2（15）：当 $x=c_1-c_3$，$b=x$，$y=0$ 时，在 t 时刻状态 $\{c_1-c_3,\ c_1-c_3,$ $0,\ z\}$ 会在 $t+\Delta t$ 时刻转移到

（a）状态 $\{c_1-c_3-1,\ c_1-c_3-1,\ 0,\ z+1\}$ 的概率为 $\beta\ (c_2-z)\ \mu_4\Delta t+o\ (\Delta t)$。

（b）状态 $\{c_1-c_3-1,\ c_1-c_3-1,\ 1,\ z+1\}$ 的概率为 $(1-\beta)\ (c_2-z)\ \mu_5\Delta t+o$ (Δt)。

（c）状态 $\{c_1-c_3-1,\ c_1-c_3-1,\ 1,\ z\}$ 的概率为 $z\mu_6\Delta t+o\ (\Delta t)$。

（d）状态 $\{c_1-c_3,\ c_1-c_3,\ 0,\ z\}$ 的概率为 $1-\ (\beta\ (c_2-z)\ \mu_4+\ (1-\beta)\ (c_2-z)\ \mu_5+z\mu_6)\ \Delta t+o\ (\Delta t)$。

情形 2（16）：当 $x=c_1-c_3$，$b=0$，$0<y<c_3$ 时，在 t 时刻状态 $\{c_1-c_3,\ 0,\ y,$ $z\}$ 会在 $t+\Delta t$ 时刻转移到

（a）状态 $\{c_1-c_3-1,\ 0,\ y,\ z\}$ 的概率为 $\alpha\ (c_1-c_3)\ \mu_1\Delta t+o\ (\Delta t)$。

（b）状态 $\{c_1-c_3,\ 0,\ y-1,\ z\}$ 的概率为 $y\mu_2\Delta t+o\ (\Delta t)$。

（c）状态 $\{c_1-c_3,\ 1,\ y,\ z\}$ 的概率为 $(1-\alpha)\ (c_1-c_3)\ \mu_3\Delta t+o\ (\Delta t)$。

（d）状态 $\{c_1-c_3,\ 0,\ y+1,\ z\}$ 的概率为 $(1-\beta)\ (c_2-z)\ \mu_5\Delta t+o\ (\Delta t)$。

（e）状态 $\{c_1-c_3,\ 0,\ y+1,\ z-1\}$ 的概率为 $z\mu_6\Delta t+o\ (\Delta t)$。

（f）状态 $\{c_1-c_3,\ 0,\ y,\ z\}$ 的概率为 $1-\ (\alpha\ (c_1-c_3)\ \mu_1+y\mu_2+\ (1-\alpha)\ (c_1-c_3)\ \mu_3+\ (1-\beta)\ (c_2-z)\ \mu_5+z\mu_6)\ \Delta t+o\ (\Delta t)$。

情形 2（17）：当 $x=c_1-c_3$，$0<b<x$，$0<y<c_3$ 时，在 t 时刻状态 $\{c_1-c_3,\ b,$ $y,\ z\}$ 会在 $t+\Delta t$ 时刻转移到

（a）状态 $\{c_1-c_3-1,\ b,\ y,\ z\}$ 的概率为 $\alpha\ (c_1-c_3-b)\ \mu_1\Delta t+o\ (\Delta t)$。

（b）状态 $\{c_1-c_3,\ b,\ y-1,\ z\}$ 的概率为 $y\mu_2\Delta t+o\ (\Delta t)$。

（c）状态 $\{c_1-c_3,\ b+1,\ y,\ z\}$ 的概率为 $(1-\alpha)\ (c_1-c_3-b)\ \mu_3\Delta t+o\ (\Delta t)$。

（d）状态 $\{c_1-c_3-1,\ b-1,\ y,\ z+1\}$ 的概率为 $\beta\ (c_2-z)\ \mu_4\Delta t+o\ (\Delta t)$。

（e）状态 $\{c_1-c_3-1,\ b-1,\ y+1,\ z+1\}$ 的概率为 $(1-\beta)\ (c_2-z)\ \mu_5\Delta t+o\ (\Delta t)$。

（f）状态 $\{c_1-c_3-1,\ b-1,\ y+1,\ z\}$ 的概率为 $z\mu_6\Delta t+o\ (\Delta t)$。

（g）状态 $\{c_1-c_3,\ b,\ y,\ z\}$ 的概率为 $1-\ (\alpha\ (c_1-c_3-b)\ \mu_1+y\mu_2+\ (1-\alpha)\ (c_1-c_3-b)\ \mu_3+\beta\ (c_2-z)\ \mu_4+\ (1-\beta)\ (c_2-z)\ \mu_5+z\mu_6)\ \Delta t+o\ (\Delta t)$。

情形2（18）：当 $x=c_1-c_3$，$b=x$，$0<y<c_3$ 时，在 t 时刻状态 $\{c_1-c_3,\ c_1-c_3,\ y,\ z\}$ 会在 $t+\Delta t$ 时刻转移到

（a）状态 $\{c_1-c_3,\ c_1-c_3,\ y-1,\ z\}$ 的概率为 $y\mu_2\Delta t+o\ (\Delta t)$。

（b）状态 $\{c_1-c_3-1,\ c_1-c_3-1,\ y,\ z+1\}$ 的概率为 $\beta\ (c_2-z)\ \mu_4\Delta t+o\ (\Delta t)$。

（c）状态 $\{c_1-c_3-1,\ c_1-c_3-1,\ y+1,\ z+1\}$ 的概率为 $(1-\beta)\ (c_2-z)\ \mu_5\Delta t+o\ (\Delta t)$。

（d）状态 $\{c_1-c_3-1,\ c_1-c_3-1,\ y+1,\ z\}$ 的概率为 $z\mu_6\Delta t+o\ (\Delta t)$。

（e）状态 $\{c_1-c_3,\ c_1-c_3,\ y,\ z\}$ 的概率为 $1-\ (y\mu_2+\beta\ (c_2-z)\ \mu_4+\ (1-\beta)\ (c_2-z)\ \mu_5+z\mu_6)\ \Delta t+o\ (\Delta t)$。

情形2（19）：当 $x=c_1-c_3$，$b=0$，$y=c_3$ 时，在 t 时刻状态 $\{c_1-c_3,\ 0,\ c_3,\ z\}$ 会在 $t+\Delta t$ 时刻转移到

（a）状态 $\{c_1-c_3-1,\ 0,\ c_3,\ z\}$ 的概率为 $\alpha\ (c_1-c_3)\ \mu_1\Delta t+o\ (\Delta t)$。

（b）状态 $\{c_1-c_3,\ 0,\ c_3-1,\ z\}$ 的概率为 $c_3\mu_2\Delta t+o\ (\Delta t)$。

（c）状态 $\{c_1-c_3,\ 1,\ c_3,\ z\}$ 的概率为 $(1-\alpha)\ (c_1-c_3)\ \mu_3\Delta t+o\ (\Delta t)$。

（d）状态 $\{c_1-c_3,\ 0,\ c_3,\ z-1\}$ 的概率为 $z\mu_6'\Delta t+o\ (\Delta t)$。

（e）状态 $\{c_1-c_3,\ 0,\ c_3,\ z\}$ 的概率为 $1-\ (\alpha\ (c_1-c_3)\ \mu_1+c_3\mu_2+\ (1-\alpha)\ (c_1-c_3)\ \mu_3+z\mu_6')\ \Delta t+o\ (\Delta t)$。

情形2（20）：当 $x=c_1-c_3$，$0<b<x$，$y=c_3$ 时，在 t 时刻状态 $\{c_1-c_3,\ b,\ c_3,\ z\}$ 会在 $t+\Delta t$ 时刻转移到

（a）状态 $\{c_1-c_3-1,\ b,\ c_3,\ z\}$ 的概率为 $\alpha\ (c_1-c_3-b)\ \mu_1\Delta t+o\ (\Delta t)$。

（b）状态 $\{c_1-c_3,\ b,\ c_3-1,\ z\}$ 的概率为 $c_3\mu_2\Delta t+o\ (\Delta t)$。

（c）状态 $\{c_1-c_3,\ b+1,\ c_3,\ z\}$ 的概率为 $(1-\alpha)\ (c_1-c_3-b)\ \mu_3\Delta t+o\ (\Delta t)$。

（d）状态 $\{c_1-c_3-1,\ b-1,\ c_3,\ z+1\}$ 的概率为 $(c_2-z)\ \mu_4\Delta t+o\ (\Delta t)$。

（e）状态 $\{c_1-c_3-1,\ b-1,\ c_3,\ z\}$ 的概率为 $z\mu_6'\Delta t+o\ (\Delta t)$。

（f）状态 $\{c_1-c_3, b, c_3, z\}$ 的概率为 $1-(\alpha (c_1-c_3-b) \mu_1+c_3 \mu_2+(1-\alpha)(c_1-c_3-b) \mu_3+(c_2-z) \mu_4+z \mu_6') \Delta t+o(\Delta t)$。

情形 2（21）：当 $x=c_1-c_3$，$b=x$，$y=c_3$ 时，在 t 时刻状态 $\{c_1-c_3, c_1-c_3, c_3, z\}$ 会在 $t+\Delta t$ 时刻转移到

（a）状态 $\{c_1-c_3, c_1-c_3, c_3-1, z\}$ 的概率为 $c_3 \mu_2 \Delta t+o(\Delta t)$。

（b）状态 $\{c_1-c_3-1, c_1-c_3-1, c_3, z+1\}$ 的概率为 $(c_2-z) \mu_4 \Delta t+o(\Delta t)$。

（c）状态 $\{c_1-c_3-1, c_1-c_3-1, c_3, z\}$ 的概率为 $z \mu_6' \Delta t+o(\Delta t)$。

（d）状态 $\{c_1-c_3, c_1-c_3, c_3, z\}$ 的概率为 $1-(c_3 \mu_2+(c_2-z) \mu_4+z \mu_6') \Delta t+o(\Delta t)$。

情形 3

接下来，我们讨论情形 3：$z=c_4$。此时，在上级医院上转患者满床，除非上级医院完成了一位上转患者的核心诊疗，否则上级医院不接受上转患者。当上级医院治愈了一位外源患者或者下转了一位外源患者时，上级医院只能立刻接收一名新的外源患者。在情形 2 中，当上级医院治愈了一位外源患者或者下转了一位外源患者时，上级医院将接收一位阻塞的上转患者。根据假设（1）可知，上级医院外源患者数量是 c_2-c_4。情形 3 分为以下 21 种情况进行讨论：

情形 3（1）：当 $x=0$，$b=0$，$y=0$ 时，在 t 时刻状态 $\{0, 0, 0, c_4\}$ 会在 $t+\Delta t$ 时刻转移到

（a）状态 $\{1, 0, 0, c_4\}$ 的概率为 $\lambda_1 \Delta t+o(\Delta t)$。

（b）状态 $\{0, 0, 1, c_4\}$ 的概率为 $(1-\beta)(c_2-c_4) \mu_5 \Delta t+o(\Delta t)$。

（c）状态 $\{0, 0, 1, c_4-1\}$ 的概率为 $c_4 \mu_6 \Delta t+o(\Delta t)$。

（d）状态 $\{0, 0, 0, c_4\}$ 的概率由两个概率之和构成。此时医联体的各类患者数量未发生改变，由两种情形构成。

第一种情形的概率为 $\beta (c_2-c_4) \mu_4 \Delta t+o(\Delta t)$。

第二种情形的概率为 $1-(\lambda_1+\beta (c_2-c_4) \mu_4+(1-\beta)(c_2-c_4) \mu_5+c_4 \mu_6) \Delta t+o(\Delta t)$，此时，医联体内外未发生任何事件。

故转移到状态 $\{0, 0, 0, c_4\}$ 的概率为 $1-(\lambda_1+(1-\beta)(c_2-c_4) \mu_5+c_4 \mu_6) \Delta t+o(\Delta t)$。

情形 3（2）：当 $x=0$，$b=0$，$0<y<c_3$ 时，在 t 时刻状态 $\{0, 0, y, c_4\}$ 会在 $t+\Delta t$ 时刻转移到

（a）状态 $\{1, 0, y, c_4\}$ 的概率为 $\lambda_1 \Delta t + o (\Delta t)$。

（b）状态 $\{0, 0, y-1, c_4\}$ 的概率为 $y \mu_2 \Delta t + o (\Delta t)$。

（c）状态 $\{0, 0, y+1, c_4\}$ 的概率为 $(1-\beta) (c_2-c_4) \mu_5 \Delta t + o (\Delta t)$。

（d）状态 $\{0, 0, y+1, c_4-1\}$ 的概率为 $c_4 \mu_6 \Delta t + o (\Delta t)$。

（e）状态 $\{0, 0, y, c_4\}$ 的概率由两个概率之和构成。此时医联体的各类患者数量未发生改变，由两种情形构成。

第一种情形的概率为 $\beta (c_2-c_4) \mu_4 \Delta t + o (\Delta t)$。

第二种情形的概率为 $1- (\lambda_1+y \mu_2+\beta (c_2-c_4) \mu_4+ (1-\beta) (c_2-c_4) \mu_5+c_4 \mu_6) \Delta t + o (\Delta t)$。

故转移到状态 $\{0, 0, y, c_4\}$ 的概率为 $1- (\lambda_1+y \mu_2+ (1-\beta) (c_2-c_4) \mu_5+c_4 \mu_6) \Delta t + o (\Delta t)$。

情形3（3）：当 $x=0$，$b=0$，$y=c_3$ 时，在 t 时刻状态 $\{0, 0, c_3, c_4\}$ 会在 $t+\Delta t$ 时刻转移到

（a）状态 $\{1, 0, c_3, c_4\}$ 的概率为 $\lambda_1 \Delta t + o (\Delta t)$。

（b）状态 $\{0, 0, c_3-1, c_4\}$ 的概率为 $c_3 \mu_2 \Delta t + o (\Delta t)$。

（c）状态 $\{0, 0, c_3, c_4-1\}$ 的概率为 $c_4 \mu_6' \Delta t + o (\Delta t)$。

（d）状态 $\{0, 0, c_3, c_4\}$ 的概率由两个概率之和构成。此时医联体的各类患者数量未发生改变，由两种情形构成。

第一种情形的概率为 $(c_2-c_4) \mu_4 \Delta t + o (\Delta t)$。

第二种情形的概率为 $1- (\lambda_1+c_3 \mu_2+c_4 \mu_6'+ (c_2-c_4) \mu_4) \Delta t + o (\Delta t)$，此时医联体内外未发生任何事件，状态保持不变。

故转移到状态 $\{0, 0, c_3, c_4\}$ 的概率为 $1- (\lambda_1+c_3 \mu_2+c_4 \mu_6') \Delta t + o (\Delta t)$。

情形3（4）：当 $0<x<c_1-c_3$，$b=0$，$y=0$ 时，在 t 时刻状态 $\{x, 0, 0, c_4\}$ 会在 $t+\Delta t$ 时刻转移到

（a）状态 $\{x+1, 0, 0, c_4\}$ 的概率为 $\lambda_1 \Delta t + o (\Delta t)$。

（b）状态 $\{x-1, 0, 0, c_4\}$ 的概率为 $\alpha x \mu_1 \Delta t + o (\Delta t)$。

（c）状态 $\{x, 1, 0, c_4\}$ 的概率为 $(1-\alpha) x \mu_3 \Delta t + o (\Delta t)$。

（d）状态 $\{x, 0, 1, c_4\}$ 的概率为 $(1-\beta) (c_2-c_4) \mu_5 \Delta t + o (\Delta t)$。

（e）状态 $\{x, 0, 1, c_4-1\}$ 的概率为 $c_4 \mu_6 \Delta t + o (\Delta t)$。

（f）状态 $\{x, 0, 0, c_4\}$ 的概率由两个概率之和构成。此时医联体的各类患者数量未发生改变，由两种情形构成。

第一种情形的概率为 $\beta (c_2-c_4) \mu_4 \Delta t + o (\Delta t)$。

第二种情形的概率为 $1- (\lambda_1+\alpha x \mu_1+ (1-\alpha) x \mu_3+\beta (c_2-z) \mu_4+ (1-\beta)$

$(c_2-c_4)\mu_5+c_4\mu_6)\Delta t+o(\Delta t)$，此时医联体内外未发生任何事件，状态保持不变。

故转移到状态 $\{x, 0, 0, c_4\}$ 的概率为 $1-(\lambda_1+\alpha x\mu_1+(1-\alpha)x\mu_3+(1-\beta)(c_2-c_4)\mu_5+c_4\mu_6)\Delta t+o(\Delta t)$。

情形 3（5）：当 $0<x<c_1-c_3$，$0<b<x$，$y=0$ 时，在 t 时刻状态 $\{x, b, 0, c_4\}$ 会在 $t+\Delta t$ 时刻转移到

（a）状态 $\{x+1, b, 0, c_4\}$ 的概率为 $\lambda_1\Delta t+o(\Delta t)$。

（b）状态 $\{x-1, b, 0, c_4\}$ 的概率为 $\alpha(x-b)\mu_1\Delta t+o(\Delta t)$。

（c）状态 $\{x, b+1, 0, c_4\}$ 的概率为 $(1-\alpha)(x-b)\mu_3\Delta t+o(\Delta t)$。

（d）状态 $\{x, b, 1, c_4\}$ 的概率为 $(1-\beta)(c_2-c_4)\mu_5\Delta t+o(\Delta t)$，此时上级医院完成了一位外源患者核心诊疗并下转到下级医院进行后续治疗，下级医院下转患者增加一位。上级医院空出一张床。虽然下级医院有阻塞的上转患者，但是因为上级医院上转患者满床，因此上级医院只能接收一位新的外源患者。上级医院外源患者和上转患者数量保持不变。

（e）状态 $\{x-1, b-1, 1, c_4\}$ 的概率为 $c_4\mu_6\Delta t+o(\Delta t)$，此时上级医院完成了一位上转患者核心诊疗并下转到下级医院进行后续治疗，下级医院下转患者增加一位。上级医院空出一张床。因为上级医院上转患者减少一位，上级医院接收一位新的上转患者，因此上级医院外源患者和上转患者数量保持不变。下级医院阻塞的上转患者减少一位。

（f）状态 $\{x, b, 0, c_4\}$ 的概率由两个概率之和构成。此时医联体的各类患者数量未发生改变，由两种情形构成。

第一种情形的概率为 $\beta(c_2-c_4)\mu_4\Delta t+o(\Delta t)$，此时上级医院治愈了一位外源患者，上级医院空出一张床。虽然下级医院有阻塞的上转患者，但是因为上级医院上转患者满床，因此上级医院只能接收一位新的外源患者。上级医院和下级医院的各类患者数量未发生改变。

第二种情形的概率为 $1-(\lambda_1+\alpha(x-b)\mu_1+(1-\alpha)(x-b)\mu_3+\beta(c_2-c_4)\mu_4+(1-\beta)(c_2-c_4)\mu_5+c_4\mu_6)\Delta t+o(\Delta t)$，此时医联体内外未发生任何事件，状态保持不变。

故转移到状态 $\{x, b, 0, c_4\}$ 的概率为 $1-(\lambda_1+\alpha(x-b)\mu_1+(1-\alpha)(x-b)\mu_3+(1-\beta)(c_2-c_4)\mu_5+c_4\mu_6)\Delta t+o(\Delta t)$。

情形 3（6）：当 $0<x<c_1-c_3$，$b=x$，$y=0$ 时，在 t 时刻状态 $\{x, x, 0, c_4\}$ 会在 $t+\Delta t$ 时刻转移到

（a）状态 $\{x+1, x, 0, c_4\}$ 的概率为 $\lambda_1\Delta t+o(\Delta t)$。

（b）状态 $\{x,\ x,\ 1,\ c_4\}$ 的概率为 $(1-\beta)(c_2-c_4)\mu_5\Delta t+o(\Delta t)$。

（c）状态 $\{x-1,\ x-1,\ 1,\ c_4\}$ 的概率为 $c_4\mu_6\Delta t+o(\Delta t)$。

（d）状态 $\{x,\ x,\ 0,\ c_4\}$ 的概率由两个概率之和构成。此时医联体的各类患者数量未发生改变，由两种情形构成。

第一种情形的概率为 $\beta(c_2-c_4)\mu_4\Delta t+o(\Delta t)$。

第二种情形的概率为 $1-(\lambda_1+\beta(c_2-c_4)\mu_4+(1-\beta)(c_2-c_4)\mu_5+c_4\mu_6)\Delta t+o(\Delta t)$，此时医联体内外未发生任何事件，状态保持不变。

故转移到状态 $\{x,\ x,\ 0,\ c_4\}$ 的概率为 $1-(\lambda_1+(1-\beta)(c_2-c_4)\mu_5+c_4\mu_6)\Delta t+o(\Delta t)$。

情形 3（7）：当 $0<x<c_1-c_3$，$b=0$，$0<y<c_3$ 时，在 t 时刻状态 $\{x,\ 0,\ y,\ c_4\}$ 会在 $t+\Delta t$ 时刻转移到

（a）状态 $\{x+1,\ 0,\ y,\ c_4\}$ 的概率为 $\lambda_1\Delta t+o(\Delta t)$。

（b）状态 $\{x-1,\ 0,\ y,\ c_4\}$ 的概率为 $\alpha x\mu_1\Delta t+o(\Delta t)$。

（c）状态 $\{x,\ 0,\ y-1,\ c_4\}$ 的概率为 $y\mu_2\Delta t+o(\Delta t)$。

（d）状态 $\{x,\ 1,\ y,\ c_4\}$ 的概率为 $(1-\alpha)x\mu_3\Delta t+o(\Delta t)$。

（e）状态 $\{x,\ 0,\ y+1,\ c_4\}$ 的概率为 $(1-\beta)(c_2-c_4)\mu_5\Delta t+o(\Delta t)$。

（f）状态 $\{x,\ 0,\ y+1,\ c_4-1\}$ 的概率为 $c_4\mu_6\Delta t+o(\Delta t)$。

（g）状态 $\{x,\ 0,\ y,\ c_4\}$ 的概率由两个概率之和构成。此时医联体的各类患者数量未发生改变，由两种情形构成。

第一种情形的概率为 $\beta(c_2-c_4)\mu_4\Delta t+o(\Delta t)$。

第二种情形的概率为 $1-(\lambda_1+\alpha x\mu_1+y\mu_2+(1-\alpha)x\mu_3+\beta(c_2-c_4)\mu_4+(1-\beta)(c_2-c_4)\mu_5+c_4\mu_6)\Delta t+o(\Delta t)$，此时医联体内外未发生任何事件，状态保持不变。

故转移到状态 $\{x,\ 0,\ y,\ c_4\}$ 的概率为 $1-(\lambda_1+\alpha x\mu_1+y\mu_2+(1-\alpha)x\mu_3+(1-\beta)(c_2-c_4)\mu_5+c_4\mu_6)\Delta t+o(\Delta t)$。

情形 3（8）：当 $0<x<c_1-c_3$，$0<b<x$，$0<y<c_3$ 时，在 t 时刻状态 $\{x,\ b,\ y,\ c_4\}$ 会在 $t+\Delta t$ 时刻转移到

（a）状态 $\{x+1,\ b,\ y,\ c_4\}$ 的概率为 $\lambda_1\Delta t+o(\Delta t)$。

（b）状态 $\{x-1,\ b,\ y,\ c_4\}$ 的概率为 $\alpha(x-b)\mu_1\Delta t+o(\Delta t)$。

（c）状态 $\{x,\ b,\ y-1,\ c_4\}$ 的概率为 $y\mu_2\Delta t+o(\Delta t)$。

（d）状态 $\{x,\ b+1,\ y,\ c_4\}$ 的概率为 $(1-\alpha)(x-b)\mu_3\Delta t+o(\Delta t)$。

（e）状态 $\{x,\ b,\ y+1,\ c_4\}$ 的概率为 $(1-\beta)(c_2-c_4)\mu_5\Delta t+o(\Delta t)$。

（f）状态 $\{x-1,\ b-1,\ y+1,\ c_4\}$ 的概率为 $c_4\mu_6\Delta t+o(\Delta t)$。

（g）状态 $\{x, b, y, c_4\}$ 的概率由两个概率之和构成。此时医联体的各类患者数量未发生改变，由两种情形构成。

第一种情形的概率为 $\beta (c_2-c_4) \mu_4 \Delta t + o (\Delta t)$。

第二种情形的概率为 $1- (\lambda_1+\alpha (x-b) \mu_1+y \mu_2+ (1-\alpha) (x-b) \mu_3+\beta (c_2-c_4) \mu_4+ (1-\beta) (c_2-c_4) \mu_5+c_4 \mu_6) \Delta t+o (\Delta t)$，此时医联体内外未发生任何事件，状态保持不变。

故转移到状态 $\{x, b, y, c_4\}$ 的概率为 $1- (\lambda_1+\alpha (x-b) \mu_1+y \mu_2+ (1-\alpha) (x-b) \mu_3+ (1-\beta) (c_2-c_4) \mu_5+c_4 \mu_6) \Delta t+o (\Delta t)$。

情形 3（9）：当 $0<x<c_1-c_3$，$b=x$，$0<y<c_3$ 时，在 t 时刻状态 $\{x, x, y, c_4\}$ 会在 $t+\Delta t$ 时刻转移到

（a）状态 $\{x+1, x, y, c_4\}$ 的概率为 $\lambda_1 \Delta t+o (\Delta t)$。

（b）状态 $\{x, x, y-1, c_4\}$ 的概率为 $y \mu_2 \Delta t+o (\Delta t)$。

（c）状态 $\{x, x, y+1, c_4\}$ 的概率为 $(1-\beta) (c_2-c_4) \mu_5 \Delta t+o (\Delta t)$。

（d）状态 $\{x-1, x-1, y+1, c_4\}$ 的概率为 $c_4 \mu_6 \Delta t+o (\Delta t)$。

（e）状态 $\{x, x, y, c_4\}$ 的概率由两个概率之和构成。此时医联体的各类患者数量未发生改变，由两种情形构成。

第一种情形的概率为 $\beta (c_2-c_4) \mu_4 \Delta t+o (\Delta t)$。

第二种情形的概率为 $1- (\lambda_1+y \mu_2+\beta (c_2-c_4) \mu_4+ (1-\beta) (c_2-c_4) \mu_5+c_4 \mu_6) \Delta t+o (\Delta t)$，此时医联体内外未发生任何事件，状态保持不变。

故转移到状态 $\{x, x, y, c_4\}$ 的概率为 $1- (\lambda_1+y \mu_2+ (1-\beta) (c_2-c_4) \mu_5+c_4 \mu_6) \Delta t+o (\Delta t)$。

情形 3（10）：当 $0<x<c_1-c_3$，$b=0$，$y=c_3$ 时，在 t 时刻状态 $\{x, 0, c_3, c_4\}$ 会在 $t+\Delta t$ 时刻转移到

（a）状态 $\{x+1, 0, c_3, c_4\}$ 的概率为 $\lambda_1 \Delta t+o (\Delta t)$。

（b）状态 $\{x-1, 0, c_3, c_4\}$ 的概率为 $\alpha x \mu_1 \Delta t+o (\Delta t)$。

（c）状态 $\{x, 0, c_3-1, c_4\}$ 的概率为 $c_3 \mu_2 \Delta t+o (\Delta t)$。

（d）状态 $\{x, 1, c_3, c_4\}$ 的概率为 $(1-\alpha) x \mu_3 \Delta t+o (\Delta t)$。

（e）状态 $\{x, 0, c_3, c_4-1\}$ 的概率为 $c_4 \mu_6' \Delta t+o (\Delta t)$。

（f）状态 $\{x, 0, c_3, c_4\}$ 的概率由两个概率之和构成。此时医联体的各类患者数量未发生改变，由两种情形构成。

第一种情形的概率为 $(c_2-c_4) \mu_4 \Delta t+o (\Delta t)$。

第二种情形的概率为 $1- (\lambda_1+\alpha x \mu_1+c_3 \mu_2+ (1-\alpha) x \mu_3+ (c_2-c_4) \mu_4+c_4 \mu_6') \Delta t+o (\Delta t)$，此时医联体内外未发生任何事件，状态保持不变。

故转移到状态 $\{x, 0, c_3, c_4\}$ 的概率为 $1-(\lambda_1+\alpha x \mu_1+c_3 \mu_2+(1-\alpha) x \mu_3+c_4 \mu_6') \Delta t+o(\Delta t)$。

情形 3（11）：当 $0<x<c_1-c_3$，$0<b<x$，$y=c_3$ 时，在 t 时刻状态 $\{x, b, c_3, c_4\}$ 会在 $t+\Delta t$ 时刻转移到

（a）状态 $\{x+1, b, c_3, c_4\}$ 的概率为 $\lambda_1\Delta t+o(\Delta t)$。

（b）状态 $\{x-1, b, c_3, c_4\}$ 的概率为 $\alpha(x-b)\mu_1\Delta t+o(\Delta t)$。

（c）状态 $\{x, b, c_3-1, c_4\}$ 的概率为 $c_3\mu_2\Delta t+o(\Delta t)$。

（d）状态 $\{x, b+1, c_3, c_4\}$ 的概率为 $(1-\alpha)(x-b)\mu_3\Delta t+o(\Delta t)$。

（e）状态 $\{x-1, b-1, c_3, c_4\}$ 的概率为 $c_4\mu_6'\Delta t+o(\Delta t)$。

（f）状态 $\{x, b, c_3, c_4\}$ 的概率由两个概率之和构成。此时医联体的各类患者数量未发生改变，由两种情形构成。

第一种情形的概率为 $(c_2-c_4)\mu_4\Delta t+o(\Delta t)$。

第二种情形的概率为 $1-(\lambda_1+\alpha(x-b)\mu_1+c_3\mu_2+(1-\alpha)(x-b)\mu_3+(c_2-c_4)\mu_4+c_4\mu_6')\Delta t+o(\Delta t)$，此时医联体内外未发生任何事件，状态保持不变。

故转移到状态 $\{x, b, c_3, c_4\}$ 的概率为 $1-(\lambda_1+\alpha(x-b)\mu_1+c_3\mu_2+(1-\alpha)(x-b)\mu_3+c_4\mu_6')\Delta t+o(\Delta t)$。

情形 3（12）：当 $0<x<c_1-c_3$，$b=x$，$y=c_3$ 时，在 t 时刻状态 $\{x, x, c_3, c_4\}$ 会在 $t+\Delta t$ 时刻转移到

（a）状态 $\{x+1, x, c_3, c_4\}$ 的概率为 $\lambda_1\Delta t+o(\Delta t)$。

（b）状态 $\{x, x, c_3-1, c_4\}$ 的概率为 $c_3\mu_2\Delta t+o(\Delta t)$。

（c）状态 $\{x-1, x-1, c_3, c_4\}$ 的概率为 $c_4\mu_6'\Delta t+o(\Delta t)$。

（d）状态 $\{x, x, c_3, c_4\}$ 的概率由两个概率之和构成。此时医联体的各类患者数量未发生改变，由两种情形构成。

第一种情形的概率为 $(c_2-c_4)\mu_4\Delta t+o(\Delta t)$。

第二种情形的概率为 $1-(\lambda_1+c_3\mu_2+(c_2-c_4)\mu_4+c_4\mu_6')\Delta t+o(\Delta t)$，此时医联体内外未发生任何事件，状态保持不变。

故转移到状态 $\{x, x, c_3, c_4\}$ 的概率为 $1-(\lambda_1+c_3\mu_2+c_4\mu_6')\Delta t+o(\Delta t)$。

情形 3（13）：当 $x=c_1-c_3$，$b=0$，$y=0$ 时，在 t 时刻状态 $\{c_1-c_3, 0, 0, c_4\}$ 会在 $t+\Delta t$ 时刻转移到

（a）状态 $\{c_1-c_3-1, 0, 0, c_4\}$ 的概率为 $\alpha(c_1-c_3)\mu_1\Delta t+o(\Delta t)$。

（b）状态 $\{c_1-c_3, 1, 0, c_4\}$ 的概率为 $(1-\alpha)(c_1-c_3)\mu_3\Delta t+o(\Delta t)$。

（c）状态 $\{c_1-c_3, 0, 1, c_4\}$ 的概率为 $(1-\beta)(c_2-c_4)\mu_5\Delta t+o(\Delta t)$。

（d）状态 $\{c_1-c_3, 0, 1, c_4-1\}$ 的概率为 $c_4\mu_6\Delta t+o(\Delta t)$。

（e）状态 $\{c_1-c_3,\ 0,\ 0,\ c_4\}$ 的概率由两个概率之和构成。此时医联体的各类患者数量未发生改变，由两种情形构成。

第一种情形的概率为 $\beta\ (c_2-c_4)\ \mu_4\Delta t+o\ (\Delta t)$。

第二种情形的概率为 $1-\ (\alpha\ (c_1-c_3)\ \mu_1+\ (1-\alpha)\ (c_1-c_3)\ \mu_3+\beta\ (c_2-c_4)\ \mu_4+\ (1-\beta)\ (c_2-c_4)\ \mu_5+c_4\mu_6)\ \Delta t+o\ (\Delta t)$，此时医联体内外未发生任何事件，状态保持不变。

故转移到状态 $\{c_1-c_3,\ 0,\ 0,\ c_4\}$ 的概率为 $1-\ (\alpha\ (c_1-c_3)\ \mu_1+\ (1-\alpha)$ $(c_1-c_3)\ \mu_3+\ (1-\beta)\ (c_2-c_4)\ \mu_5+c_4\mu_6)\ \Delta t+o\ (\Delta t)$。

情形 3（14）：当 $x=c_1-c_3$，$0<b<x$，$y=0$ 时，在 t 时刻状态 $\{c_1-c_3,\ b,\ 0,\ c_4\}$ 会在 $t+\Delta t$ 时刻转移到

（a）状态 $\{c_1-c_3-1,\ b,\ 0,\ c_4\}$ 的概率为 $\alpha\ (c_1-c_3-b)\ \mu_1\Delta t+o\ (\Delta t)$。

（b）状态 $\{c_1-c_3,\ b+1,\ 0,\ c_4\}$ 的概率为 $(1-\alpha)\ (c_1-c_3-b)\ \mu_3\Delta t+o\ (\Delta t)$。

（c）状态 $\{c_1-c_3,\ b,\ 1,\ c_4\}$ 的概率为 $(1-\beta)\ (c_2-c_4)\ \mu_5\Delta t+o\ (\Delta t)$。

（d）状态 $\{c_1-c_3-1,\ b-1,\ 1,\ c_4\}$ 的概率为 $c_4\mu_6\Delta t+o\ (\Delta t)$。

（e）状态 $\{c_1-c_3,\ b,\ 0,\ c_4\}$ 的概率由两个概率之和构成。此时医联体的各类患者数量未发生改变，由两种情形构成。

第一种情形的概率为 $\beta\ (c_2-c_4)\ \mu_4\Delta t+o\ (\Delta t)$。

第二种情形的概率为 $1-\ (\alpha\ (c_1-c_3-b)\ \mu_1+\ (1-\alpha)\ (c_1-c_3-b)\ \mu_3+\beta\ (c_2-c_4)\ \mu_4+\ (1-\beta)\ (c_2-c_4)\ \mu_5+c_4\mu_6)\ \Delta t+o\ (\Delta t)$，此时医联体内外未发生任何事件，状态保持不变。

故转移到状态 $\{c_1-c_3,\ b,\ 0,\ c_4\}$ 的概率为 $1-\ (\alpha\ (c_1-c_3-b)\ \mu_1+\ (1-\alpha)$ $(c_1-c_3-b)\ \mu_3+\ (1-\beta)\ (c_2-c_4)\ \mu_5+c_4\mu_6)\ \Delta t+o\ (\Delta t)$。

情形 3（15）：当 $x=c_1-c_3$，$b=x$，$y=0$ 时，在 t 时刻状态 $\{c_1-c_3,\ c_1-c_3,\ 0,\ c_4\}$ 会在 $t+\Delta t$ 时刻转移到

（a）状态 $\{c_1-c_3,\ c_1-c_3,\ 1,\ c_4\}$ 的概率为 $(1-\beta)\ (c_2-c_4)\ \mu_5\Delta t+o\ (\Delta t)$。

（b）状态 $\{c_1-c_3-1,\ c_1-c_3-1,\ 1,\ c_4\}$ 的概率为 $c_4\mu_6\Delta t+o\ (\Delta t)$。

（c）状态 $\{c_1-c_3,\ c_1-c_3,\ 0,\ c_4\}$ 的概率由两个概率之和构成。此时医联体的各类患者数量未发生改变，由两种情形构成。

第一种情形的概率为 $\beta\ (c_2-c_4)\ \mu_4\Delta t+o\ (\Delta t)$。

第二种情形的概率为 $1-\ (\beta\ (c_2-c_4)\ \mu_4+\ (1-\beta)\ (c_2-c_4)\ \mu_5+c_4\mu_6)\ \Delta t+o\ (\Delta t)$，此时医联体内外未发生任何事件，状态保持不变。

故转移到状态 $\{c_1-c_3,\ c_1-c_3,\ 0,\ c_4\}$ 的概率为 $1-\ (\ (1-\beta)\ (c_2-c_4)\ \mu_5+c_4$

μ_6）Δt+o（Δt）。

情形 3（16）：当 $x=c_1-c_3$，$b=0$，$0<y<c_3$ 时，在 t 时刻状态 $\{c_1-c_3, 0, y, c_4\}$ 会在 $t+\Delta t$ 时刻转移到

（a）状态 $\{c_1-c_3-1, 0, y, c_4\}$ 的概率为 α（c_1-c_3）$\mu_1\Delta t$+o（Δt）。

（b）状态 $\{c_1-c_3, 0, y-1, c_4\}$ 的概率为 $y\mu_2\Delta t$+o（Δt）。

（c）状态 $\{c_1-c_3, 1, y, c_4\}$ 的概率为（$1-\alpha$）（c_1-c_3）$\mu_3\Delta t$+o（Δt）。

（d）状态 $\{c_1-c_3, 0, y+1, c_4\}$ 的概率为（$1-\beta$）（c_2-c_4）$\mu_5\Delta t$+o（Δt）。

（e）状态 $\{c_1-c_3, 0, y+1, c_4-1\}$ 的概率为 $c_4\mu_6\Delta t$+o（Δt）。

（f）状态 $\{c_1-c_3, 0, y, c_4\}$ 的概率由两个概率之和构成。此时医联体的各类患者数量未发生改变，由两种情形构成。

第一种情形的概率为 β（c_2-c_4）$\mu_4\Delta t$+o（Δt）。

第二种情形的概率为 $1-$（α（c_1-c_3）μ_1+$y\mu_2$+（$1-\alpha$）（c_1-c_3）μ_3+β（c_2-c_4）μ_4+（$1-\beta$）（c_2-c_4）μ_5+$c_4\mu_6$）Δt+o（Δt），此时医联体内外未发生任何事件，状态保持不变。

故转移到状态 $\{c_1-c_3, 0, y, c_4\}$ 的概率为 $1-$（α（c_1-c_3）μ_1+$y\mu_2$+（$1-\alpha$）（c_1-c_3）μ_3+（$1-\beta$）（c_2-c_4）μ_5+$c_4\mu_6$）Δt+o（Δt）。

情形 3（17）：当 $x=c_1-c_3$，$0<b<x$，$0<y<c_3$ 时，在 t 时刻状态 $\{c_1-c_3, b, y, c_4\}$ 会在 $t+\Delta t$ 时刻转移到

（a）状态 $\{c_1-c_3-1, b, y, c_4\}$ 的概率为 α（c_1-c_3-b）$\mu_1\Delta t$+o（Δt）。

（b）状态 $\{c_1-c_3, b, y-1, c_4\}$ 的概率为 $y\mu_2\Delta t$+o（Δt）。

（c）状态 $\{c_1-c_3, b+1, y, c_4\}$ 的概率为（$1-\alpha$）（c_1-c_3-b）$\mu_3\Delta t$+o（Δt）。

（d）状态 $\{c_1-c_3, b, y+1, c_4\}$ 的概率为（$1-\beta$）（c_2-c_4）$\mu_5\Delta t$+o（Δt）。

（e）状态 $\{c_1-c_3-1, b-1, y+1, c_4\}$ 的概率为 $c_4\mu_6\Delta t$+o（Δt）。

（f）状态 $\{c_1-c_3, b, y, c_4\}$ 的概率由两个概率之和构成。此时医联体的各类患者数量未发生改变，由两种情形构成。

第一种情形的概率为 β（c_2-c_4）$\mu_4\Delta t$+o（Δt）。

第二种情形的概率为 $1-$（α（c_1-c_3-b）μ_1+$y\mu_2$+（$1-\alpha$）（c_1-c_3-b）μ_3+β（c_2-c_4）μ_4+（$1-\beta$）（c_2-c_4）μ_5+$c_4\mu_6$）Δt+o（Δt），此时医联体内外未发生任何事件，状态保持不变。

故转移到状态 $\{c_1-c_3, b, y, c_4\}$ 的概率为 $1-$（α（c_1-c_3-b）μ_1+$y\mu_2$+（$1-\alpha$）（c_1-c_3-b）μ_3+（$1-\beta$）（c_2-c_4）μ_5+$c_4\mu_6$）Δt+o（Δt）。

情形 3（18）：当 $x=c_1-c_3$，$b=x$，$0<y<c_3$ 时，在 t 时刻状态 $\{c_1-c_3, c_1-c_3,$

y, c_4} 会在 $t+\Delta t$ 时刻转移到

（a）状态 {c_1-c_3, c_1-c_3, $y-1$, c_4} 的概率为 $y\mu_2\Delta t+o$ （Δt）。

（b）状态 {c_1-c_3, c_1-c_3, $y+1$, c_4} 的概率为 （$1-\beta$）（c_2-c_4）$\mu_5\Delta t+o$ （Δt）。

（c）状态 {c_1-c_3-1, c_1-c_3-1, $y+1$, c_4} 的概率为 $c_4\mu_6\Delta t+o$ （Δt）。

（d）状态 {c_1-c_3, c_1-c_3, y, z} 的概率由两个概率之和构成。此时医联体的各类患者数量未发生改变，由两种情形构成。

第一种情形的概率为 β （c_2-c_4）$\mu_4\Delta t+o$ （Δt）。

第二种情形的概率为 $1-$ （$y\mu_2+\beta$ （c_2-c_4）μ_4+ （$1-\beta$）（c_2-c_4）$\mu_5+c_4\mu_6$） $\Delta t+o$ （Δt），此时医联体内外未发生任何事件，状态保持不变。

故转移到状态 {c_1-c_3, c_1-c_3, y, z} 的概率为 $1-$ （$y\mu_2+$ （$1-\beta$）（c_2-c_4）$\mu_5+c_4+\mu_6$） $\Delta t+o$ （Δt）。

情形 3（19）：当 $x=c_1-c_3$, $b=0$, $y=c_3$ 时，在 t 时刻状态 {c_1-c_3, 0, c_3, c_4} 会在 $t+\Delta t$ 时刻转移到

（a）状态 {c_1-c_3-1, 0, c_3, c_4} 的概率为 α （c_1-c_3）$\mu_1\Delta t+o$ （Δt）。

（b）状态 {c_1-c_3, 0, c_3-1, c_4} 的概率为 $c_3\mu2\Delta t+po$ （Δt）。

（c）状态 {c_1-c_3, 1, c_3, c_4} 的概率为 （$1-\alpha$）（c_1-c_3）$\mu_3\Delta t+o$ （Δt）。

（d）状态 {c_1-c_3, 0, c_3, c_4-1} 的概率为 $c_4\mu_6'\Delta t+o$ （Δt）。

（e）状态 {c_1-c_3, 0, c_3, c_4} 的概率由两个概率之和构成。此时医联体的各类患者数量未发生改变，由两种情形构成。

第一种情形的概率为 （c_2-c_4）$\mu_4\Delta t+o$ （Δt）。

第二种情形的概率为 $1-$ （α （c_1-c_3）$\mu_1+c_3\mu_2+$ （$1-\alpha$）（c_1-c_3）μ_3+ （c_2-c_4）$\mu_4+c_4\mu_6'$） $\Delta t+o$ （Δt），此时医联体内外未发生任何事件，状态保持不变。

故转移到状态 {c_1-c_3, 0, c_3, c_4} 的概率为 $1-$ （α （c_1-c_3）$\mu_1+c_3\mu_2+$ （$1-a$）（c_1-c_3）$\mu_3+c_4\mu_6'$） $\Delta t+o$ （Δt）。

情形 3（20）：当 $x=c_1-c_3$, $0<b<x$, $y=c_3$ 时，在 t 时刻状态 {c_1-c_3, b, c_3, c_4} 会在 $t+\Delta t$ 时刻转移到

（a）状态 {c_1-c_3-1, b, c_3, c_4} 的概率为 α （c_1-c_3-b）$\mu_1\Delta t+o$ （Δt）。

（b）状态 {c_1-c_3-1, b, $c-1$, c_4} 的概率为 $c_3\mu_2\Delta t+o$ （Δt）。

（c）状态 {c_1-c_3, $b+1$, $c-3$, c_4} 的概率为 （$1-\alpha$）（c_1-c_3-b）$\mu_3\Delta t+o$ （Δt）。

（d）状态 {c_1-c_3-1, $b-1$, $c-3$, c_4} 的概率为 $c_4\mu_6'\Delta t+o$ （Δt）。

（e）状态 {c_1-c_3, b, $c-3$, c_4} 的概率由两个概率之和构成。此时医联体

的各类患者数量未发生改变，由两种情形构成。

第一种情形的概率为 $(c_2-c_4)\ \mu_4\Delta t+o\ (\Delta t)$。

第二种情形的概率为 $1-(\alpha\ (c_1-c_3-b)\ \mu_1+c_3\mu_2+(1-\alpha)\ (c_1-c_3-b)\ \mu_3+(c_2-c_4)\ \mu_4+c_4\mu_6')\ \Delta t+o\ (\Delta t)$，此时医联体内外未发生任何事件，状态保持不变。

故转移到状态 $\{c_1-c_3,\ b,\ c-3,\ c_4\}$ 的概率为 $1-(\alpha\ (c_1-c_3-b)\ \mu_1+c_3\mu_2+(1-\alpha)\ (c_1-c_3-b)\ \mu_3+c_4\mu_6')\ \Delta t+o\ (\Delta t)$。

情形 3（21）：当 $x=c_1-c_3$，$b=x$，$y=c_3$ 时，在 t 时刻状态 $\{c_1-c_3,\ c_1-c_3,\ c_3,\ c_4\}$ 会在 $t+\Delta t$ 时刻转移到

（a）状态 $\{c_1-c_3,\ c_1-c_3,\ c_3-1,\ c_4\}$ 的概率为 $c_3\mu_2\Delta t+o\ (\Delta t)$。

（b）状态 $\{c_1-c_3-1,\ c_1-c_3-1,\ c_3,\ c_4\}$ 的概率为 $c_4\mu_6'\Delta t+o\ (\Delta t)$。

（c）状态 $\{c_1-c_3,\ c_1-c_3,\ c_3,\ c_4\}$ 的概率由两个概率之和构成。此时医联体的各类患者数量未发生改变，由两种情形构成。

第一种情形的概率为 $(c_2-c_4)\ \mu_4\Delta t+o\ (\Delta t)$。

第二种情形的概率为 $1-(c_3\mu_2+(c_2-c_4)\ \mu_4+c_4\mu_6')\ \Delta t+o\ (\Delta t)$，此时医联体内外未发生任何事件，状态保持不变。

故转移到状态 $\{c_1-c_3,\ c_1-c_3,\ c_3,\ c_4\}$ 的概率为 $1-(c_3\mu_2+c_4\mu_6')\ \Delta t+o\ (\Delta t)$。

附录二 第二章数值仿真分析结果

一、下级医院下转专用床位数量灵敏分析附图

医联体各类患者数量（$4 \leqslant c_3 \leqslant 8$）

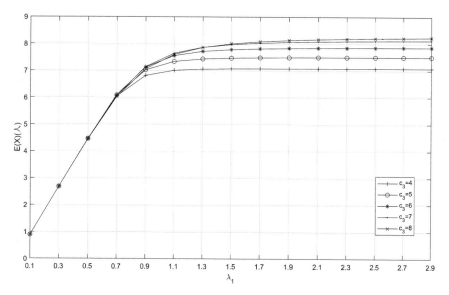

附图 2-1（a） 下级医院外源患者数量（不含阻塞患者）

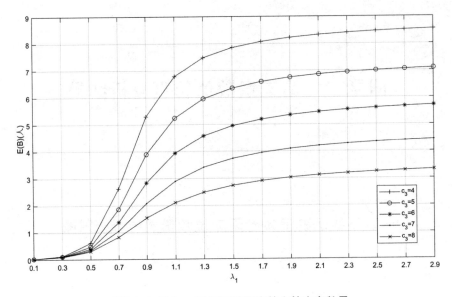

附图 2-1（b）　下级医院阻塞的上转患者数量

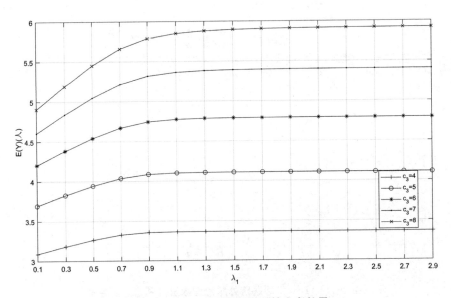

附图 2-1（c）　下级医院下转患者数量

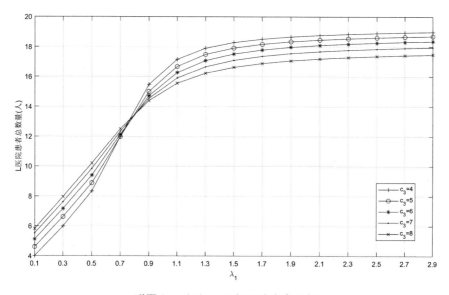

附图 2-1（d） 下级医院患者总数

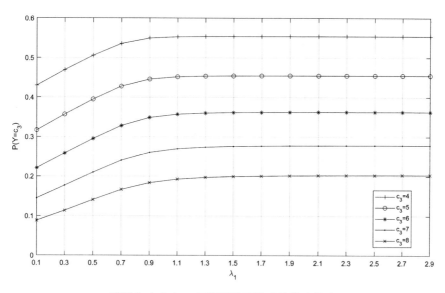

附图 2-1（e） 下级医院下转床位满床概率

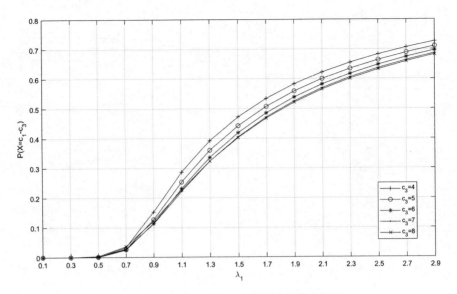

附图2-1（f） 下级医院外源患者满床概率

附图2-1 下级医院各类患者数量（$4 \leqslant c_3 \leqslant 8$）

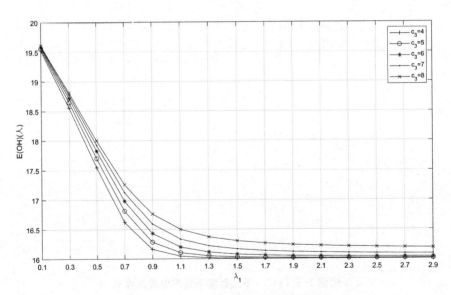

附图2-2（a） 上级医院外源患者数量

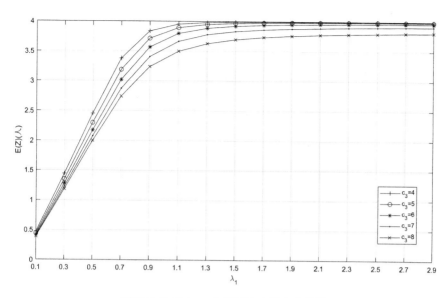

附图 2-2（b） 上级医院上转患者数量

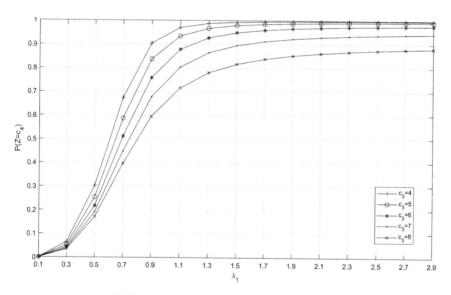

附图 2-2（c） 上级医院上转患者满床概率

附图 2-2 上级医院各类患者数量（$4 \leqslant c_3 \leqslant 8$）

医联体转诊运行状态（$4 \leqslant c_3 \leqslant 8$）

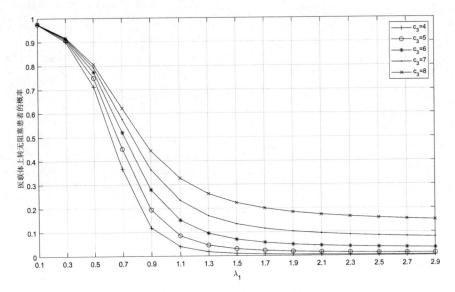

附图 2-3（a） 医联体上转无阻塞患者的概率

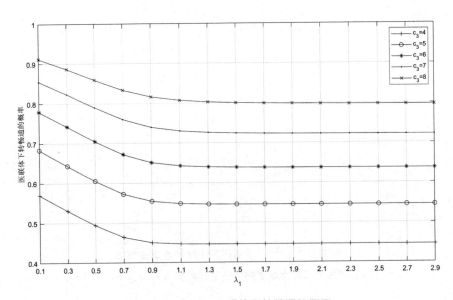

附图 2-3（b） 医联体下转畅通的概率

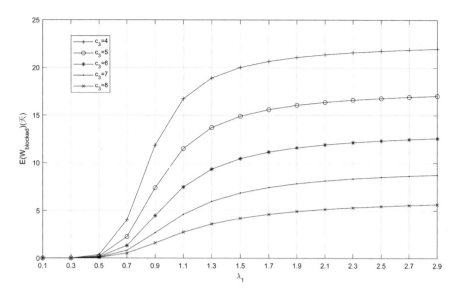

附图 2-3（c）　医联体内阻塞上转患者的阻塞时间

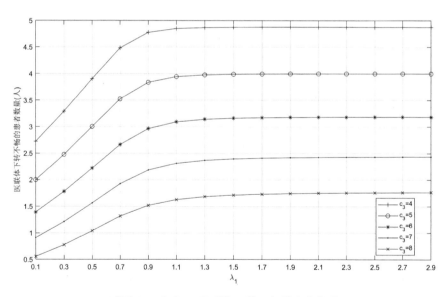

附图 2-3（d）　医联体下转不畅的患者数量

附图 2-3　医联体转诊运行状态（$4 \leqslant c_3 \leqslant 8$）

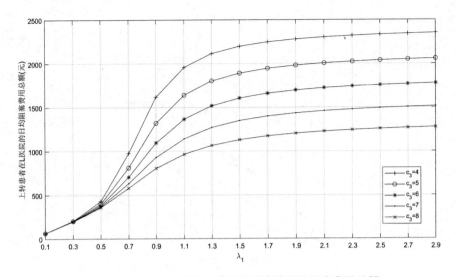

附图 2-4（a）　　上转患者在下级医院的日均阻塞费用总额

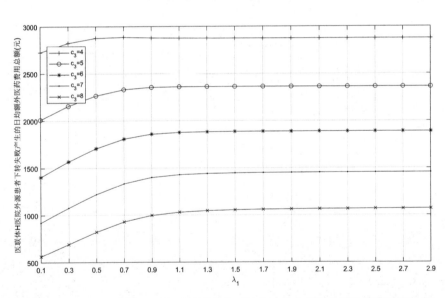

附图 2-4（b）　　医联体上级医院外源患者下转失败产生的日均额外医药费用总额

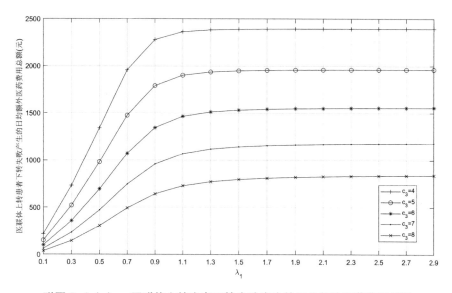

附图 2-4（c） 医联体上转患者下转失败产生的日均额外医药费用总额

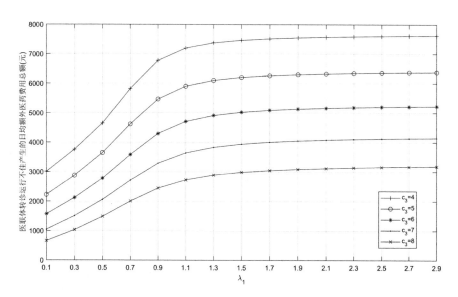

附图 2-4（d） 医联体转诊运行不佳产生的日均额外医药费用总额

附图 2-4 医联体转诊运行不佳产生的各类日均额外医药费用总额（$4 \leqslant c_3 \leqslant 8$）

医联体各类日均医药费用（$4 \leqslant c_3 \leqslant 8$）

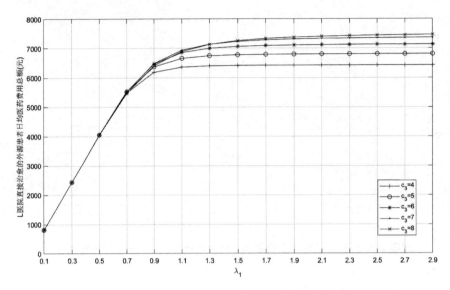

附图 2-5（a） 下级医院直接治愈的外源患者日均医药费用总额

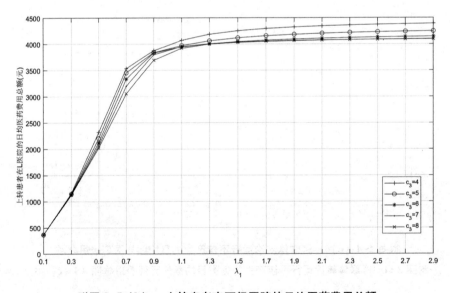

附图 2-5（b） 上转患者在下级医院的日均医药费用总额

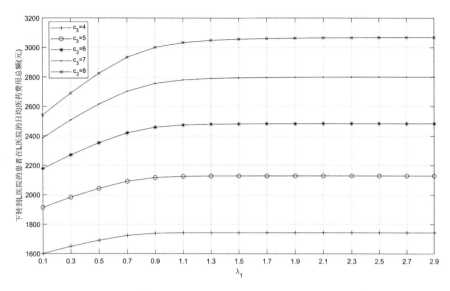

附图 2-5（c） 下转到下级医院的患者在下级医院的日均医药费用总额

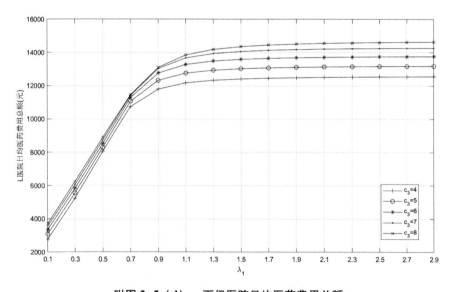

附图 2-5（d） 下级医院日均医药费用总额

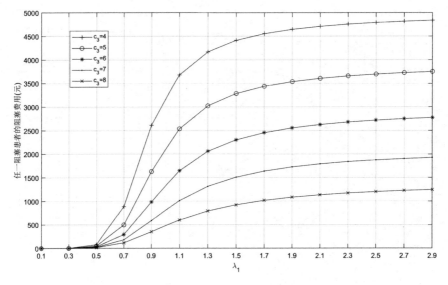

附图 2-5（e） 任一阻塞患者的阻塞费用

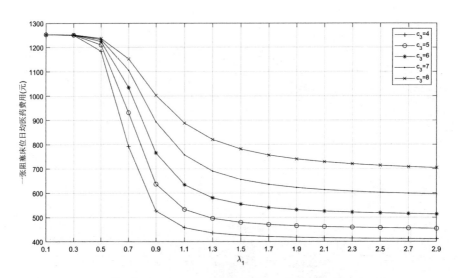

附图 2-5（f） 一张阻塞床位日均医药费用

附图 2-5 下级医院各类患者医药费用（$4 \leqslant c_3 \leqslant 8$）

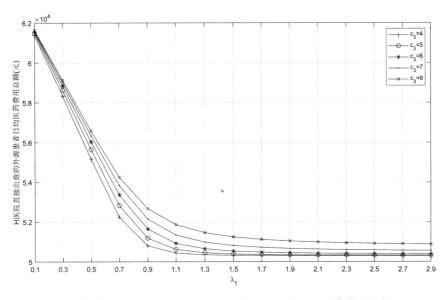

附图 2-6（a） 上级医院直接治愈的外源患者日均医药费用总额

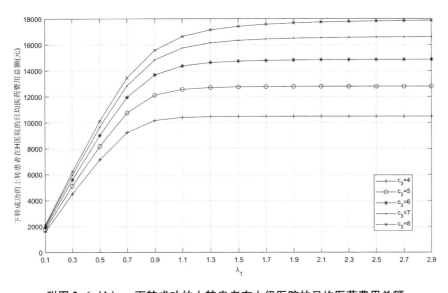

附图 2-6（b） 下转成功的上转患者在上级医院的日均医药费用总额

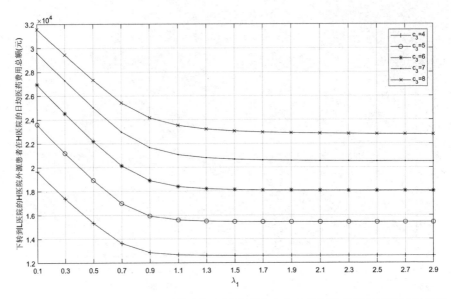

附图 2-6（c） 下转到下级医院的上级医院外源患者在上级医院的日均医药费用总额

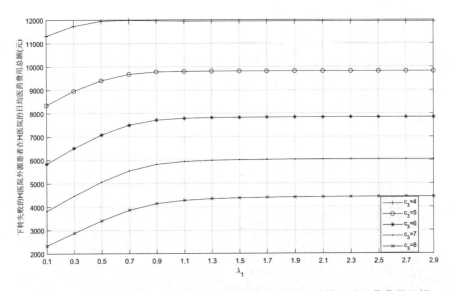

附图 2-6（d） 下转失败的上级医院外源患者在上级医院的日均医药费用总额

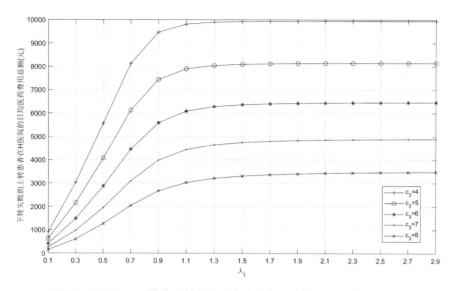

附图2-6（e） 下转失败的上转患者在上级医院的日均医药费用总额

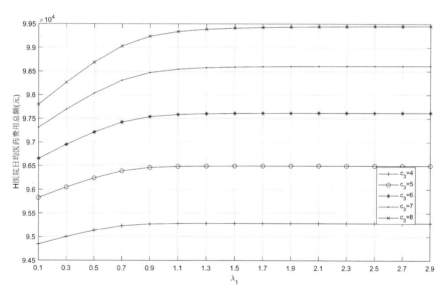

附图2-6（f） 上级医院日均医药费用总额

附图2-6 上级医院各类患者医药费用（$4 \leqslant c_3 \leqslant 8$）

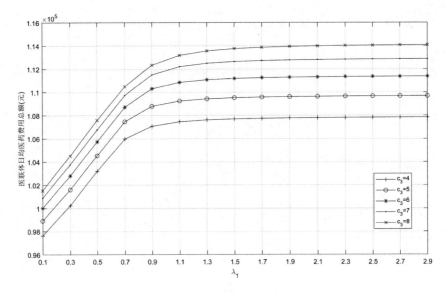

附图 2-7 医联体日均医药费用总额（$4 \leqslant c_3 \leqslant 8$）

二、下级医院床位总数量灵敏度分析附图

医联体各类患者数量（$20 \leqslant c_1 \leqslant 40$）

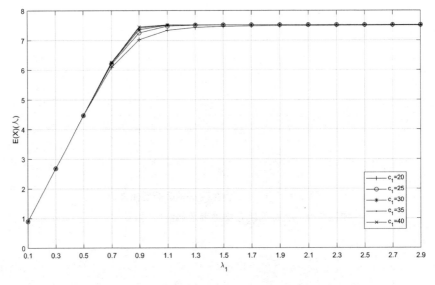

附图 2-8（a） 下级医院外源患者数量（不含阻塞患者）

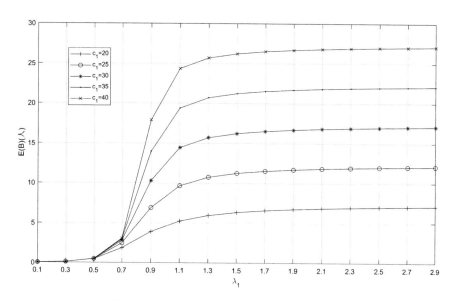

附图 2-8（b） 下级医院阻塞的上转患者数量

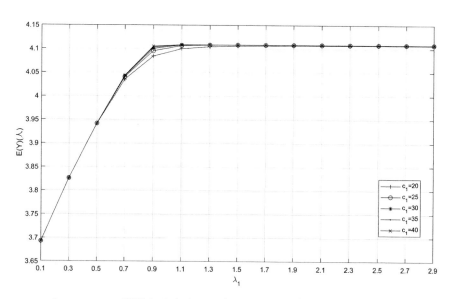

附图 2-8（c） 下级医院下转患者数量

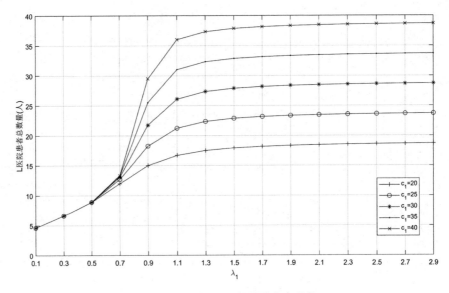

附图 2-8 （d） 下级医院患者总数

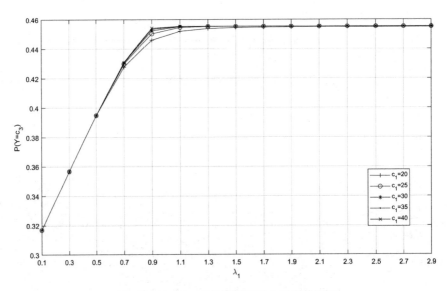

附图 2-8 （e） 下级医院下转床位满床概率

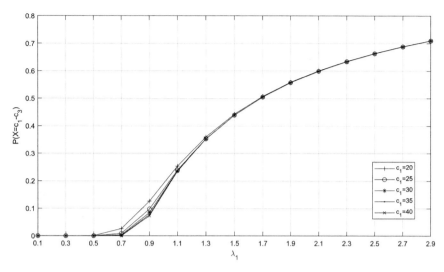

附图 2-8（f）　下级医院外源患者满床概率

附图 2-8　下级医院各类患者数量（$20 \leqslant c_1 \leqslant 40$）

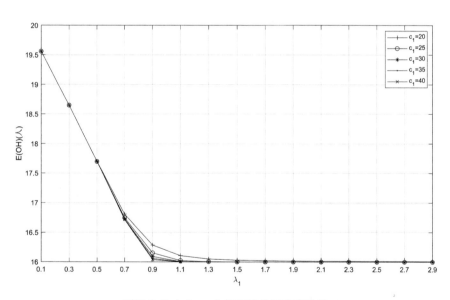

附图 2-9（a）　上级医院外源患者数量

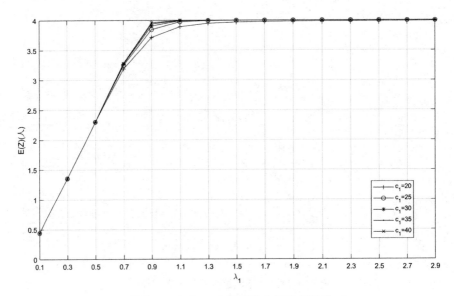

附图 2-9（b） 上级医院上转患者数量

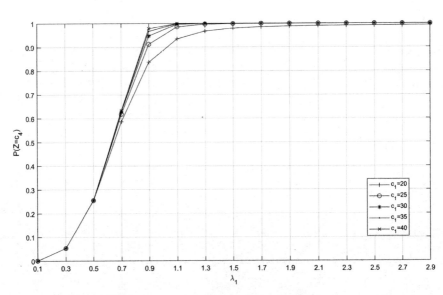

附图 2-9（c） 上级医院上转患者满床概率

附图 2-9 上级医院各类患者数量（$20 \leqslant c_1 \leqslant 40$）

医联体转诊运行状态（$20 \leqslant c_1 \leqslant 40$）

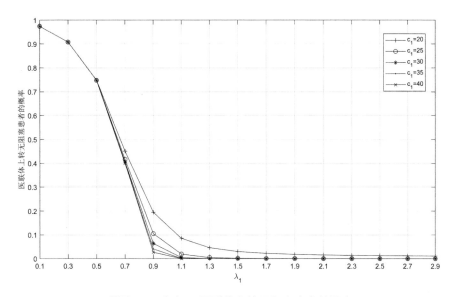

附图 2-10（a）　　医联体上转无阻塞患者的概率

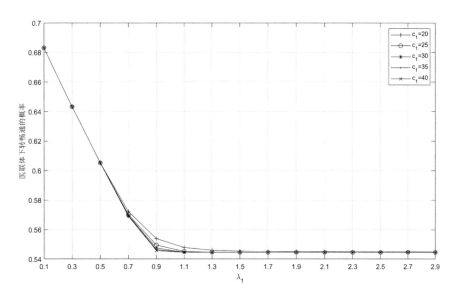

附图 2-10（b）　　医联体下转畅通的概率

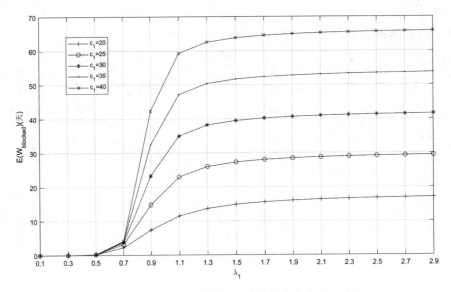

附图 2-10（c）　医联体内阻塞上转患者的阻塞时间

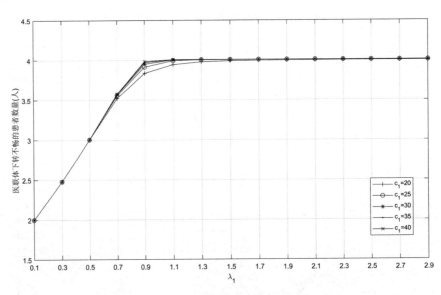

附图 2-10（d）　医联体下转不畅的患者数量

附图 2-10　医联体转诊运行状态（$20 \leqslant c_1 \leqslant 40$）

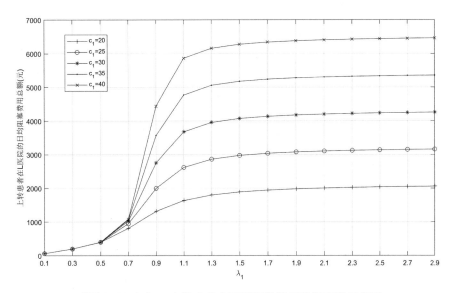

附图 2-11（a） 上转患者在下级医院的日均阻塞费用总额

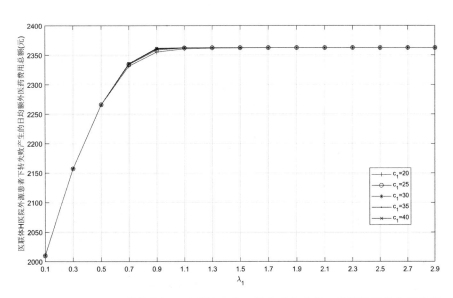

附图 2-11（b） 医联体上级医院外源患者下转失败产生的日均额外医药费用总额

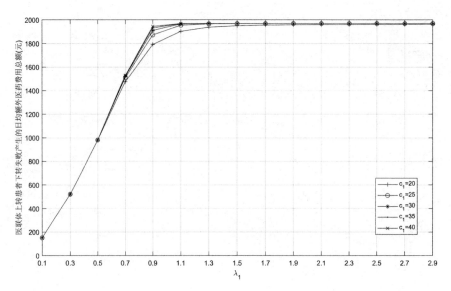

附图 2-11（c）　医联体上转患者下转失败产生的日均额外医药费用总额

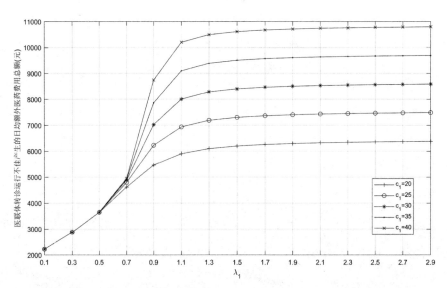

附图 2-11（d）　医联体转诊运行不佳产生的日均额外医药费用总额

附图 2-11　医联体转诊运行不佳产生的各类日均额外医药费用总额（$20 \leqslant c_1 \leqslant 40$）

医联体各类日均医药费用（$20 \leqslant c_1 \leqslant 40$）

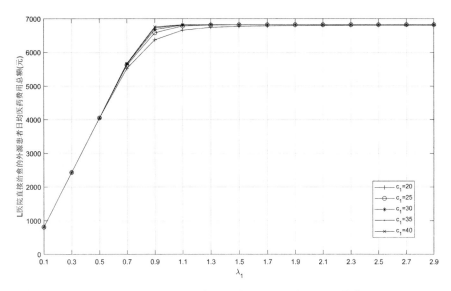

附图 2-12（a） 下级医院直接治愈的外源患者日均医药费用总额

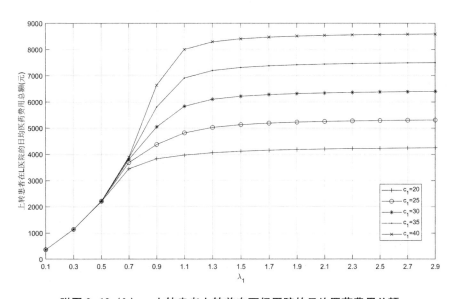

附图 2-12（b） 上转患者上转前在下级医院的日均医药费用总额

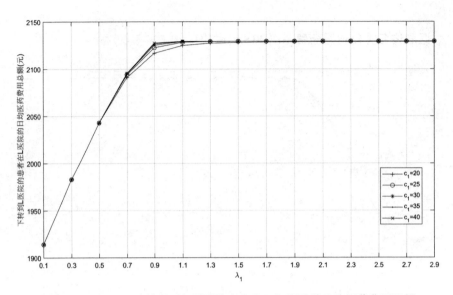

附图 2-12（c）　下转到下级医院的患者在下级医院的日均医药费用总额

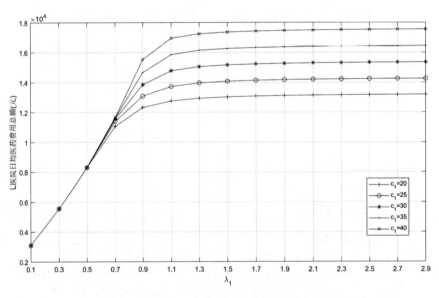

附图 2-12（d）　下级医院日均医药费用总额

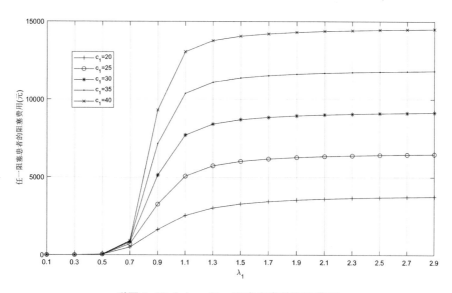

附图 2-12（e） 任一阻塞患者的阻塞费用

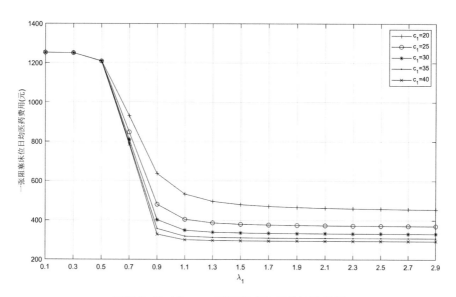

附图 2-12（f） 一张阻塞床位日均医药费用

附图 2-12 下级医院各类患者医药费用（$20 \leqslant c_1 \leqslant 40$）

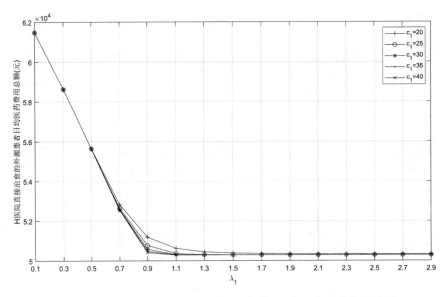

附图 2-13（a）　　上级医院直接治愈的外源患者日均医药费用总额

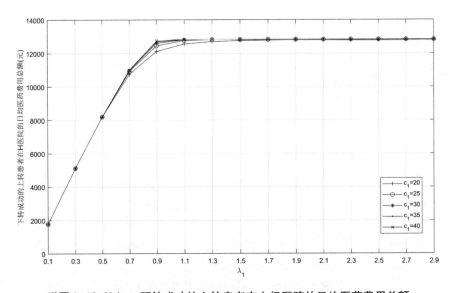

附图 2-13（b）　　下转成功的上转患者在上级医院的日均医药费用总额

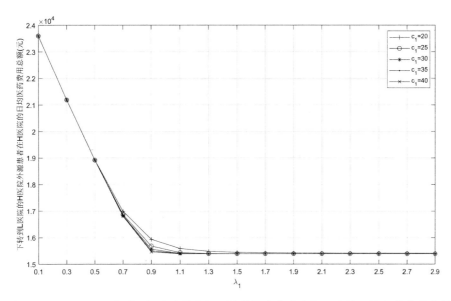

附图 2-13（c） 下转到下级医院的上级医院外源患者在上级医院的日均医药费用总额

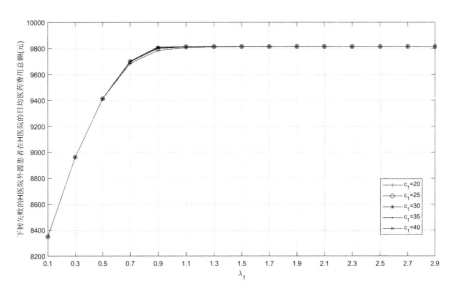

附图 2-13（d） 下转失败的上级医院外源患者在上级医院的日均医药费用总额

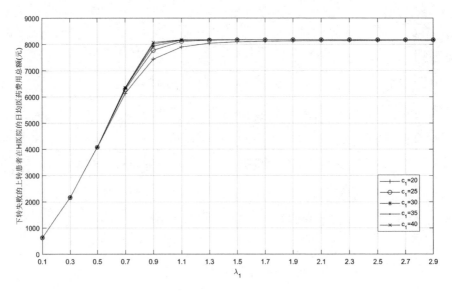

附图 2-13（e） 下转失败的上转患者在上级医院的日均医药费用总额

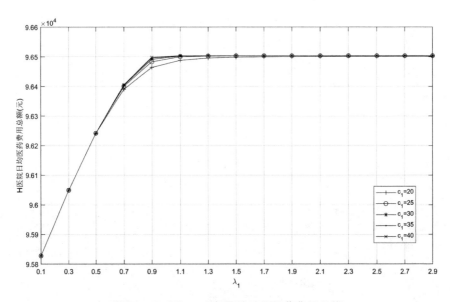

附图 2-13（f） 上级医院日均医药费用总额

附图 2-13 上级医院各类患者医药费用（$20 \leqslant c_1 \leqslant 40$）

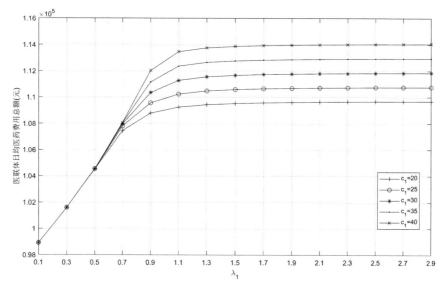

附图 2-14　医联体日均医药费用总额（$20 \leqslant c_1 \leqslant 40$）

三、上级医院床位总数量灵敏度分析附图

医联体各类患者数量（$20 \leqslant c_2 \leqslant 40$）

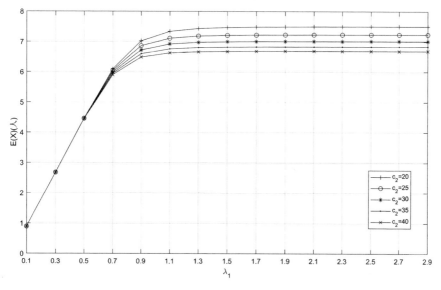

附图 2-15（a）　下级医院外源患者数量（不含阻塞患者）

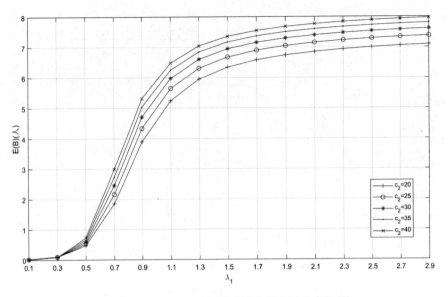

附图 2-15（b）　　下级医院阻塞的上转患者数量

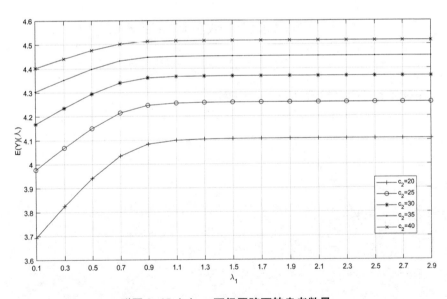

附图 2-15（c）　　下级医院下转患者数量

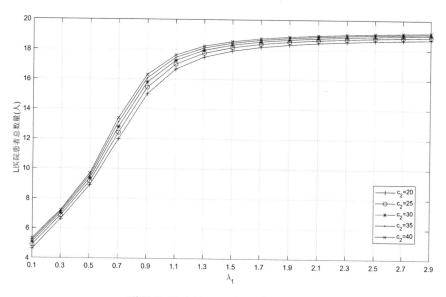

附图 2-15（d）　下级医院患者总数

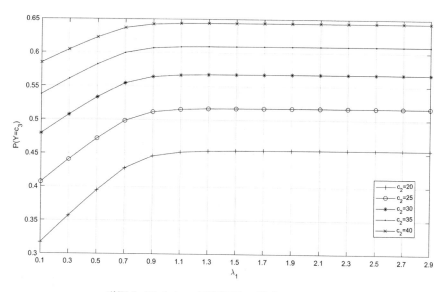

附图 2-15（e）　下级医院下转床位满床概率

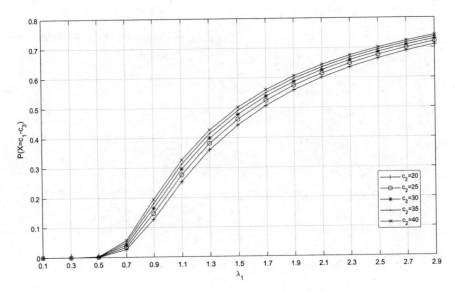

附图 2-15（f） 下级医院外源患者满床概率

附图 2-15 下级医院各类患者数量（$20 \leqslant c_2 \leqslant 40$）

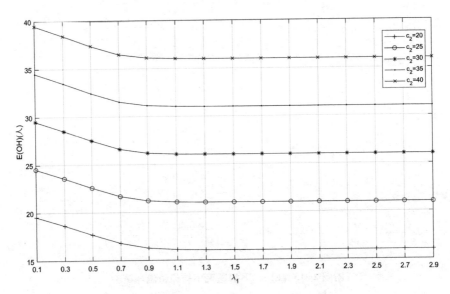

附图 2-16（a） 上级医院外源患者数量

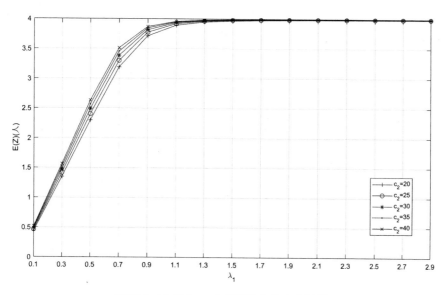

附图 2-16（b） 上级医院上转患者数量

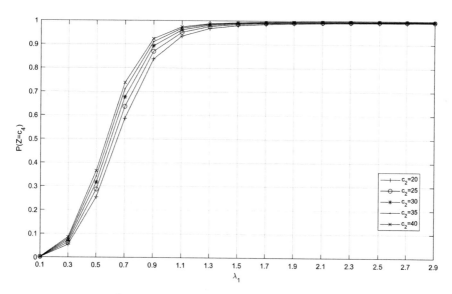

附图 2-16（c） 上级医院上转患者满床概率

附图 2-16 上级医院各类患者数量（$20 \leqslant c_2 \leqslant 40$）

医联体转诊运行状态（$20 \leqslant c_2 \leqslant 40$）

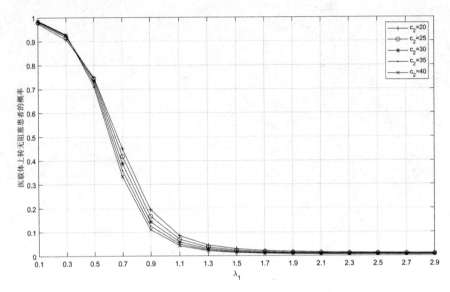

附图 2-17（a）　医联体上转无阻塞患者的概率

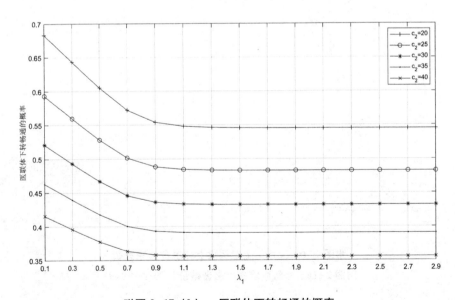

附图 2-17（b）　医联体下转畅通的概率

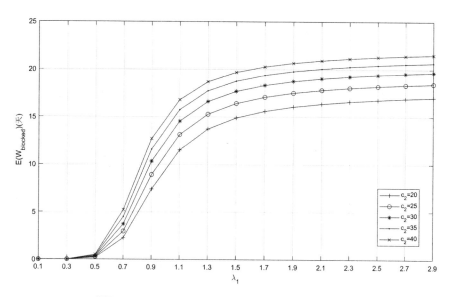

附图 2-17（c） 医联体内阻塞上转患者的阻塞时间

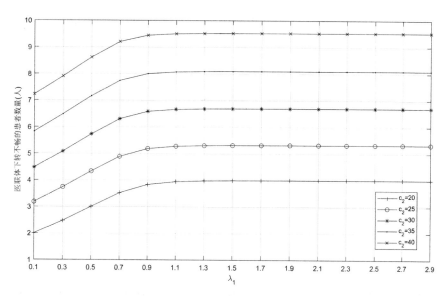

附图 2-17（d） 医联体下转不畅的患者数量

附图 2-17 医联体转诊运行状态（$20 \leqslant c_2 \leqslant 40$）

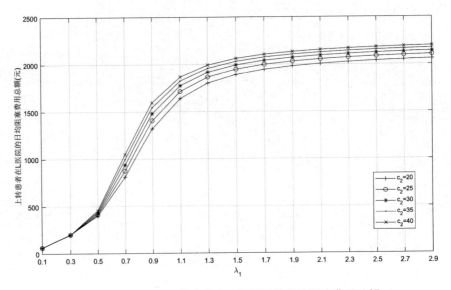

附图 2-18（a） 上转患者在下级医院的日均阻塞费用总额

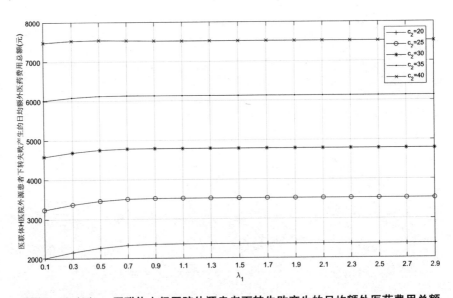

附图 2-18（b） 医联体上级医院外源患者下转失败产生的日均额外医药费用总额

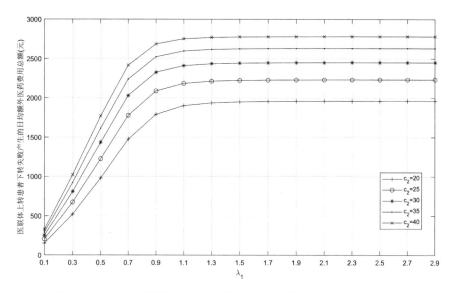

附图 2-18（c） 医联体上转患者下转失败产生的日均额外医药费用总额

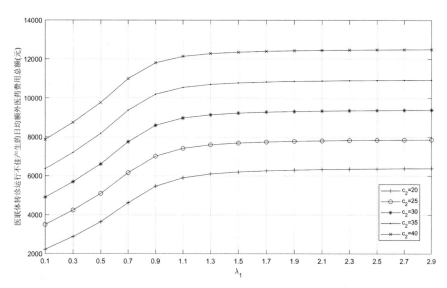

附图 2-18（d） 医联体转诊运行不佳产生的日均额外医药费用总额

附图 2-18 医联体转诊运行不佳产生的各类日均额外医药费用总额（$20 \leqslant c_2 \leqslant 40$）

医联体各类日均医药费用（$20 \leqslant c_2 \leqslant 40$）

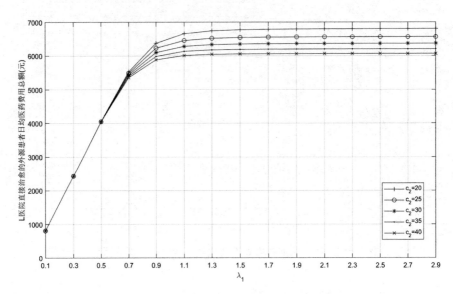

附图 2-19（a） 下级医院直接治愈的外源患者日均医药费用总额

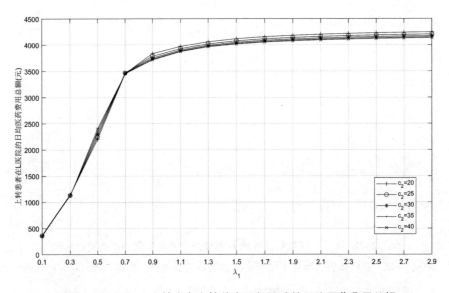

附图 2-19（b） 上转患者上转前在下级医院的日均医药费用总额

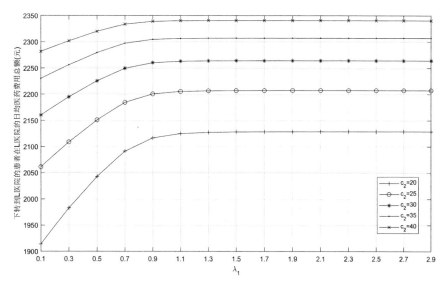

附图 2-19（c） 下转到下级医院的患者在下级医院的日均医药费用总额

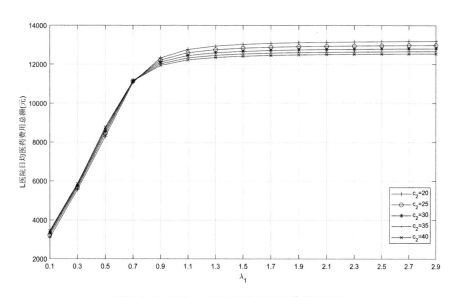

附图 2-19（d） 下级医院日均医药费用总额

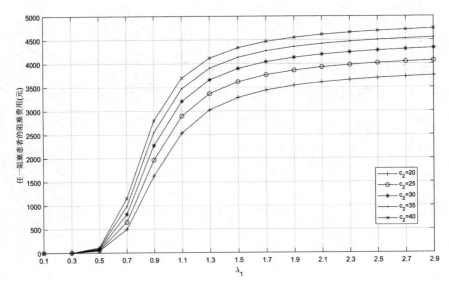

附图 2-19（e） 任一阻塞患者的阻塞费用

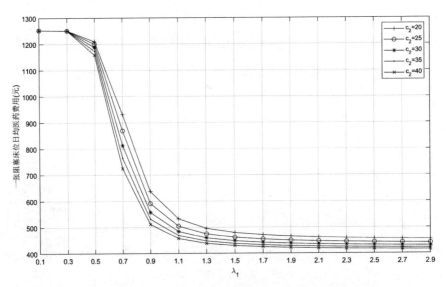

附图 2-19（f） 一张阻塞床位日均医药费用

附图 2-19 下级医院各类患者医药费用（$20 \leqslant c_2 \leqslant 40$）

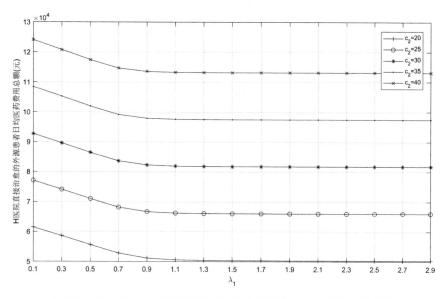

附图 2-20（a）　上级医院直接治愈的外源患者日均医药费用总额

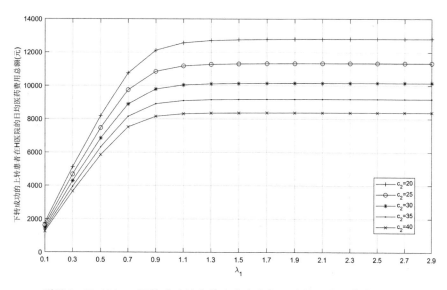

附图 2-20（b）　下转成功的上转患者在上级医院的日均医药费用总额

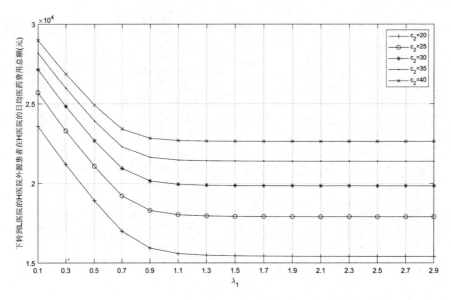

附图 2-20（c） 下转到下级医院的上级医院外源患者在上级医院的日均医药费用总额

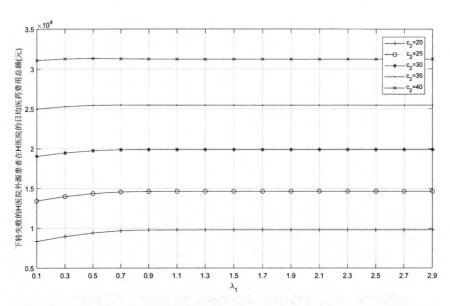

附图 2-20（d） 下转失败的上级医院外源患者在上级医院的日均医药费用总额

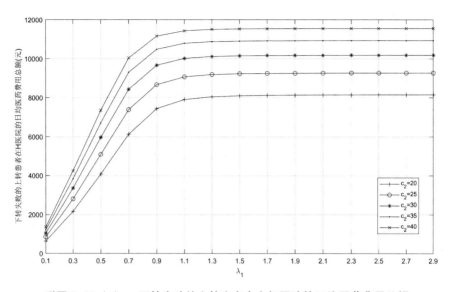

附图 2-20（e） 下转失败的上转患者在上级医院的日均医药费用总额

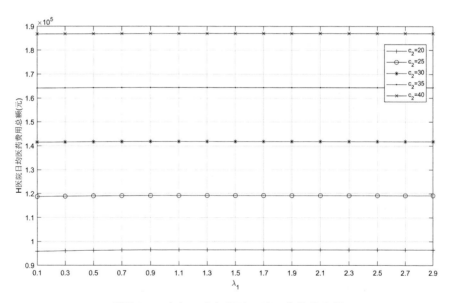

附图 2-20（f） 上级医院日均医药费用总额

附图 2-20 上级医院各类患者医药费用（$20 \leqslant c_2 \leqslant 40$）

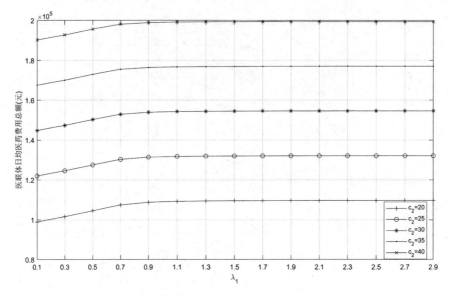

附图 2-21　医联体日均医药费用总额（$20 \leqslant c_2 \leqslant 40$）

四、上级医院上转患者可使用床位数量灵敏度分析附图

医联体各类患者数量（$4 \leqslant c_4 \leqslant 8$）

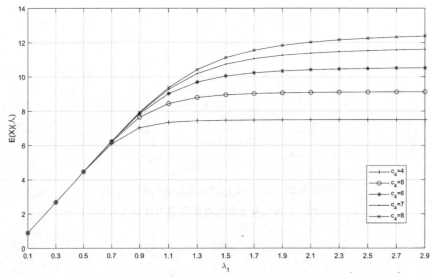

附图 2-22（a）　下级医院外源患者数量（不含阻塞患者）

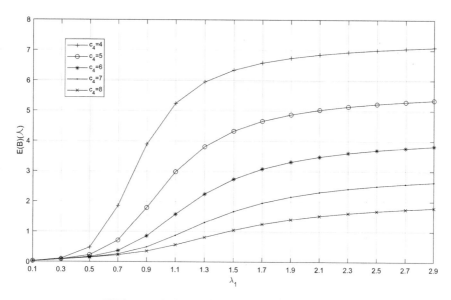

附图 2-22（b）　　下级医院阻塞的上转患者数量

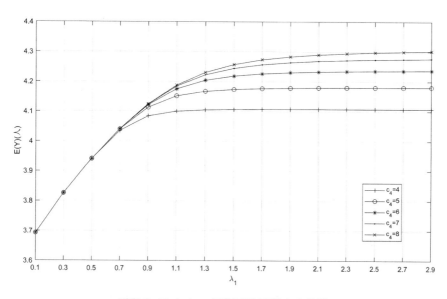

附图 2-22（c）　　下级医院下转患者数量

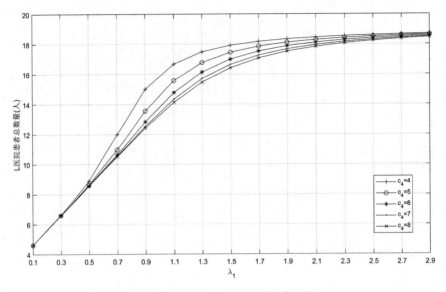

附图 2-22（d） 下级医院患者总数

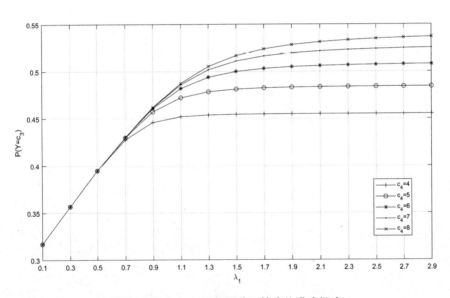

附图 2-22（e） 下级医院下转床位满床概率

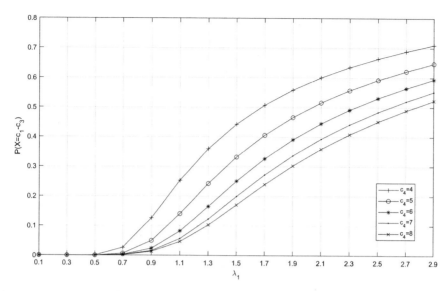

附图 2-22（f） 下级医院外源患者满床概率

附图 2-22 下级医院各类患者数量（$4 \leqslant c_4 \leqslant 8$）

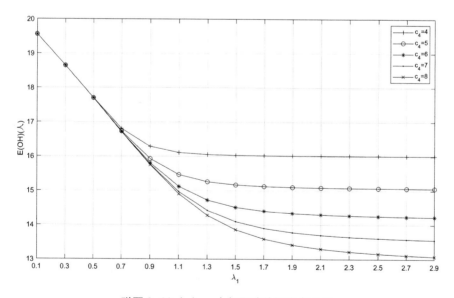

附图 2-23（a） 上级医院外源患者数量

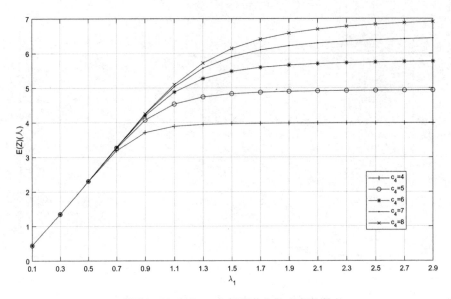

附图 2-23（b）　上级医院上转患者数量

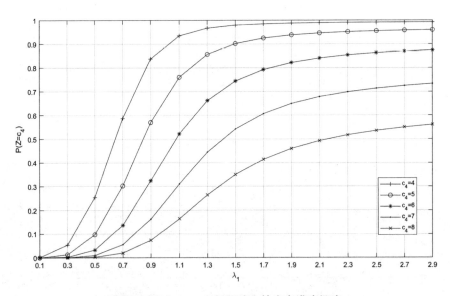

附图 2-23（c）　上级医院上转患者满床概率

附图 2-23　上级医院各类患者数量（$4 \leqslant c_4 \leqslant 8$）

医联体转诊运行状态（$4 \leqslant c_4 \leqslant 8$）

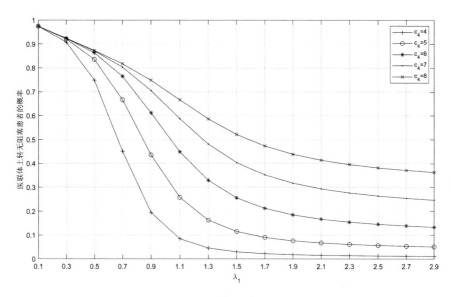

附图 2-24（a） 医联体上转无阻塞患者的概率

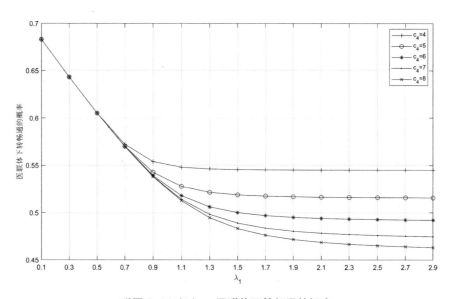

附图 2-24（b） 医联体下转畅通的概率

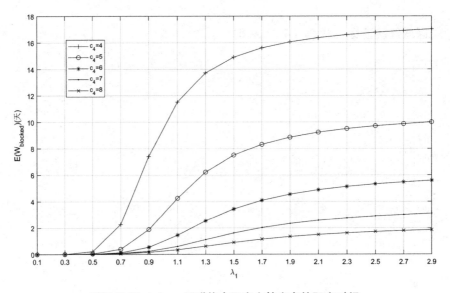

附图 2-24（c）　医联体内阻塞上转患者的阻塞时间

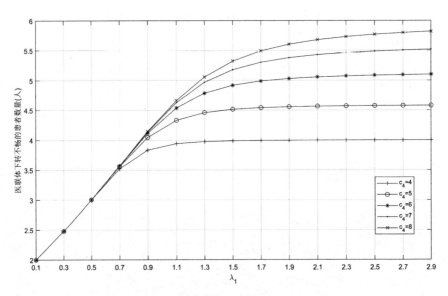

附图 2-24（d）　医联体下转不畅的患者数量

附图 2-24　医联体转诊运行状态（$4 \leqslant c_4 \leqslant 8$）

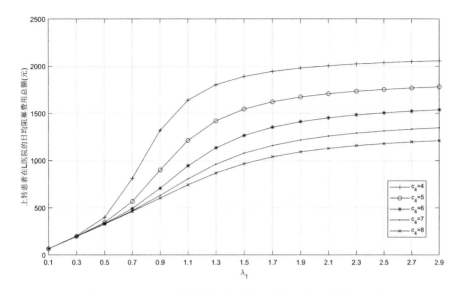

附图 2-25（a） 上转患者在下级医院的日均阻塞费用总额

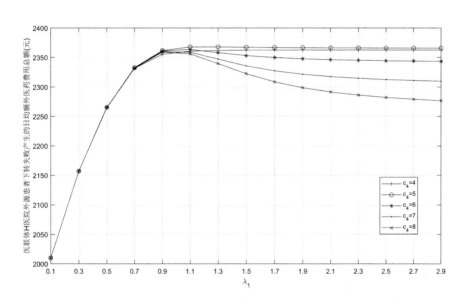

附图 2-25（b） 医联体上级医院外源患者下转失败产生的日均额外医药费用总额

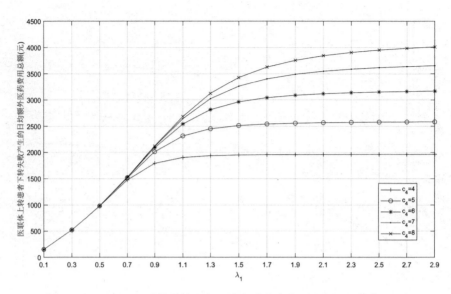

附图 2-25（c） 医联体上转患者下转失败产生的日均额外医药费用总额

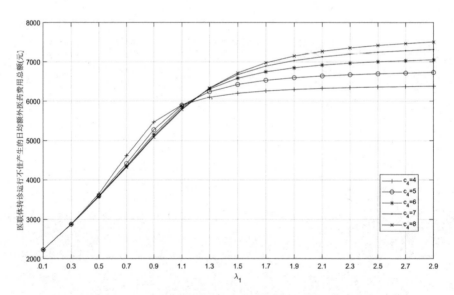

附图 2-25（d） 医联体转诊运行不佳产生的日均额外医药费用总额

附图 2-25 医联体转诊运行不佳产生的各类日均额外医药费用总额（$4 \leqslant c_4 \leqslant 8$）

医联体各类日均医药费用（$4 \leqslant c_4 \leqslant 8$）

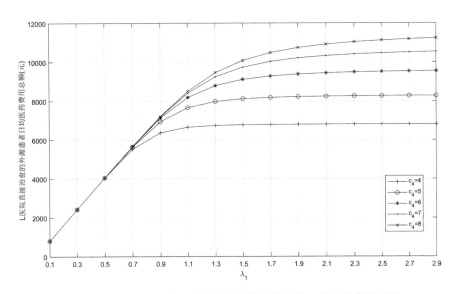

附图2-26（a）　下级医院直接治愈的外源患者日均医药费用总额

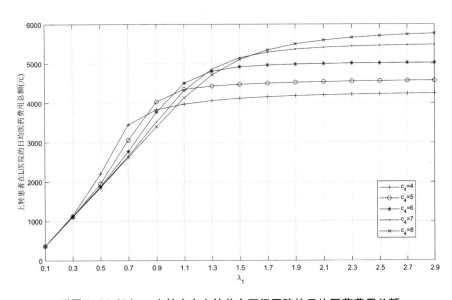

附图2-26（b）　上转患者上转前在下级医院的日均医药费用总额

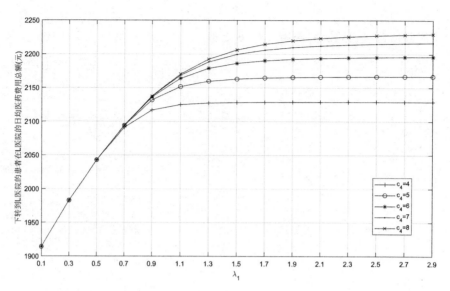

附图 2-26（c）　下转到下级医院的患者在下级医院的日均医药费用总额

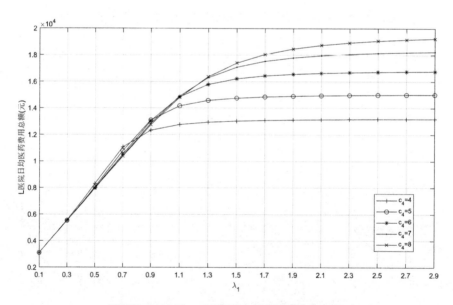

附图 2-26（d）　下级医院日均医药费用总额

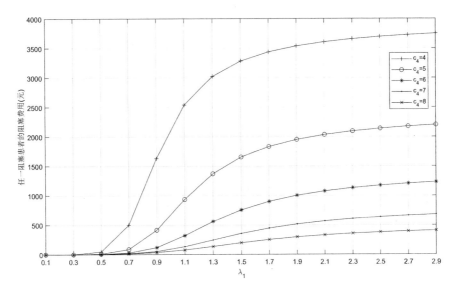

附图 2-26（e） 任一阻塞患者的阻塞费用

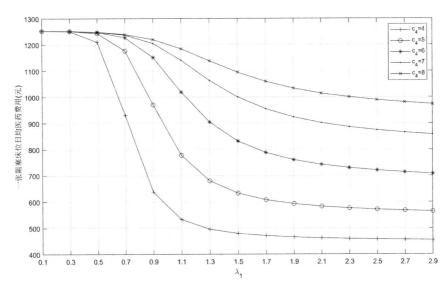

附图 2-26（f） 一张阻塞床位日均医药费用

附图 2-26 下级医院各类患者医药费用（$4 \leqslant c_4 \leqslant 8$）

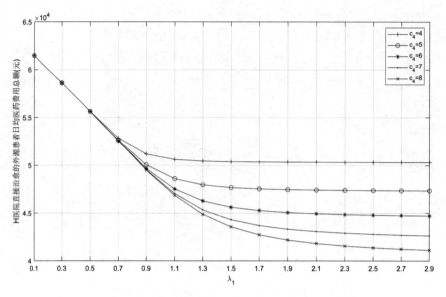

附图 2-27（a）   上级医院直接治愈的外源患者日均医药费用总额

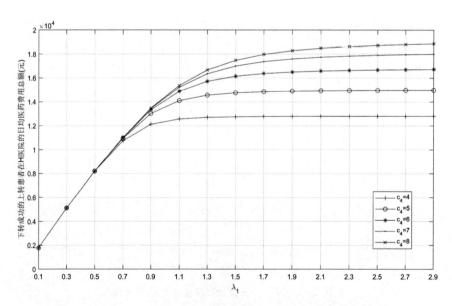

附图 2-27（b）   下转成功的上转患者在上级医院的日均医药费用总额

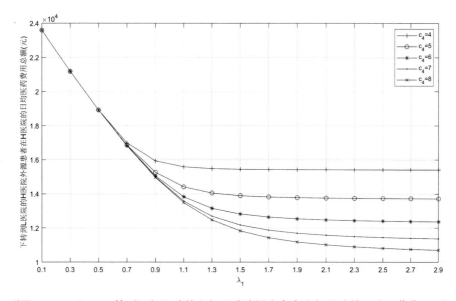

附图 2-27（c） 下转到下级医院的上级医院外源患者在上级医院的日均医药费用总额

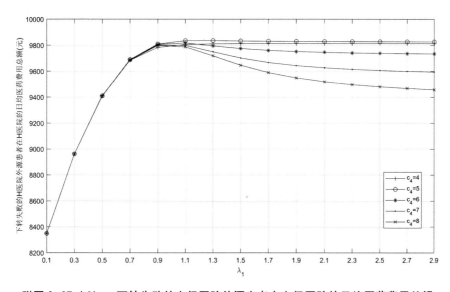

附图 2-27（d） 下转失败的上级医院外源患者在上级医院的日均医药费用总额

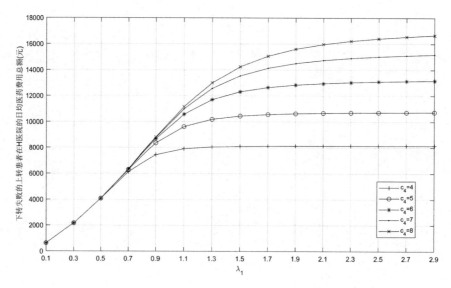

附图 2-27（e） 下转失败的上转患者在上级医院的日均医药费用总额

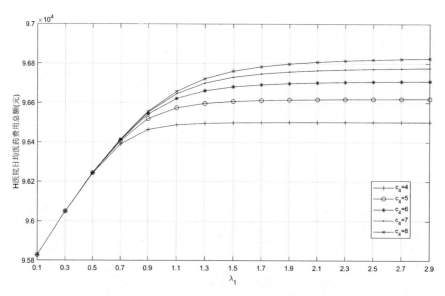

附图 2-27（f） 上级医院日均医药费用总额

附图 2-27 上级医院各类患者医药费用（$4 \leqslant c_4 \leqslant 8$）

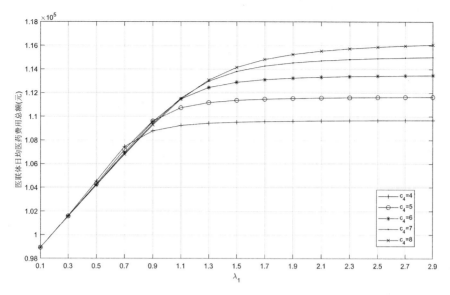

附图2-28 医联体日均医药费用总额（$4 \leqslant c_4 \leqslant 8$）

五、下级医院外源患者直接治愈率灵敏度分析附图

医联体各类患者数量（$0.6 \leqslant \alpha \leqslant 0.98$）

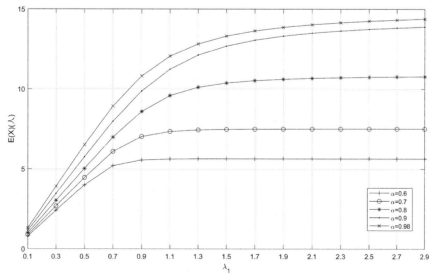

附图2-29（a） 下级医院外源患者数量（不含阻塞患者）

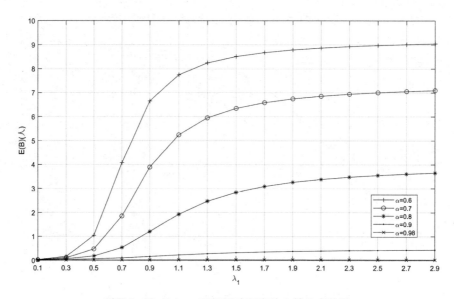

附图 2-29（b） 下级医院阻塞的上转患者数量

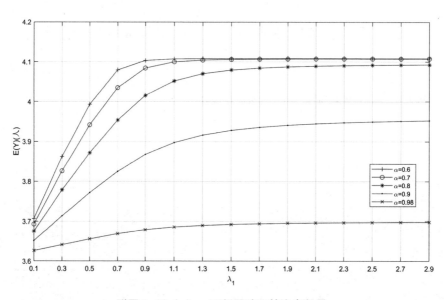

附图 2-29（c） 下级医院下转患者数量

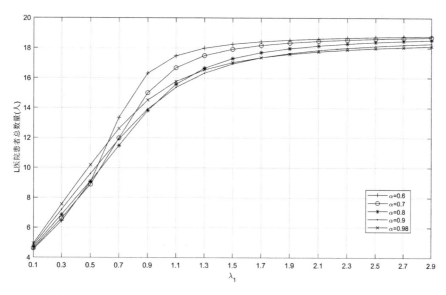

附图 2-29（d）　下级医院患者总数

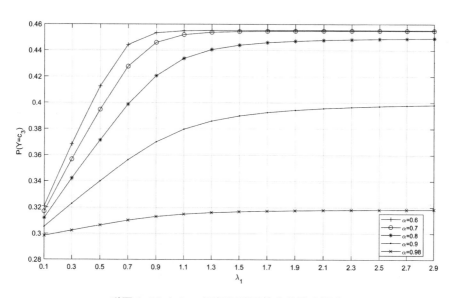

附图 2-29（e）　下级医院下转床位满床概率

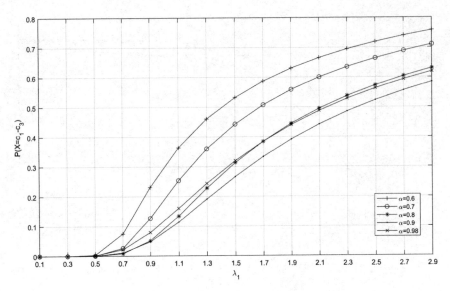

附图 2-29（f） 下级医院外源患者满床概率

附图 2-29 下级医院各类患者数量（0.6≤α≤0.98）

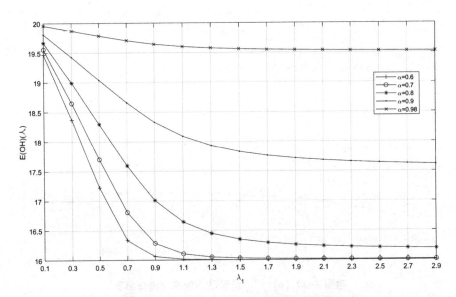

附图 2-30（a） 上级医院外源患者数量

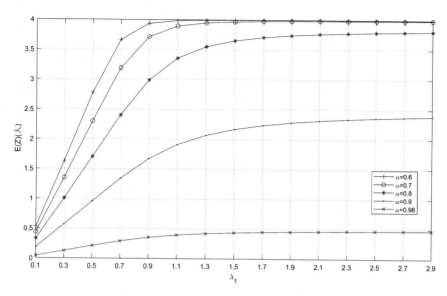

附图 2-30（b） 上级医院上转患者数量

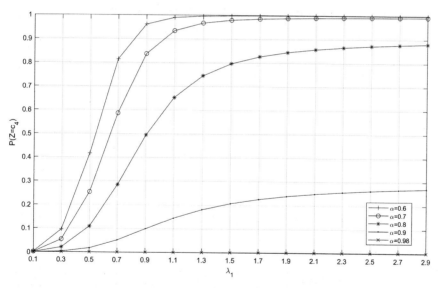

附图 2-30（c） 上级医院上转患者满床概率

附图 2-30 上级医院各类患者数量（$0.6 \leqslant \alpha \leqslant 0.98$）

医联体转诊运行状态（0.6≤α≤0.98）

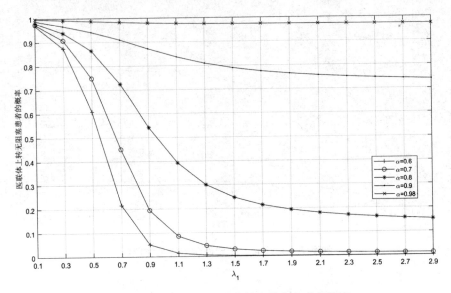

附图 2-31（a） 医联体上转无阻塞患者的概率

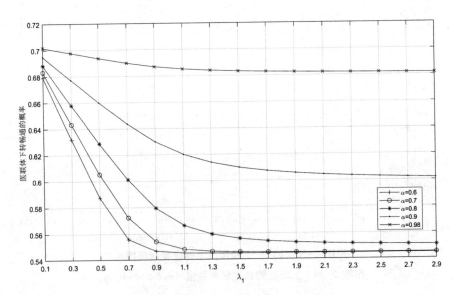

附图 2-31（b） 医联体下转畅通的概率

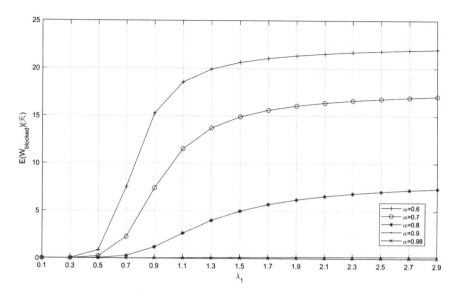

附图 2-31（c）　医联体内阻塞上转患者的阻塞时间

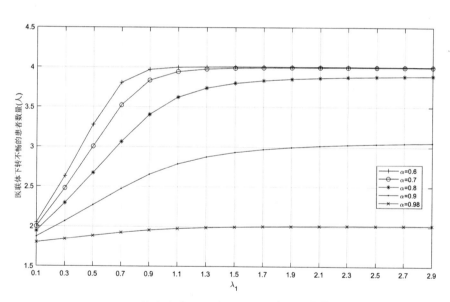

附图 2-31（d）　医联体下转不畅的患者数量

附图 2-31　医联体转诊运行状态（0.6≤α≤0.98）

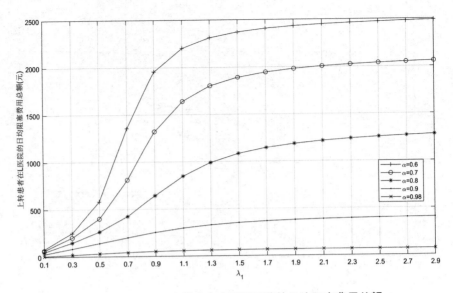

附图2-32（a） 上转患者在下级医院的日均阻塞费用总额

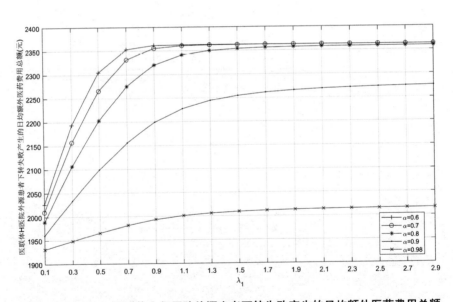

附图2-32（b） 医联体上级医院外源患者下转失败产生的日均额外医药费用总额

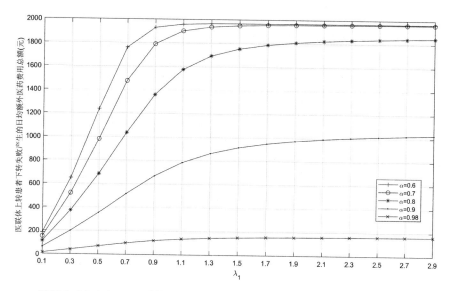

附图 2-32（c） 医联体上转患者下转失败产生的日均额外医药费用总额

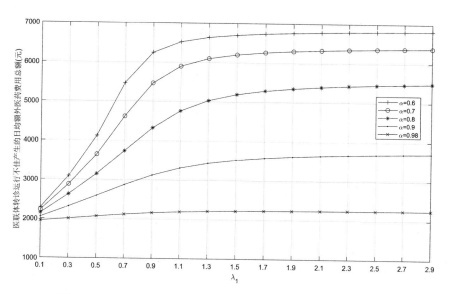

附图 2-32（d） 医联体转诊运行不佳产生的日均额外医药费用总额

附图 2-32 医联体转诊运行不佳产生的各类日均额外医药费用总额（$0.6 \leqslant \alpha \leqslant 0.98$）

医联体各类日均医药费用（0.6≤α≤0.98）

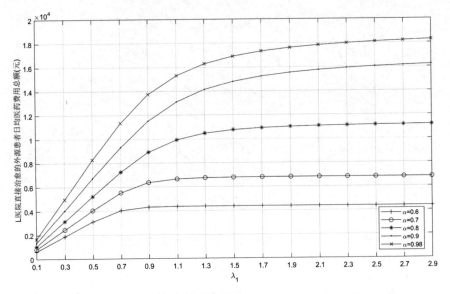

附图2-33（a）　下级医院直接治愈的外源患者日均医药费用总额

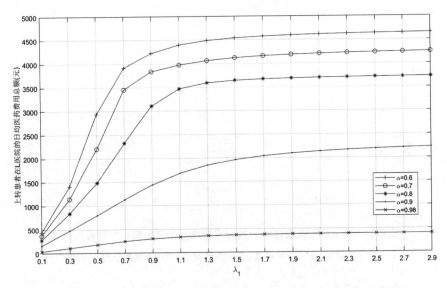

附图2-33（b）　上转患者上转前在下级医院的日均医药费用总额

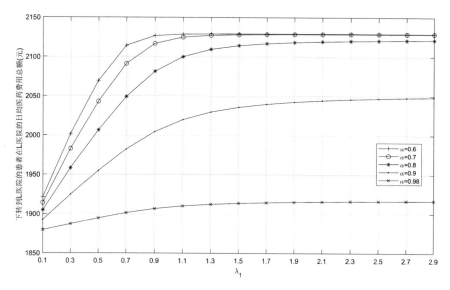

附图 2-33（c） 下转到下级医院的患者在下级医院的日均医药费用总额

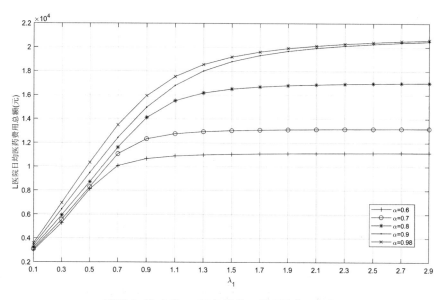

附图 2-33（d） 下级医院日均医药费用总额

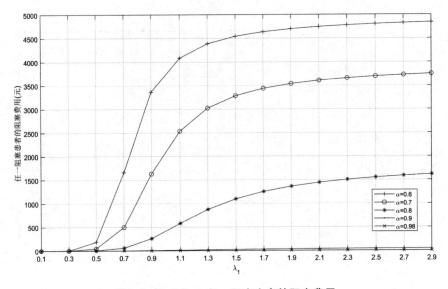

附图 2-33（e） 任一阻塞患者的阻塞费用

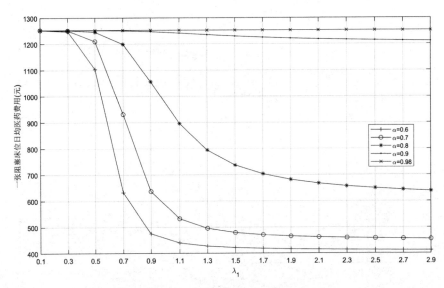

附图 2-33（f） 一张阻塞床位日均医药费用

附图 2-33 下级医院各类患者医药费用（0.6≤α≤0.98）

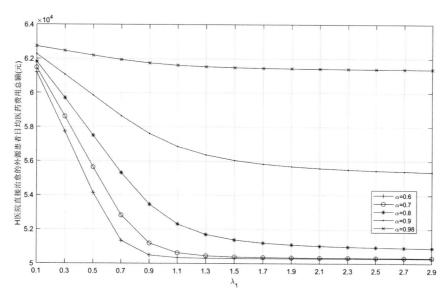

附图 2-34（a） 上级医院直接治愈的外源患者日均医药费用总额

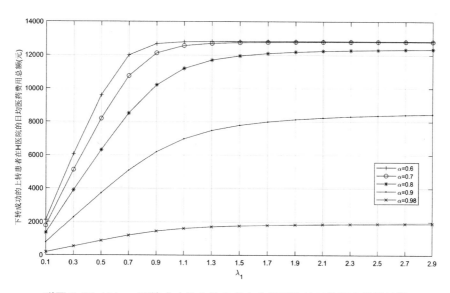

附图 2-34（b） 下转成功的上转患者在上级医院的日均医药费用总额

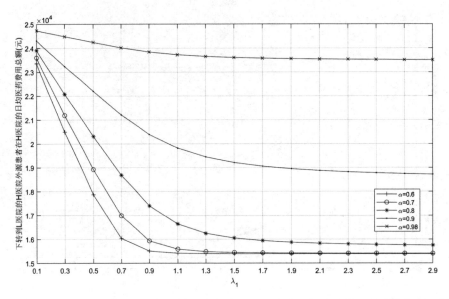

附图 2-34（c） 下转到下级医院的上级医院外源患者在上级医院的日均医药费用总额

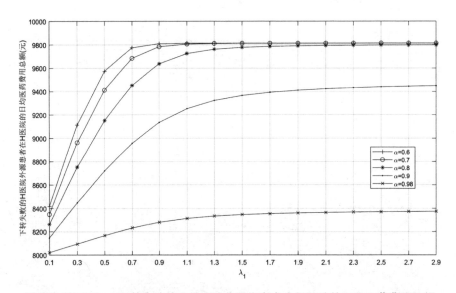

附图 2-34（d） 下转失败的上级医院外源患者在上级医院的日均医药费用总额

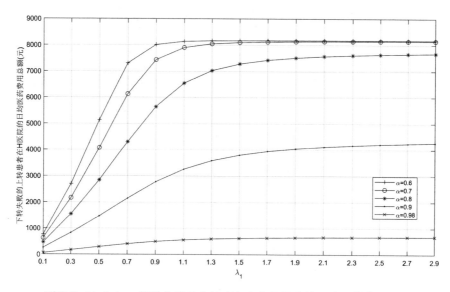

附图 2-34（e） 下转失败的上转患者在上级医院的日均医药费用总额

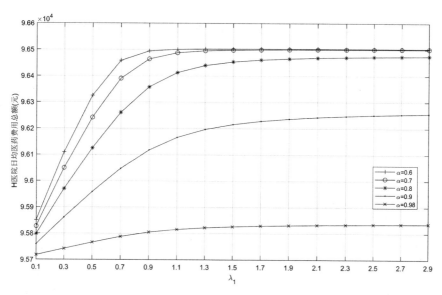

附图 2-34（f） 上级医院日均医药费用总额

附图 2-34 上级医院各类患者医药费用（ $0.6 \leqslant \alpha \leqslant 0.98$ ）

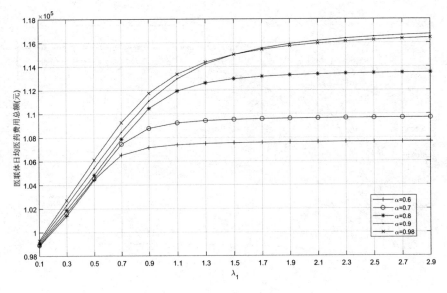

附图 2-35　医联体日均医药费用总额（$0.6 \leqslant \alpha \leqslant 0.98$）

六、上级医院上源患者直接治愈率灵敏度分析附图

医联体各类患者数量（$0.6 \leqslant \beta \leqslant 0.98$）

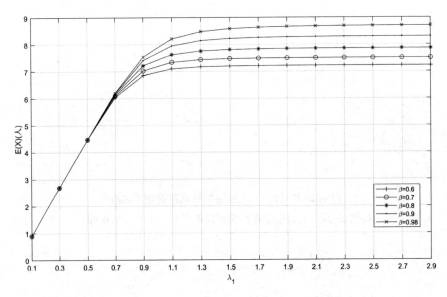

附图 2-36（a）　下级医院外源患者数量（不含阻塞患者）

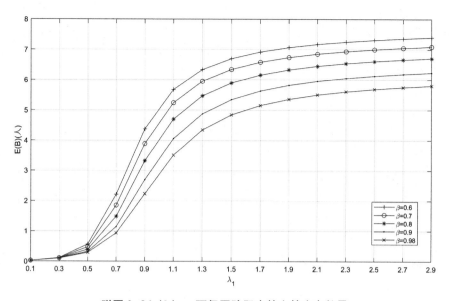

附图 2-36（b） 下级医院阻塞的上转患者数量

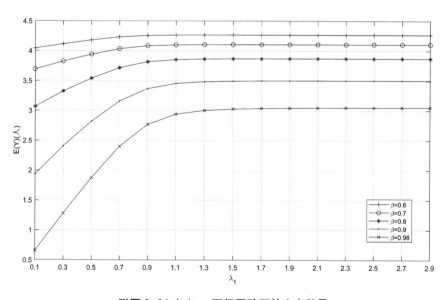

附图 2-36（c） 下级医院下转患者数量

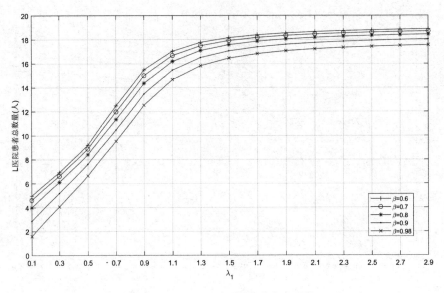

附图 2-36（d） 下级医院患者总数

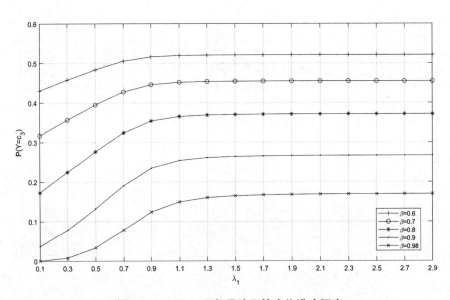

附图 2-36（e） 下级医院下转床位满床概率

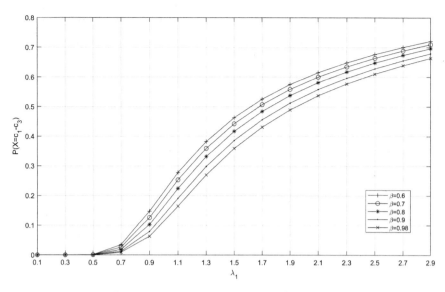

附图 2-36（f）　下级医院外源患者满床概率

附图 2-36　下级医院各类患者数量（$0.6 \leqslant \beta \leqslant 0.98$）

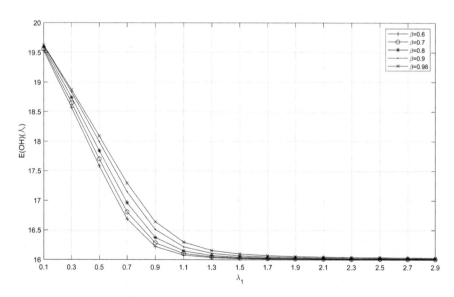

附图 2-37（a）　上级医院外源患者数量

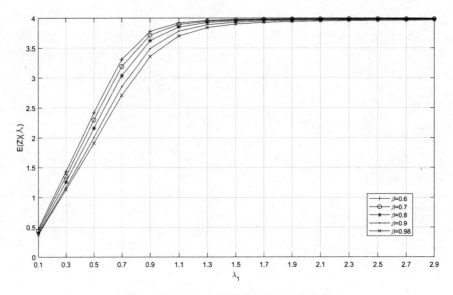

附图 2-37（b） 上级医院上转患者数量

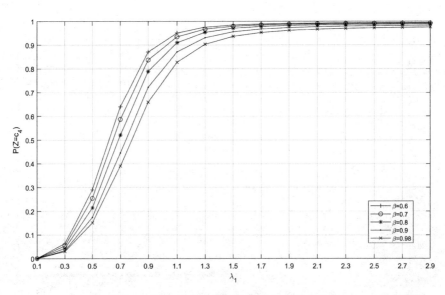

附图 2-37（c） 上级医院上转患者满床概率

附图 2-37 上级医院各类患者数量（$0.6 \leqslant \beta \leqslant 0.98$）

医联体转诊运行状态（0.6≤β≤0.98）

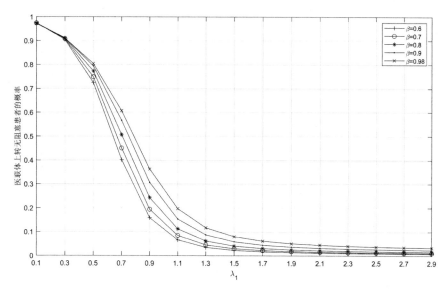

附图 2-38（a）　医联体上转无阻塞患者的概率

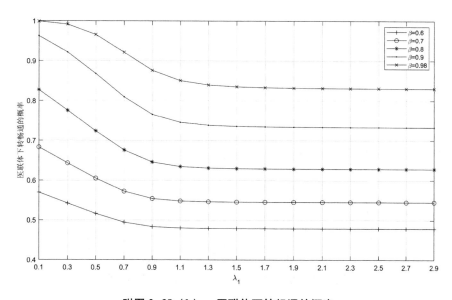

附图 2-38（b）　医联体下转畅通的概率

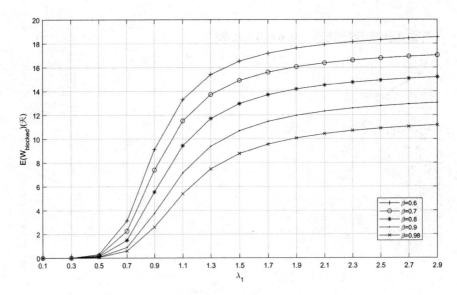

附图 2-38 （c） 医联体内阻塞上转患者的阻塞时间

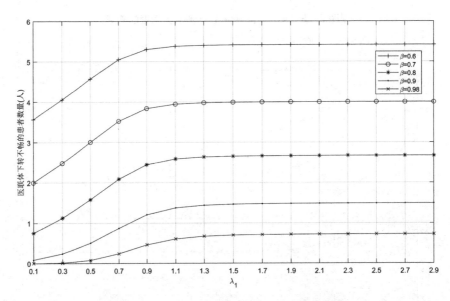

附图 2-38 （d） 医联体下转不畅的患者数量

附图 2-38 医联体转诊运行状态（$0.6 \leqslant \beta \leqslant 0.98$）

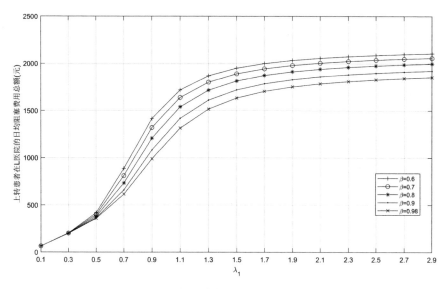

附图2-39（a） 上转患者在下级医院的日均阻塞费用总额

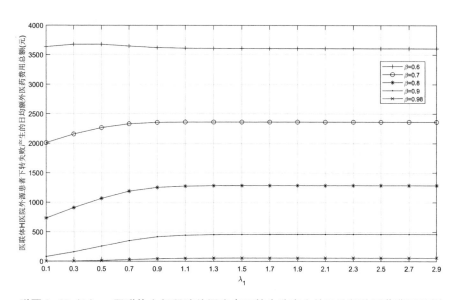

附图2-39（b） 医联体上级医院外源患者下转失败产生的日均额外医药费用总额

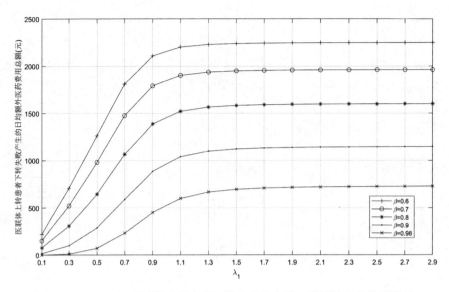

附图 2-39（c） 医联体上转患者下转失败产生的日均额外医药费用总额

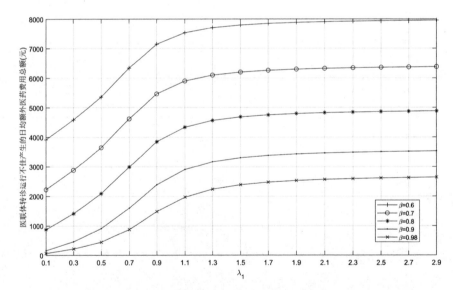

附图 2-39（d） 医联体转诊运行不佳产生的日均额外医药费用总额

附图 2-39 医联体转诊运行不佳产生的各类日均额外医药费用总额（$0.6 \leqslant \beta \leqslant 0.98$）

医联体各类日均医药费用（0.6≤β≤0.98）

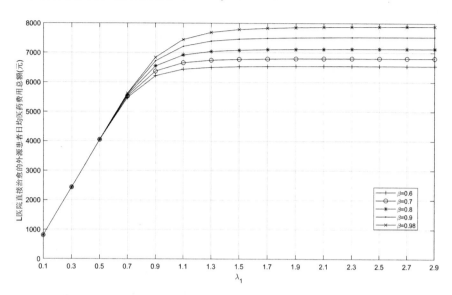

附图 2-40（a） 下级医院直接治愈的外源患者日均医药费用总额

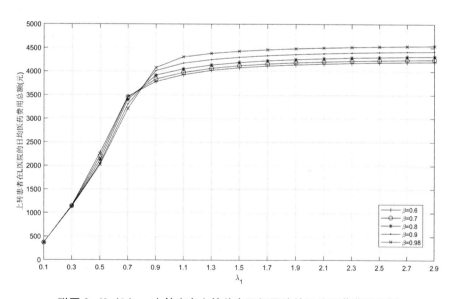

附图 2-40（b） 上转患者上转前在下级医院的日均医药费用总额

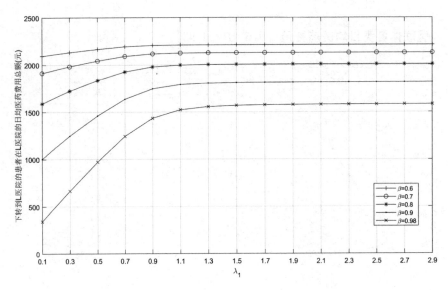

附图 2-40（c）　　下转到下级医院的患者在下级医院的日均医药费用总额

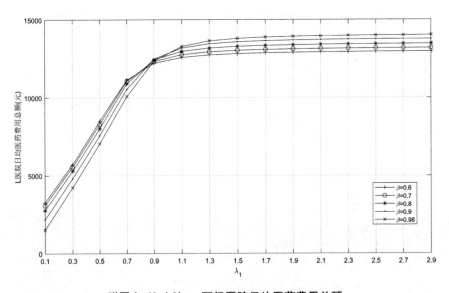

附图 2-40（d）　　下级医院日均医药费用总额

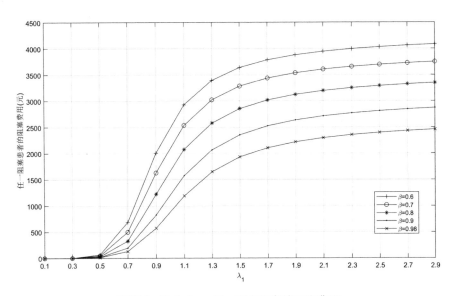

附图 2-40（e） 任一阻塞患者的阻塞费用

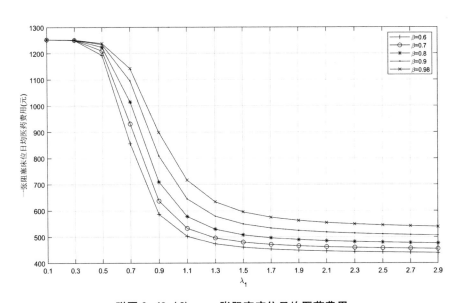

附图 2-40（f） 一张阻塞床位日均医药费用

附图 2-40 下级医院各类患者医药费用（0.6≤β≤0.98）

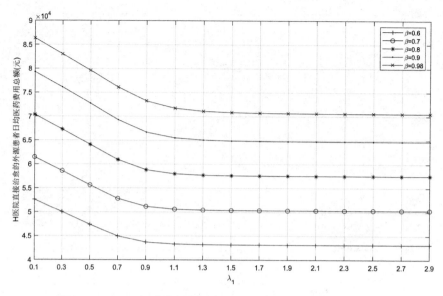

附图 2-41（a） 上级医院直接治愈的外源患者日均医药费用总额

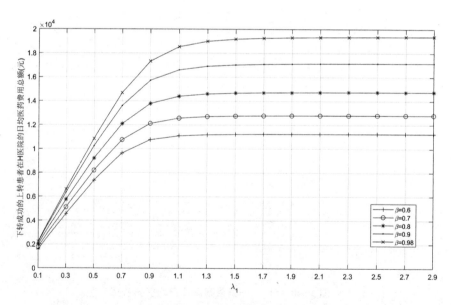

附图 2-41（b） 下转成功的上转患者在上级医院的日均医药费用总额

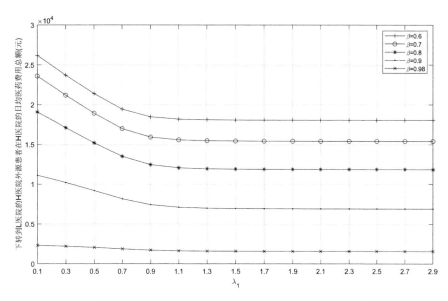

附图 2-41（c）　下转到下级医院的上级医院外源患者在上级医院的日均医药费用总额

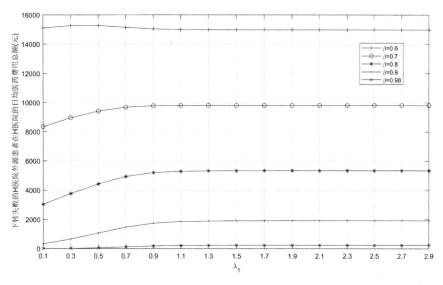

附图 2-41（d）　下转失败的上级医院外源患者在上级医院的日均医药费用总额

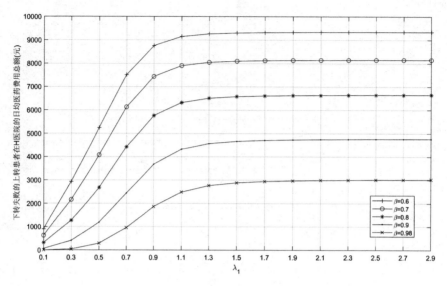

附图 2-41（e） 下转失败的上转患者在上级医院的日均医药费用总额

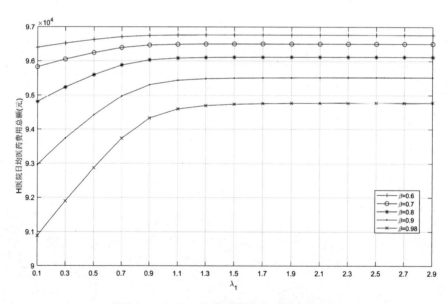

附图 2-41（f） 上级医院日均医药费用总额

附图 2-41 上级医院各类患者医药费用（$0.6 \leqslant \beta \leqslant 0.98$）

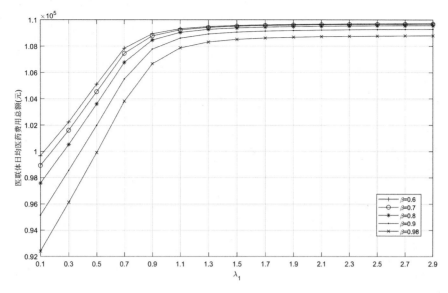

附图 2-42　医联体日均医药费用总额（$0.6 \leqslant \beta \leqslant 0.98$）

七、下级医院上转患者在下级医院住院时长灵敏度分析附图

医联体各类患者数量（$1/8 \leqslant \mu_3 \leqslant 1/2$）

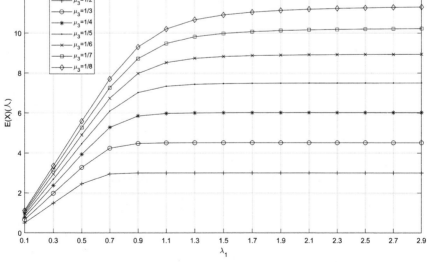

附图 2-43（a）　下级医院外源患者数量（不含阻塞患者）

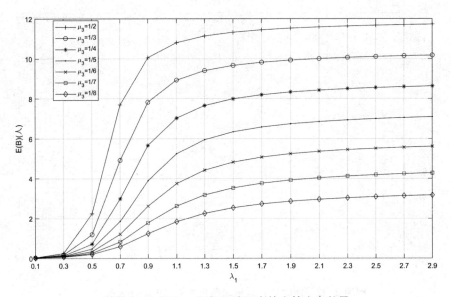

附图 2-43（b） 下级医院阻塞的上转患者数量

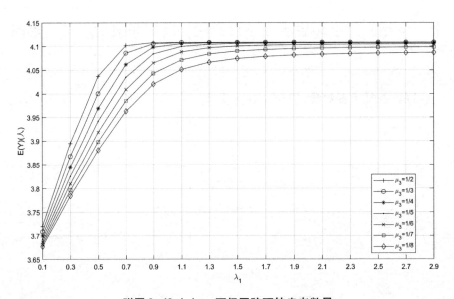

附图 2-43（c） 下级医院下转患者数量

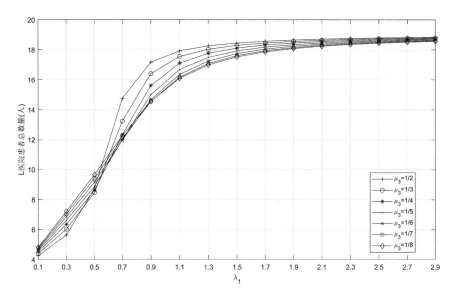

附图 2-43（d） 下级医院患者总数

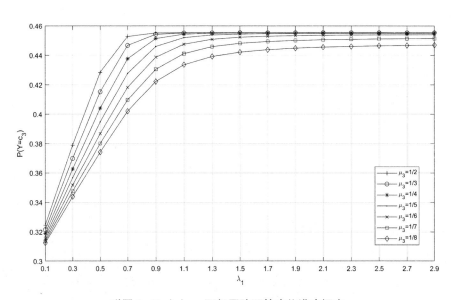

附图 2-43（e） 下级医院下转床位满床概率

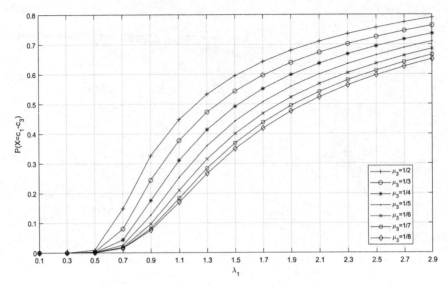

附图 2-43（f） 下级医院外源患者满床概率

附图 2-43 下级医院各类患者数量（1/8≤ μ_3 ≤1/2）

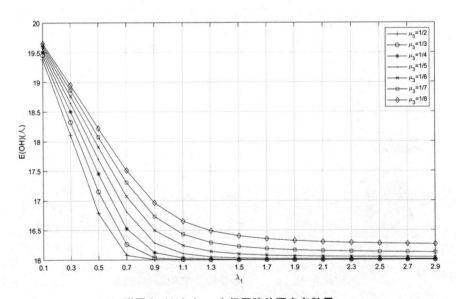

附图 2-44（a） 上级医院外源患者数量

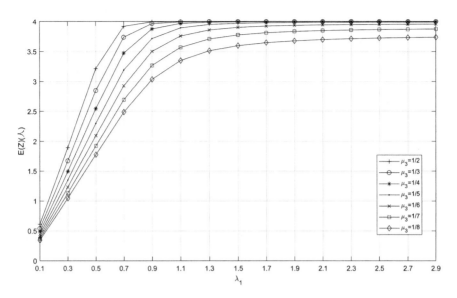

附图2-44（b） 上级医院上转患者数量

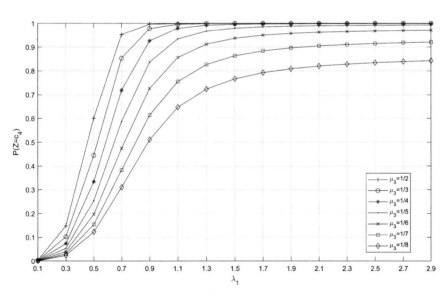

附图2-44（c） 上级医院上转患者满床概率

附图2-44 上级医院各类患者数量（$1/8 \leqslant \mu_3 \leqslant 1/2$）

医联体转诊运行状态（$1/8 \leqslant \mu_3 \leqslant 1/2$）

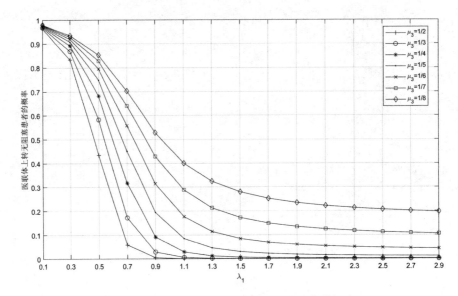

附图 2-45（a）　医联体上转无阻塞患者的概率

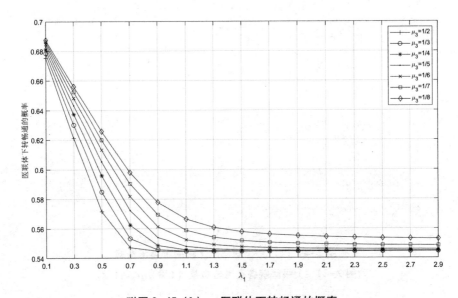

附图 2-45（b）　医联体下转畅通的概率

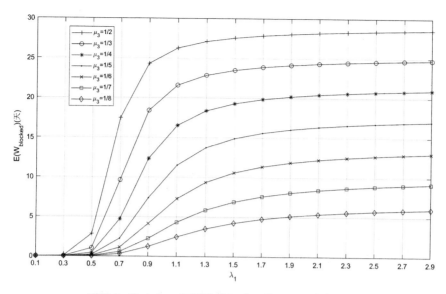

附图 2-45（c） 医联体内阻塞上转患者的阻塞时间

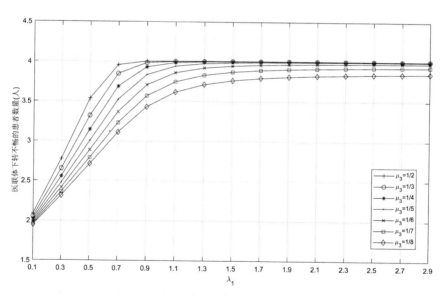

附图 2-45（d） 医联体下转不畅的患者数量

附图 2-45 医联体转诊运行状态（$1/8 \leq \mu_3 \leq 1/2$）

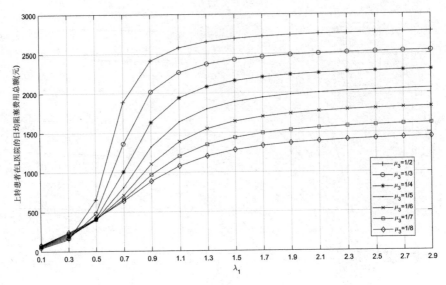

附图 2-46（a） 上转患者在下级医院的日均阻塞费用总额

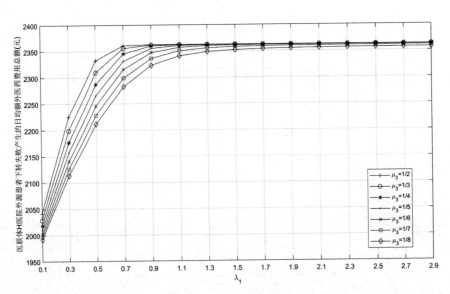

附图 2-46（b） 医联体上级医院外源患者下转失败产生的日均额外医药费用总额

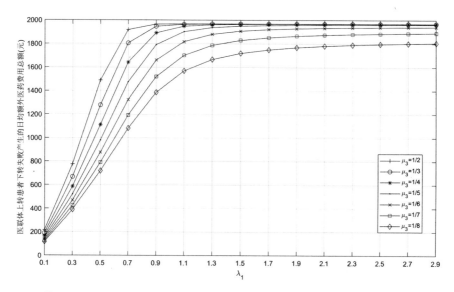

附图 2-46 （c） 医联体上转患者下转失败产生的日均额外医药费用总额

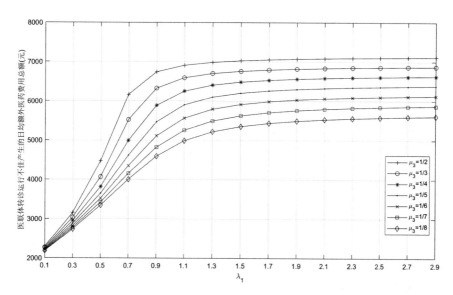

附图 2-46 （d） 医联体转诊运行不佳产生的日均额外医药费用总额

附图 2-46 医联体转诊运行不佳产生的各类日均额外医药费用总额（$1/8 \leqslant \mu_3 \leqslant 1/2$）

医联体各类日均医药费用（$1/8 \leqslant \mu_3 \leqslant 1/2$）

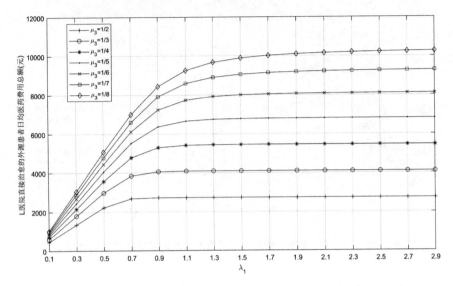

附图 2-47（a） 下级医院直接治愈的外源患者日均医药费用总额

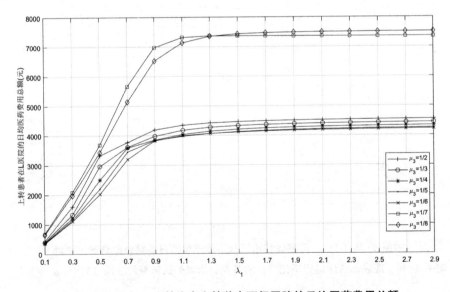

附图 2-47（b） 上转患者上转前在下级医院的日均医药费用总额

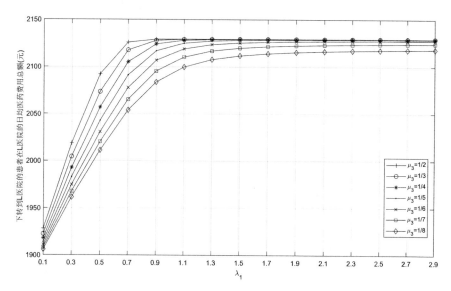

附图 2-47（c） 下转到下级医院的患者在下级医院的日均医药费用总额

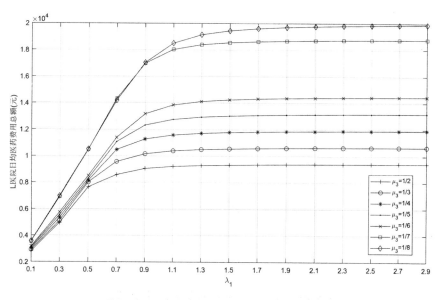

附图 2-47（d） 下级医院日均医药费用总额

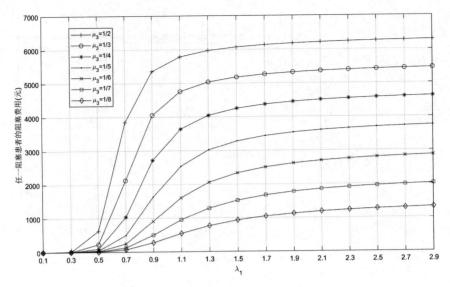

附图 2-47（e） 任一阻塞患者的阻塞费用

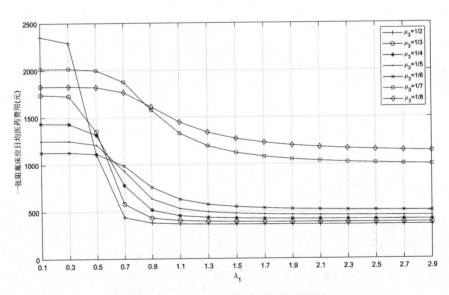

附图 2-47（f） 一张阻塞床位日均医药费用

附图 2-47 下级医院各类患者医药费用（1/8 ≤ μ_3 ≤ 1/2）

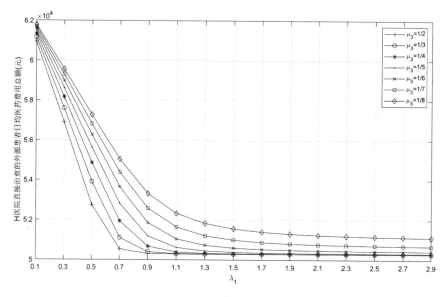

附图 2-48（a） 上级医院直接治愈的外源患者日均医药费用总额

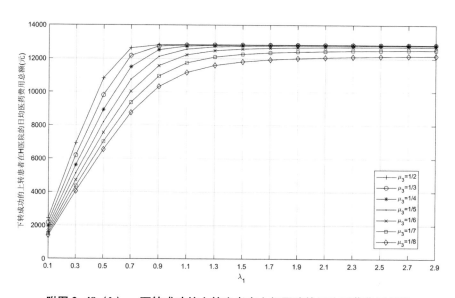

附图 2-48（b） 下转成功的上转患者在上级医院的日均医药费用总额

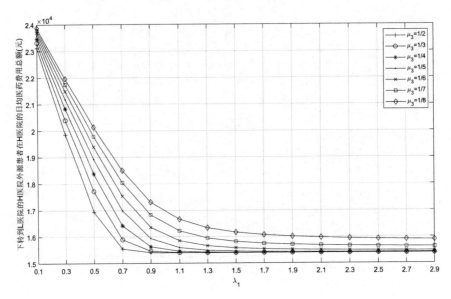

附图 2-48（c） 下转到下级医院的上级医院外源患者在上级医院的日均医药费用总额

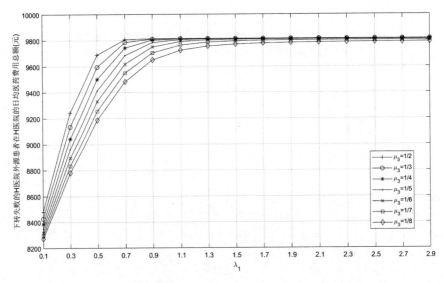

附图 2-48（d） 下转失败的上级医院外源患者在上级医院的日均医药费用总额

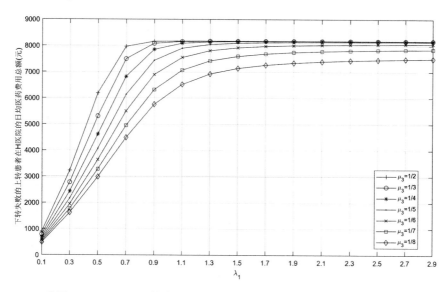

附图 2-48（e）　下转失败的上转患者在上级医院的日均医药费用总额

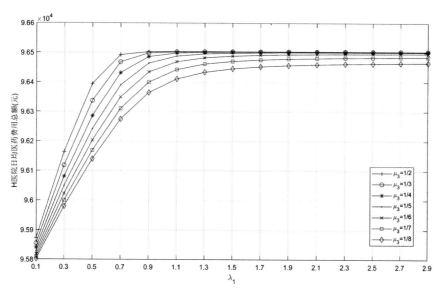

附图 2-48（f）　上级医院日均医药费用总额

附图 2-48　上级医院各类患者医药费用（$1/8 \leqslant \mu_3 \leqslant 1/2$）

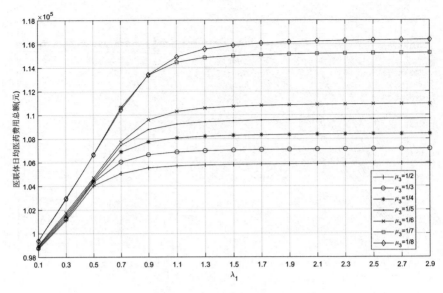

附图 2-49　医联体日均医药费用总额（$1/8 \leqslant \mu_3 \leqslant 1/2$）

八、上级医院下转患者在上级医院住院时长灵敏度分析附图

医联体各类患者数量（$1/10 \leqslant \mu_5, \mu_6 \leqslant 1/4$）

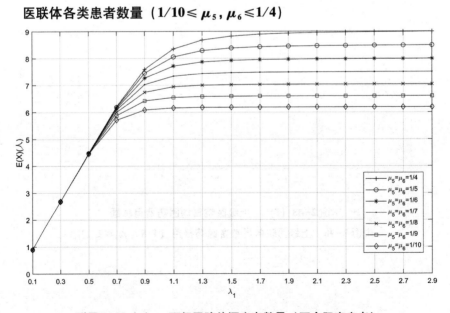

附图 2-50（a）　下级医院外源患者数量（不含阻塞患者）

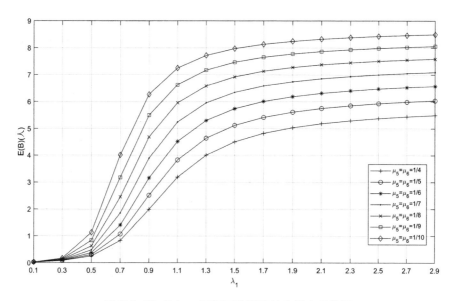

附图 2-50（b）　下级医院阻塞的上转患者数量

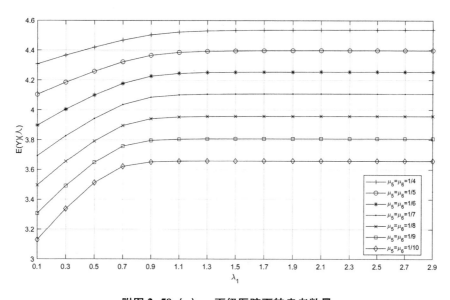

附图 2-50（c）　下级医院下转患者数量

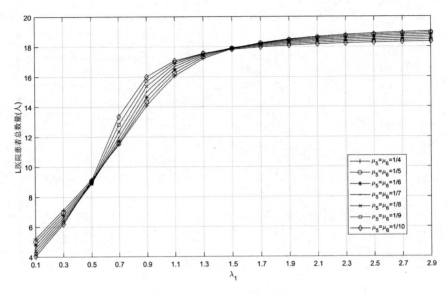

附图 2-50（d）　下级医院患者总数

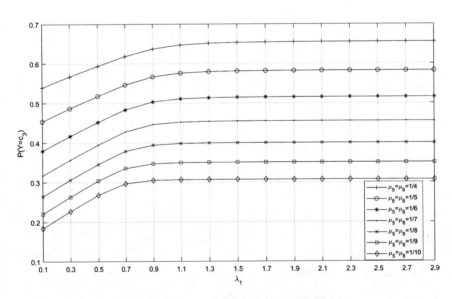

附图 2-50（e）　下级医院下转床位满床概率

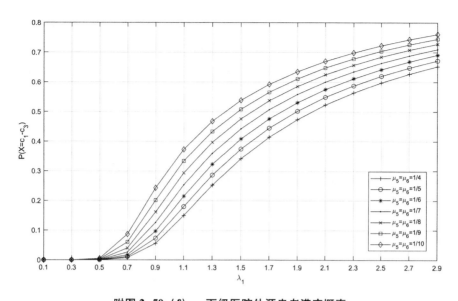

附图 2-50（f） 下级医院外源患者满床概率

附图 2-50 下级医院各类患者数量（$1/10 \leqslant \mu_5, \mu_6 \leqslant 1/4$）

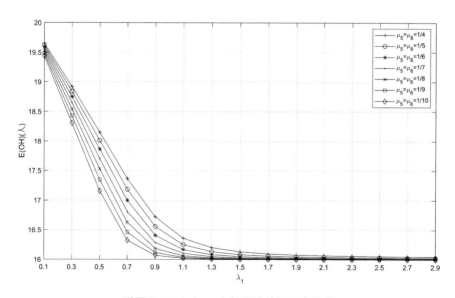

附图 2-51（a） 上级医院外源患者数量

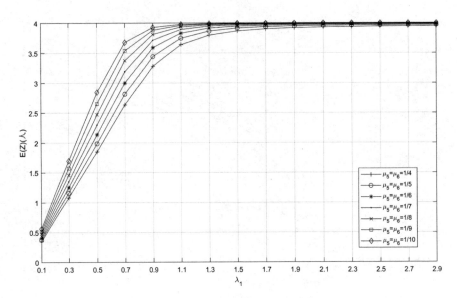

附图 2-51（b） 上级医院上转患者数量

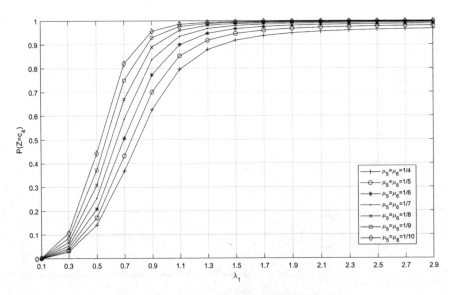

附图 2-51（c） 上级医院上转患者满床概率

附图 2-51 上级医院各类患者数量（$1/10 \leqslant \mu_5, \mu_6 \leqslant 1/4$）

医联体转诊运行状态（$1/10 \leqslant \mu_5, \mu_6 \leqslant 1/4$）

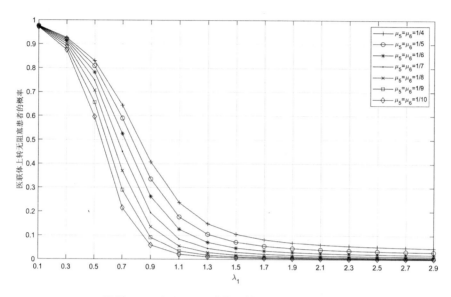

附图 2-52（a） 医联体上转无阻塞患者的概率

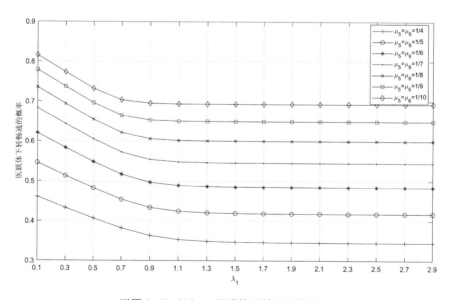

附图 2-52（b） 医联体下转畅通的概率

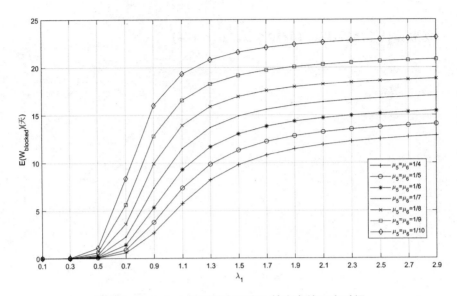

附图 2-52（c） 医联体内阻塞上转患者的阻塞时间

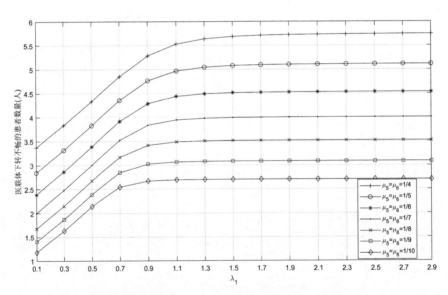

附图 2-52（d） 医联体下转不畅的患者数量

附图 2-52 医联体转诊运行状态（$1/10 \leqslant \mu_5, \mu_6 \leqslant 1/4$）

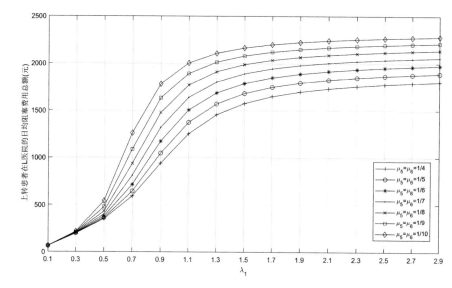

附图 2-53（a）　上转患者在下级医院的日均阻塞费用总额

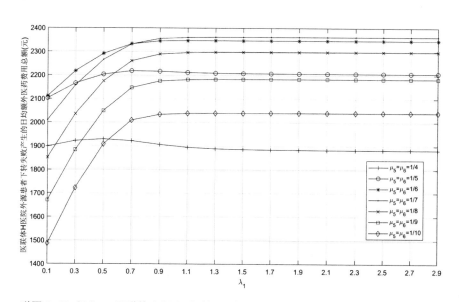

附图 2-53（b）　医联体上级医院外源患者下转失败产生的日均额外医药费用总额

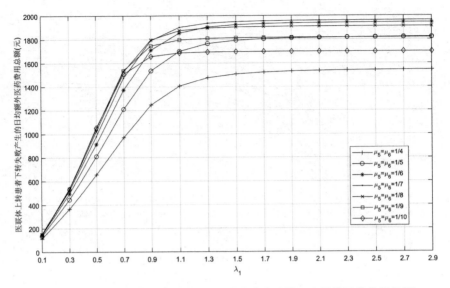

附图 2-53（c）　医联体上转患者下转失败产生的日均额外医药费用总额

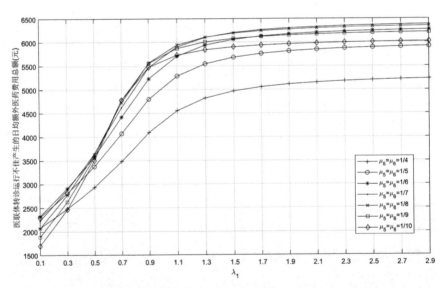

附图 2-53（d）　医联体转诊运行不佳产生的日均额外医药费用总额

附图 2-53　医联体转诊运行不佳产生的各类日均额外医药费用总额（$1/10 \leqslant \mu_5, \mu_6 \leqslant 1/4$）

医联体各类日均医药费用（$1/10 \leqslant \mu_5, \mu_6 \leqslant 1/4$）

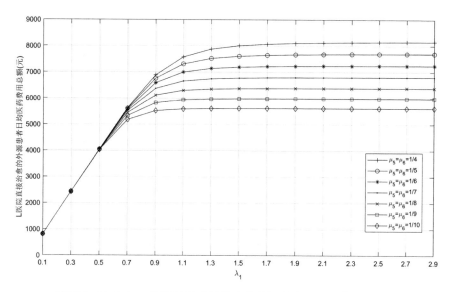

附图 2-54（a） 下级医院直接治愈的外源患者日均医药费用总额

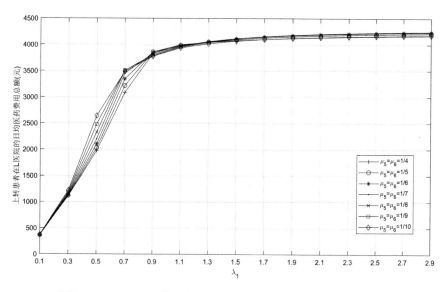

附图 2-54（b） 上转患者上转前在下级医院的日均医药费用总额

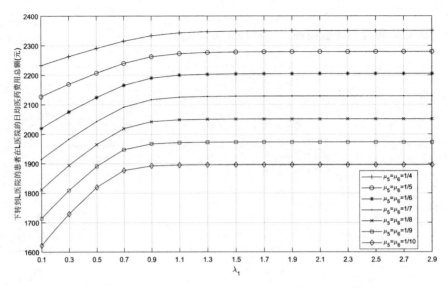

附图 2-54（c） 下转到下级医院的患者在下级医院的日均医药费用总额

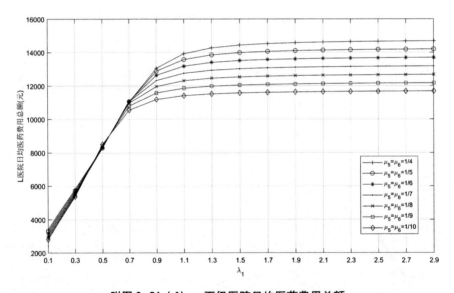

附图 2-54（d） 下级医院日均医药费用总额

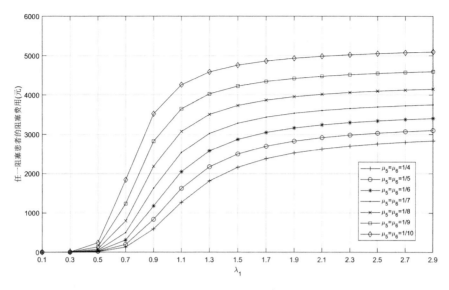

附图 2-54（e） 任一阻塞患者的阻塞费用

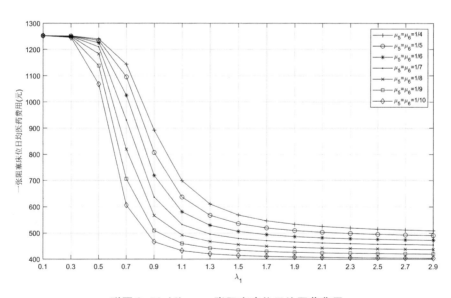

附图 2-54（f） 一张阻塞床位日均医药费用

附图 2-54 下级医院各类患者医药费用（$1/10 \leqslant \mu_5, \mu_6 \leqslant 1/4$）

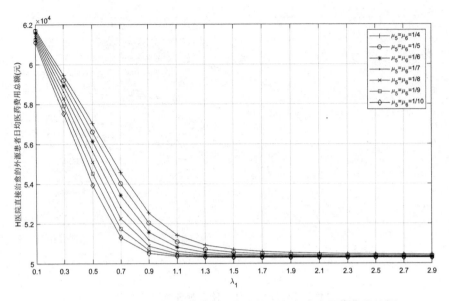

附图2-55（a） 上级医院直接治愈的外源患者日均医药费用总额

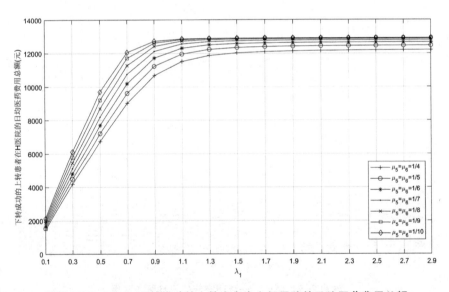

附图2-55（b） 下转成功的上转患者在上级医院的日均医药费用总额

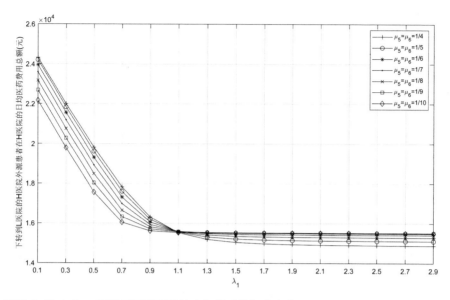

附图 2-55（c） 下转到下级医院的上级医院外源患者在上级医院的日均医药费用总额

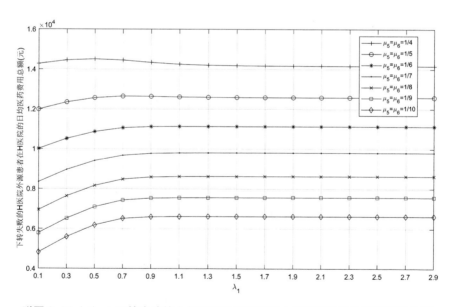

附图 2-55（d） 下转失败的上级医院外源患者在上级医院的日均医药费用总额

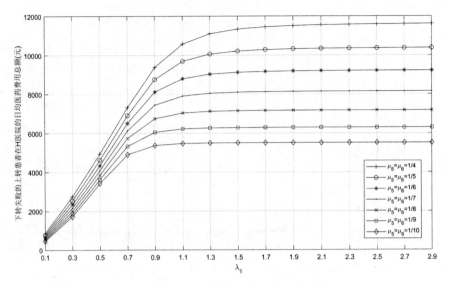

附图 2-55（e）　下转失败的上转患者在上级医院的日均医药费用总额

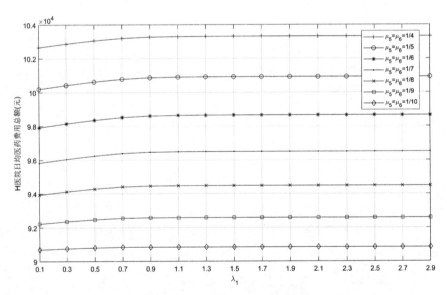

附图 2-55（f）　上级医院日均医药费用总额

附图 2-55　上级医院各类患者医药费用（$1/10 \leqslant \mu_5, \mu_6 \leqslant 1/4$）

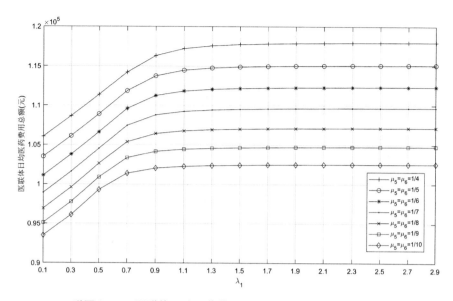

附图 2-56 医联体日均医药费用总额（$1/10 \leqslant \mu_5, \mu_6 \leqslant 1/4$）

致　谢

在专著完成之际，感谢课题申报时各位匿名评审专家对课题研究思路和研究内容的肯定，使我有动力继续研究下去。在研究过程中有彷徨犹豫、困惑无助之时，也是这种肯定让我坚持下去。

感谢四川大学罗利教授。在四川大学访学一年，跟随罗利教授在四川大学华西医院进行了多次现场调研和研讨，现场聆听了四川大学华西医院书记、院长、入院服务中心主任、医学专家、学者和管理人员讲述来自实践的经典案例、经验总结、问题困惑，使我获得了课题研究的 motivation。个人认为，motivation 对研究至关重要，基于问题导向的 motivation 更有趣。

感谢课题组成员余纱妙师兄，同门郭鹏、冯海荣和李妍峰师姐对课题一些关键技术问题的指导和帮助。感谢鼓励支持我申报课题的学院领导、同事和学校科研处领导。研究生陈铭汉参与了部分章节的校对工作，本科生冼星安参与了部分数据的收集整理工作。

感谢四川师范大学商学院杨小平院长，胡艳副院长对此专著出版的大力支持。感谢历任商学院和学校领导营造了一个鼓励和支持做科研的良好氛围。感谢鼓励和支持我做科研、写论文、申请项目的各位导师、同门和领导。

从生成 motivation（2019 年年中），撰写申请书（2019 年下半年至 2020 年 2 月），评审获得资助（2020 年 2 月至 2020 年年中），课题产生的时间线与我儿子周米稼从孕育、出生到满月的时间线完美重合。三年的课题研究成果产生之路，也是我儿子周米稼三年成长的人生课题。

课题获得资助使我感受到了一份责任。儿子的到来，更让我感受到了另一份更大的责任与爱。我也将一直把责任和爱放在肩上，完成人生的各种课题。人到中年，上有老下有小，肩上的责任更重了。我相信，只要把责任和爱放在心上，就能踏实心安地走好人生之路，从容面对遇到的一切美好与不美好。

感谢我的老婆黄婷婷女士给了我一个完整美好的家庭，结束了三十多年的孤单生活。感谢老婆对我生活中的包容和工作中的支持。因为有你，生活变得缤纷多彩。我也不再觉得过年过节孤单，不再害怕过年过节。

感谢我的岳父黄全容先生、岳母吴俊华女士和母亲李幼琼女士，没有你们这三年全心全意帮助我和老婆带我可爱的儿子，我不可能有精力完成课题的研究内容。回望儿子刚出生的几个月，一天 24 小时都是我们几人轮流抱着睡觉，因为儿子放床就醒。感谢老人全心全意、无怨无悔的付出，我也会将这个传统延续下去。

谨以此书献给周米稼小朋友，祝他健康快乐！茁壮成长！